小金药师说药事

金锐 编著

西北工业大学出版社
NORTHWESTERN POLYTECHNICAL UNIVERSITY PRESS

西安交通大学出版社
XI'AN JIAOTONG UNIVERSITY PRESS

图书在版编目（CIP）数据

小金药师说药事 / 金锐编著 . —西安：西安交通
大学出版社，2017.10
　　ISBN 978-7-5693-0240-0

　　Ⅰ . ①小… Ⅱ . ①金… Ⅲ . ①用药法—基本知识
Ⅳ . ① R452

中国版本图书馆 CIP 数据核字 (2017) 第 254835 号

书　　名　小金药师说药事
编　　著　金　锐
责任编辑　李文乾　王　雯

出版发行　西安交通大学出版社
　　　　　（西安市兴庆南路 10 号　邮政编码 710049）
　　　　　西北工业大学出版社
　　　　　（西安市友谊西路 127 号 邮政编码 710072）
网　　址　http：//www.xjtupress.com
电　　话　（029）82668357 82667874（发行中心）
　　　　　（029）88491757 88460389（发行中心）
　　　　　（029）82668315（总编办）
传　　真　（029）82668280
印　　刷　陕西金德佳印务有限公司

开　　本　787mm×1092mm 1/16　印张 17.25　字数 269 千字
版次印次　2017 年 11 月第 1 版　2017 年 11 月第 1 次印刷
书　　号　ISBN 978-7-5693-0240-0
定　　价　48.00 元

序一

在中医药的诊疗体系中，自古就有医药不分家的传统，无论是理论体系还是实践框架，中医诊病与中药治病同根同源、一脉相承。但是越分越细的中医学和中药学教育体系却在客观上造成了知识系统的割裂，不利于临床诊疗。在此背景下，国家中医药管理局设立了"临床中药学"重点学科，以医药交叉为学科特点，以中药学基本理论为核心，目的是促进临床中药的安全合理使用，促进全程化药学服务。十余年来，北京中医药大学的临床中药学科已成为全国临床中药学教育的优秀代表，为临床培养了大量专业技术人才，而金锐就是这其中的佼佼者。

金锐本科就读于中国药科大学西药专业，研究生就读北京中医药大学临床中药学专业。据他所述，是因为着迷于中医药的治疗学理念、热衷于临床诊疗实际才"转行"学习临床中药学。六年的研究生学习，我在他身上不仅看到了积极的学习热情，还有独特的认知视角。他的这种知识背景让他能够更加冷静、客观地看待和分析中药安全合理用药问题。无论是在国家973项目中探索中药药性理论实质，还是在国家食品药品监督管理总局项目中挖掘中药药物警戒思想，金锐都能够出色地完成研究、良好地表述结果。我相信，这些基本素质也是他在合理用药科普领域一展风采的能力基础。从事临床药师工作，让他有更多的机会接触临床患者、了解老百姓关心的用药问题，这本《小金药师说药事》就是他几年来临床经验的总结。其中收录的安全合理用药问题，大都贴近生活、贴近临床，解读方式也有理有据，更是充分地反映了他的专业功底。

看到学生的成功便是我辈最大的幸福，书稿付梓，我欣然作序。

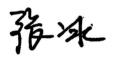

北京中医药大学二级教授、国家级中医药教学名师
国家中医药管理局临床中药学重点学科带头人
国医大师颜正华教授工作室负责人、国家973课题负责人
国务院特殊津贴专家、国家食品药品监督管理总局药品审评专家
北京卫视《养生堂》知名专家

丁酉年立夏于北京中医药大学教学楼

序二

药师是医疗活动不可缺少的成员之一,是从事药物治疗学管理的专业技术人员。然而,因路径设计的缺陷,公众对药师的价值认识不足并存在误解、疑惑,认为药师是"发药"或"卖药"的人。造成这种现状的原因,一方面是医疗管理政策体系中缺少对药师职责的设计和认同,另一方面也是药师自身服务能力缺位所致。可喜的是,近年来医院药学和临床药学的快速发展,让越来越多的药师面对临床患者开展药学服务和合理用药指导,开始回归药师价值本位。那么,药师的价值怎么体现?我认为,主要应该是以下几方面:第一,向病人和其他医护人员提供质量合格的药品和优良的药学服务;第二,应用药学专业知识向公众提供直接的、负责任的、与药物治疗有关的各种服务,以获得最佳的治疗效果;第三,从处理与药物有关的问题转变为关心人的整体健康。这其中,为公众提供药学服务和用药宣教很重要,不仅宣传了合理用药知识,降低全社会的卫生成本,而且让公众了解药师服务,提升药师的价值和地位。从这方面看,由药师来说合理用药的"那些事",再合适不过了。

小金是一名专业理论知识、技术都比较扎实的临床药师,也是一名带温度、有热情的咨询药师,除了定期在医院用药咨询中心提供药学服务之外,他还喜欢把有代表性的典型问题收集起来,写成用药科普小文章,让更多的人了解这些合理用药知识。"不积跬步,无以至千里;不积小流,无以成江海",一年多以来的积累,形成了《小金药师说药事》这本书。这其中有很多有价值的合理用药常识,比如药品通用名与商品名的区别、阿司匹林的服用时间问题、降压药"失效"的奥秘等。同时,还有很多中药和中成药的合理用药注意事项,比如便秘时辨证选用中药的方法、三七与土三七的差异、相似名称中成药的合理选用问题等，都是很实用的药学常识。相信这些药学知识能够帮助老百姓正确认识药物、合理使用药物。

　　作为一本合理用药科普读物，这本书关注公众用药的主要问题，做到了科学性与通俗性、严谨性与趣味性的结合。当然，小金药师还很年轻，对于某些问题的描述方式也有待进一步优化。但这本书所展现出的科学识药和合理用药理念，正是药师的职责与价值所在！

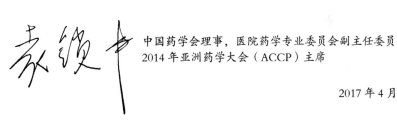

中国药学会理事，医院药学专业委员会副主任委员
2014 年亚洲药学大会（ACCP）主席

2017 年 4 月

序三

　　"穷则独善其身，达则兼善天下"出自《孟子·尽心上》，意思是"不得志时就洁身自好、修养个人品德，得志时就使天下都能这样"。如果再将其引申的通俗实用一些的话，可以理解为修养好个人品德、钻研好学术技艺，才能在特定的时刻将其惠及更多人，使之受益。

　　小金就是这样一位有心有力且颜值颇高的药师。

　　认识小金药师缘于2015年一部热播的电视剧——《琅琊榜》，其中胡歌扮演的男主角在全剧中饱受火寒之毒的痛苦，每每发作之时，唯有冰续草可以救命，也因此牵动了众多粉丝之心。凭着对剧情变化和人物命运的牵挂，我每天都会在今日头条APP上浏览很多相关内容，意欲破解很多电视剧中未能充分表达的内涵，一天一个标题吸引了我，也是我追剧以来的疑惑：《琅琊榜》中的冰续草和冰续丹是怎么来的？

　　千余字的文章不仅从火寒毒的发病机理、症状和冰续丹的复方成分等做了充分的中医药学的介绍，连冰续丹这个名字的由来都做了背景阐述，"根据搜索，在所有含有'冰'字的中药复方中，有一个比较接近，名叫'太一神明陷冰丸'，组方为雄黄、丹砂、礜石……出自《千金方》，功效最赞，能够'破积聚，辟邪气'"，为了把冰续草尽可能地说清楚，让大家了解的多一些，作者真是掘地三尺下足了功夫啊！

　　由此，这篇文章"小金药师说药事"的作者给我留下了深刻的印象。

　　因其三甲医院临床药师的身份使其经常会接到患者的各种咨询诉求，其中，有的问题一天会被问10次以上，有的则让人啼笑皆非，小金药师将大家在用药方面的困惑和误区全部悉心记录下来，并形成文字，先后发表在多家媒体上，因其内容兼具专业性、科普性和可读性，在2015年底被我们的运营人员发现并邀请其注册开通了"小金药师说药事"头条号。终于，在自媒体平台上，小金药师有了自己的科普阵地。

自从成了"金粉儿"后，每天必追小金药师的文章。其文章以日常生活中的常用药为主题，从药理、药效、药性的历史典故、适用人群、服用禁忌等多方面进行详尽的阐释，文章既有《降压药究竟有多少种，该怎么选》这样的常见慢性病的高人气科普，也有《哪些偏方一定不能信》这样的民间误区，偶尔还有惊喜，如《古人是怎么吃感冒药的》《药品名称中的那些"百家姓"》，标题就让人莞尔一笑，内容则通过别具一格的形式赋予用药科普新的生命力，不得不赞。

"在写作的过程中也要查阅资料来'充电'，这样既强化提高了自身的业务能力和专业视野，又造福了患者，再辛苦都是值得的！"在回答为什么要坚持做用药科普这个问题的时候，小金药师如是说。在他看来，门诊可以回答的问题是有限的，可以帮到的病人也是有限的，但通过自媒体平台可以让文章插上翅膀，飞得更远，造福更多人。

所谓上善若水，奋斗在医疗健康科普领域、致力于提高人类健康素养的专家学者们何尝不是用另一种实际行动在践行着希波克拉底誓言呢！

"今日头条"运营总监

2017.5.11

前言

　　看病吃药是谁都不希望发生，却谁都会碰上的事。这也难怪，生命系统本就不是无懈可击，再加上冷暖燥湿多变的天气和喜怒欲求丛生的人心，生病就很自然了。在这个时候，吃药是帮助失衡机体恢复正常的有效方法之一。不过，用好这个方法，并不是把药放进嘴里这么简单，它还涉及其他一系列问题。

　　比如说：

- 感冒了，想知道选中药好还是选西药好，还是一起吃呢？
- 长期吃降压药，但血压控制得不是很理想，有哪些原因呢？
- 宝宝生病了，哪些药能吃、哪些药不能吃呢？
- 想买点保健品，但不知道哪些是真、哪些是假、哪些适合自己？
- 一直吃中药，但不清楚这样究竟有没有副作用？
- 家里的老人想自己买点三七粉吃，这样可以吗？
- 一"上火"就吃清火药，这样没什么问题吧？

　　显然，这些问题很重要，因为它直接关乎吃药的有效性和安全性，但药品说明书没写，也很少有人告诉你这些内容。所以，看病吃药给人们带来很多不确定性和不安全感。实际上，这些问题是可以说清楚的，很多类似的问题也是可以讲明白的，而这些清楚明白的答案足以让你安心。

如果你有上述疑问，都可以在本书找到答案。

　　本书内容涵盖中、西药，是一本专注于临床合理用药的科普书籍，是头条号/微信公众号"小金药师说药事"相关内容的整合汇编。在编写过程中，坚持原创、接地气、客观独立的编写原则。所以，本书涉及的问题全部来自真实临床案例，所有文章均由北京三甲医院的药师团队原创执笔。我们坚持从第三方的角度客观看待中、西药物的有效性和安全性，观点清晰，不做模棱两可的结论；证据充实，不写毫无依据的内容。

习近平总书记曾强调"要把科学普及放在与科学研究同等重要的位置"。临床工作中的不合理用药现象很常见，很多患者缺少合理用药的基本概念，也苦于欲求真理而无门。实际上，所谓"养生大师"们的出现和泛滥，就是在提醒我们应该主动进行科普宣教的必要性和重要性。对于我们来说，创立头条号/微信号"小金药师说药事"的目的在于此，编写本书的目的也在于此。希望我们用客观、理性的声音，帮助大家了解药物，保持健康！

本书提供的信息仅为健康咨询，不作为临床最终决策的依据，具体的疾病诊断和药物治疗应该在医生指导下完成。

由于水平有限，书中难免存在不足之处，敬请广大读者批评指正！

金　锐
2017 年 1 月

目录

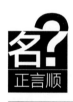

正言顺 **关于药名你不知道的事**

选对药是治疗的第一步

铢寸度 **精准用药疗效好**

防范药物不良反应

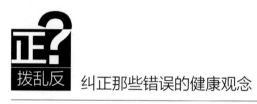

拨乱反正？ 纠正那些错误的健康观念

把易混淆的概念讲明白

看病吃药前你应该知道的事

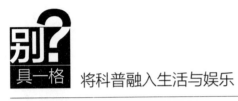

别？
具一格 将科普融入生活与娱乐

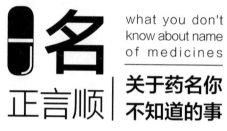

名正言顺

what you don't
know about name
of medicines

关于药名你
不知道的事

你分得清药品的通用名和商品名吗

在用药咨询中心出诊时，经常会有患者前来询问医院有没有 ×××药。例如，有人会问："有没有白加黑？"或者"有没有阿司匹林？"这两个问题的问法看似是相同的，但实际上却有很大区别。区别在哪里呢？就在于，前者询问时使用的是药品的商品名，而后者询问时使用的是药品的通用名。

你可能会问，这有区别吗？

事实上，区别不仅有，而且很大。首先，药品的商品名是生产厂家给药品起的名字。理论上讲，任何其他厂家没有用过的名字，都可以使用。例如感冒药有白加黑、康泰克、感康等，抗生素有罗氏芬、伏乐新、希刻劳等，降压药有拜新同、络活喜、倍他乐克等，降糖药有格华止、拜唐苹、唐力等，降脂药有立普妥、可定、舒降之等，这些名称都是商品名。一般而言，商品名并不包含药品有效成分的提示信息，它们大多由比较通俗易读和蕴含美好愿望的汉字组成，方便记忆，可读性也比较强。

与此同时，药品的通用名"看起来"就没那么美好了。通用名通常是按照药学专业命名法给出的药品有效成分的化学名称。例如，白加黑的通用名是"氨酚伪麻美芬片/氨麻苯美片"，罗氏芬的通用名是"注射用头孢曲松钠"，拜新同的通用名是"硝苯地平控释片"，格华止的通用名是"盐酸二甲双胍片"，立普妥的通用名是"阿托伐他汀钙片"……怎么样？读起来很拗口吧。但是正是这些拗口的通用名，才能准确地表述药品的真实有效成分。一般而言，读起来很拗口，像是英译的名字，有不常见的字，或者含有"苯""酚""酯""酸"等等的名字，就是通用名。

那么，究竟应该记药品的商品名还是通用名呢？对于自己常吃的药品，如果通用名在 6 个字以内，建议直接记通用名，因为有些药品的商品名很相似，容易发生混淆。同时，不同人讲话多少有些口音，说不清楚的话也会容易产生误解。如果通用名实在太长（例如某些复方感冒药），就记商品名。有些人会说，商品名代表了某个特定厂家的药品，如果只记通用名，可能买到的不是这个厂家的药品。对于这种情况，如果需要，我们建议直接记住生产厂家名称就行，这样更方便、准确。实际上，用药咨询中遇到的患者，一般很容易就能记住药品生产厂家的名称。

分清楚药品的商品名和通用名，能省去就医过程中的很多麻烦，也是安全用药的一项基本内容，一定要学会哦。对于它们两者的关系，一般而言，通用名对应的药品有很多种，而商品名对应的药品只有一个。最后，需要注意的是，上面说的药品是指西药，如果是中成药，一般就只有一个名字，所以要把生产厂家记住哦。这样才能买到自己想要的那种药。

 两则对于药品名称的不正确认识

近几日，在用药咨询中心工作时，接触到两个涉及药品名称的较有代表性的咨询案例，反映出部分患者在对待药品通用名和商品名时的困惑，看看你有没有类似的问题吧。

案例一： 患者，女，56岁，前来询问是否有平欣分散片。由于当时平欣缺货，遂向其建议，代文或穗悦是具有相同有效成分的药品，可以替代使用。但患者从商品名的角度出发，始终认为这是药效不同的药品，不接受药师的解释。实际上，这三种药的有效成分均为缬沙坦，给药方式也均为一日一次，只是剂型不同。平欣为片剂，代文和穗悦为胶囊剂。该患者每日一次口服40mg平欣分散片2片，即80mg/天，而代文和穗悦均可满足以上用药需求。那么，片剂和胶囊剂的药效是否会有差异？回答是肯定的，因为即使同为分散片，不同厂家生产的药品，药效都会有差异。但是这种差异理论上不足以引起两者的基本药效发生巨大改变，故不必过分夸大这种有效成分相同但剂型不同带来的差异。

从该案例可知，患者应了解药品的通用名和商品名之间的区别，通用名是代表药品有效成分的药学专业名称，具有唯一性；而商品名是生产厂家给药品起的名称，不具有唯一性。不同商品名的药品，其通用名（有效成分）可能是一样的。

案例二： 患者，男，45岁，有地方口音，前来询问是否有"阿莫西林棒酸"。查询系统后，告知患者有药，名称为阿莫西林克拉维酸钾片。但患者始终认为阿莫西林棒酸不是阿莫西林克拉维酸钾，这是两种药品，不接受药师的解释。实际上，棒酸就是克拉维酸的另一个名称，而在药品通用名上已经不用"棒酸"这个

004

名称而一律使用"克拉维酸",患者对此并不了解,坚持认为这是两种药品。同时还向我们描述他"已经去了好几个大医院都没有",可见那好几个大医院的医生和药师们都被"棒酸"搞糊涂了,而阿莫西林克拉维酸钾是常用的加酶抑制剂的广谱抗菌复方制剂。

从该案例可知,有些药物成分可能会有别名和曾用名,医生和药师应该了解这些不同的名称,而患者也应该了解这种情况,并尽可能接受和记忆药品的规范名称,例如商品名或通用名。

合理用药一直是医疗卫生事业里一项任重而道远的基本工作。对于药师而言,不断地学习与实践是职责范围;对于患者而言,抽时间了解相关医药的科学知识,就不会病后乱吃药,从而更好地保护自己和家人的健康。

 药品名称中的那些"百家姓"

通常情况下,对于西药来说,同一类药品在名称上会有相同的前缀或后缀,这种前缀或后缀通常是音译自该药的英文名,所以看不出什么含义。我们要对这些前缀、后缀有一个基本印象,或者说,看到一个药品名字中含有这些前缀、后缀,就知道它的基本作用是什么,以防吃药时犯低级错误!

一般情况下,前缀、后缀相同的药品,就是同一类药物,具有同一类药效。

头孢××。头孢类药物是常用的抗菌药物,俗称抗生素,例如头孢拉定、头孢呋辛、头孢羟氨苄、头孢曲松、头孢克洛、头孢吡肟等。它们是用来治疗感染性炎症的,如上呼吸道感染、下呼吸道感染、皮肤软组织感染、泌尿道感染、耳鼻部感染、腹腔感染等。需要知道的是,不同头孢的治疗重点不同,要根据感染的类型选用。

××沙星。沙星类药物也是常用的抗生素之一,例如环丙沙星、氧氟沙星、左氧氟沙星、莫西沙星等。它们也是用来治疗感染性炎症的,广泛用于呼吸系统感染、泌尿系统感染、皮肤软组织感染、肠道感染等。近年来,国家食品药品监督管理总局(以下简称国家食药总局)多次提醒大家关注这类药物的不良反应,包括关节病变、致周围神经病变、中枢神经系统毒性等。同时，18 岁以下患者禁用此类药物。

××拉唑。拉唑类药物是常用的抑制胃酸药，例如奥美拉唑、埃索美拉唑、兰索拉唑、半托拉唑、雷贝拉唑等。它们是用来治疗胃溃疡、十二指肠溃疡、反流性食管炎等消化道疾病的。需要注意的是，由于这一类药物影响胃酸分泌，同时与其他很多药物共用代谢酶，所以相互作用会比较多，和其他药物同时使用这一类药物的患者，最好审查一下相互作用哦。

××他汀。他汀类药物是常用的降脂药，主要用于高胆固醇血症和冠心病等，例如阿托伐他汀、瑞舒伐他汀、辛伐他汀、洛伐他汀、匹伐他汀、氟伐他汀等。不同他汀类药物的降脂强度不同，不可随意换用。另外，长期用他汀类药物的患者需要注意监测转氨酶和肌酸激酶。

××普利。普利类药物是常用的降压药之一，学名称作血管紧张素转化酶抑制剂，是治疗高血压的一线药物，例如卡托普利、贝那普利、依那普利、福辛普利、培哚普利、雷米普利、赖诺普利等。使用普利类降压药时，需要注意其干咳的副作用。

××地平。地平类药物也是常用的降压药之一，学名称作钙离子通道拮抗剂，也是治疗高血压的一线药物，例如硝苯地平、氨氯地平、尼群地平、拉西地平、尼卡地平等。其中，硝苯地平是很常用的降血压和缓解心绞痛的药物之一，为了减少服药次数、增加疗效稳定性，目前有多种缓控释制剂供选择。

但是，任何事情都有例外，有些药品名称"看起来是一家"，实际上却"不是一家"。

××霉素。名称中含有"霉素"两个字的药品很多，但是它们并不都是一类的。例如，青霉素和苄星青霉素属于青霉素类抗菌药，庆大霉素和妥布霉素属于氨基糖苷类抗菌药，红霉素、阿奇霉素和克拉霉素属于大环内酯类抗菌药，万古霉素属于糖肽类抗菌药，链霉素和利福霉素常用于抗结核病类药，阿霉素、柔红霉素和丝裂霉素属于细胞毒药物（抗癌药）等。这些药物的药效和作用范围都不相同。

×格列×。名称中含有"格列"两个字的药品也很多，例如降糖药里面的磺脲类降糖药格列美脲、格列喹酮，α-糖苷酶抑制剂伏格列波糖，胰岛素增敏药罗格列酮、吡格列酮等。这些药物虽然都是糖尿病患者的口服降糖药，但是具体作用机制和药物类别并不一样，适用人群和用法也不一样。

×莫司×。名称中含有"莫司"两个字的药品也很多，但是药效作用各不相同，有免疫调节剂他克莫司、西罗莫司，有细胞毒药物（抗癌药）司莫司汀、卡莫司汀、洛莫司汀、福莫司汀等，还有降血脂药阿昔莫司。

综上，这就是西药药品名称中相同前缀、后缀的秘密。一定要分清楚哪些前缀、后缀代表同一类药物，哪些前缀、后缀相同却对应着不同药效类别的药物，在临床选药、用药时，应谨慎小心才是。

 你知道怎么看药品说明书吗

当你生病了准备吃药的时候，是否会看药品说明书呢？如果看，都看哪些内容呢？也许你并不知道，药品说明书上的有些内容是很重要的。但是，从目前药品说明书的描述方式（内容、语言、排版）来看，专业性太强而通俗性太差，例如描述不良反应时使用过多晦涩的医学术语，在注意事项中直接列举临床试验的内容等。当然了，这些内容对于准确认识药物、合理使用药物是十分必要的，但是说实话，这些内容不是写给老百姓看的，而是写给医生看的。鉴于国内医疗现状，医生无论是认真学习药品说明书的时间，还是给患者耐心告知和解释说明书内容的时间，都是很少的。不夸张地说，患者在用药前可能根本就不了解这个药物，医生没时间解释，患者自己也看不明白。

那怎么办？最根本的办法，要么强调医生对患者用药的教育工作，要么专门准备一种面向患者的药物使用指导手册。在此之前，你还是要尽量学会看药品说明书中的重要信息。

【药品名称】 你需要回忆一下，该药品说明书上写的内容，与医生告诉你的药品名称，或者处方上的药品名称是不是一致？需要注意的是，西药一般都有通用名和商品名，有一个对上就行。

【适应证】 在中成药说明书中叫作【功能主治】，这部分内容是讲这个药物是干什么的。毫无疑问，一般情况下，你的疾病或症状或病证类型，必须要在这个描述范围内，否则就可能是吃错药了。

【用法、用量】 看看不同年龄段患者的用量，选择最适合自己的用法、用量。

例如，如果每 8 小时一次，就是一天 3 次，标准时间是早 6:00，中午 14:00，晚上 22:00。如果写了首剂加倍，就需要第一次吃 2 倍量，从第 2 次开始恢复正常用量。

【禁忌】和【不良反应】 前一项要好好看，对比自己有没有类似的情况，如果感觉有点像，要马上向医生咨询。对于【不良反应】的内容，可以浏览一下，大概知道有哪些内容。实际上，患者应该要了解这个药物最常见的不良反应和处理措施，但是这些关键性的内容往往需要医师或药师的提醒。

最后，如果你还有时间，可以看一看【药物相互作用】和【特殊人群用药】。其实，理论上这些内容都应该在医生开处方时有所考虑。

需要提醒，很多医院现在都有用药咨询中心，由药师坐诊，他们不发药，而是专为患者解答与用药相关的问题。一般情况下，这些药师有更充分的时间为患者进行用药答疑和交流，也是患者用药安全的护航者。如果你发现医院有这样的服务时，一定不要错过。

 ## 药品说明书也会变？原来是真的

药品说明书是指导药物合理使用的临床和法律依据，医生、药师、护士和患者都应该认真阅读药品说明书，按照药品说明书的要求合理使用药物。但是你是否想过，这么重要的医学文书也会变！

这里说的变，实际上指的是药品说明书的修订，也就是说，药品生产企业会主动或被动地对药品说明书上的有些内容进行增补、修改，统称为修订。有些时候，药品生产企业有意愿主动修订药品说明书，例如增加适应证、修改用法、用量等；还有些时候，国家食药总局要求药品生产企业修订说明书，这种情况通常是增加一些不良反应和注意事项的标注等。别小看这些修订，即使是一个词、一句话，也会对临床使用药物造成影响，所以是不可忽视的细节。

那么，为什么会出现上市后修订药品说明书的情况呢？原因很简单，因为新药开发只是经过了一小部分动物和人的试验，虽然基本的安全性和有效性没有问题，但是长期的或者在大规模人群的使用才刚刚开始，临床情况复杂且千变万化，很多情况是无法提前预测的。所以，药品都要有上市后再评价的过程，也就是说，待药品上市使用一段时间后，再来评价其有效性和安全性，这时，可能就会出现以前未曾料到的有效性或安全性信息，也就只能通过修订形式写进药品说明书，以期更好地指导临床用药。

例如，通络祛痛膏是临床常用的外用中药贴膏剂，国家食药总局2015年8月11日修订了该药的说明书范本。和以往说明书的内容相比，除了对功能主治和用法、用量有所调整，更加细化一些内容表述之外，还对不良反应和注意事项中的很多内容进行了修订。修订后的说明书主要内容项如下：

【功能主治】　活血通络，散寒除湿，消肿止痛。用于腰部、膝部骨性关节炎瘀血停滞、寒湿阻络证，症见关节刺痛或钝痛，关节僵硬，屈伸不利，畏寒肢冷。用于颈椎病（神经根型）瘀血停滞、寒湿阻络证，症见颈项疼痛、肩臂疼痛、颈项活动不利、肢体麻木、畏寒肢冷、肢体困重等。

【用法、用量】　外贴患处，每次1～2贴，一日1次。用于腰部、膝部骨性关节炎，15天为一个疗程；用于颈椎病（神经根型），每次2贴，贴12小时，每日换药1次，21天为一个疗程。

【不良反应】　偶见贴敷处皮肤瘙痒、潮红、红疹，过敏性皮炎。

【禁忌】　皮肤破损处忌用。

【注意事项】

★本品为外用药。

★孕妇慎用。经期及哺乳期妇女应在医师指导下使用。

★每次贴敷不宜超过12小时，防止贴敷处发生过敏。

★对橡胶膏剂过敏者慎用。

★按照用法、用量应用，小儿、年老体虚者应在医师指导下使用。

★用药后皮肤过敏如出现瘙痒、皮疹等现象时，应停止使用，症状严重者应去医院就诊。

★本品为对症治疗用药，如症状较重者应及时去医院就诊。

★用药7天症状无缓解，应去医院就诊。

★临床试验中1例发生心慌、心悸、恶心，无法判定和药物的关系。

★对本品过敏者禁用，过敏体质者慎用。

★本品性状发生改变时禁止使用。

★儿童必须在成人监护下使用。

★请将本品放在儿童不能接触的地方。

★如正在使用其他药品，使用本品前请咨询医师或药师。

所以，有些药品的说明书是会修改的。在拿到药品时，无论多么熟悉，都应该再次检查说明书内容，以免遗漏重要信息。

 ## 感冒药盒上"酚麻美敏"这样的字，究竟有什么含义

感冒是一种常见病，感冒时的发热、头痛、流鼻涕、嗓子疼、咳嗽等症状不仅降低工作效率，而且影响生活质量。这时，人们往往会选择中药或西药的感冒药来缓解症状。那么，在选用西药时是否注意过，无论哪一种感冒药（泰诺、白加黑、康泰克、感康等），在药盒上都标有类似"酚麻美敏""伪麻美芬""氨酚黄那敏""氨酚烷胺"等字样。为什么同样是感冒药，但是这些名称却不一样？它们有什么特殊含义吗？

实际上，"泰诺""白加黑"是药品的商品名，而类似"酚麻美敏""伪麻美芬"这样的名称叫作药品的通用名，它们都是药品的身份证。只不过，商品名是药品生产企业自己起的；而通用名是按照国家规定起的，只要是同种药品，通用名一定是相同的。除此之外，通用名的另一个含义在于，能够标示出有效成分。

由于感冒药往往是复方药品，即由多个有效成分组成的复方西药，所以，感冒药的通用名往往是其中多个成分名称的简化组合。例如，"酚麻美敏"（泰诺）实际上是由对乙酰氨基酚、盐酸伪麻黄碱、氢溴酸右美沙芬和马来酸氯苯那敏组成的复方药物；"伪麻美芬"（白加黑）实际上是由对乙酰氨基酚、盐酸伪麻黄碱和氢溴酸右美沙芬组成的复方药物；而"氨酚黄那敏"（999感冒颗粒）实际上是由对乙酰氨基酚、马来酸氯苯那敏和人工牛黄组成的复方药物。

为什么感冒要用复方制剂来治疗？因为目前西药感冒药的目标主要是缓解感冒症状，而感冒症状有很多种，需要多种药物配合才行。例如，对乙酰氨基酚、布洛芬主要是用来退热的，马来酸氯苯那敏主要是用来缓解打喷嚏、流鼻涕等过敏症状

的，盐酸伪麻黄碱主要通过减轻鼻黏膜充血而缓解鼻塞，氢溴酸右美沙芬主要用来止咳。除此之外，人工牛黄是用来解热镇惊的，金刚烷胺是一种抗病毒药。图 1-1 列出了常见感冒药的名称及组成，学习一下吧。

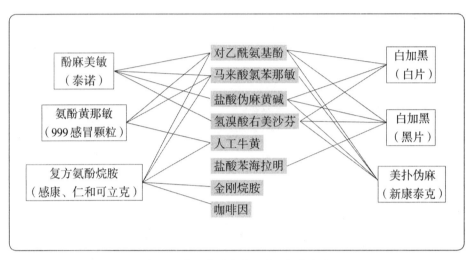

图 1-1 常见感冒药的名称及组成成分

关于感冒药，请记住以下三点：

★感冒药药盒上的"酚麻美敏""氨酚黄那敏"等字样是该药品的通用名，代表了其中有效成分的组成，在选药用药时应该了解这些内容。

★一般情况下，不要同时吃好几种感冒药，因为很有可能重复吃到同一种成分，导致超量和药物不良反应。

★感冒药能退热，因为其含有退热药成分。但感冒药并不能单纯当退热药使用，因为其中还含有其他成分，具有其他药效，例如抗过敏、抗病毒等。最好在医师或药师建议下用药。

 此"阿莫西林克拉维酸钾"非彼"阿莫西林克拉维酸钾"

下午 2 点，用药咨询门诊处。一位中年妇女快步走进用药咨询中心，拿出医生刚开的处方，着急地询问："大夫，我咨询你一个事，你看看这些药是不是一回事？"

说着，她掏出了一张本院的处方和一张其他医疗机构的处方。从处方用药上看，主要是一组幽门螺杆菌感染的根除治疗用药，包括 2 种抗菌药，阿莫西林和克拉霉素，1 个抑制胃酸分泌的质子泵抑制剂雷贝拉唑，还有 1 个胃黏膜保护剂枸橼酸铋钾。乍一看，两张处方的用药品种、用法、用量和疗程都一样，几乎没有差别。但是，仔细一看就会发现，其实两张处方存在一个很重要的区别。

由于医生的处方习惯，两张处方在开具阿莫西林时，都用阿莫西林克拉维酸钾来代替。众所周知，阿莫西林克拉维酸钾是一个复方制剂，由阿莫西林和克拉维酸两种成分组成，但是，不同药品的规格是不一样的，两种成分的比例也不同。也就是说，在同样用量下，由于两种成分的配伍比例不同，实际摄入的阿莫西林和克拉维酸的量并不相同。

简单举例，阿莫西林克拉维酸口服复方制剂的配比情况主要有以下几种：

A 药：1 片 / 粒为 1000mg，其中含有阿莫西林 875mg，克拉维酸 125mg，阿莫西林与克拉维酸的配比为 7 ： 1；

B 药：1 片 / 粒为 625mg，其中含有阿莫西林 500mg，克拉维酸 125mg，阿莫西林与克拉维酸的配比为 4 ： 1；

C 药：1 片 / 粒为 312.5mg，其中含有阿莫西林 250mg，克拉维酸 62.5mg，阿莫西林与克拉维酸的配比为 4 ： 1；

D 药：1 片 / 粒为 228.5mg，其中含有阿莫西林 200mg，克拉维酸 28.5mg，阿莫西林与克拉维酸的配比约为 7 ： 1；

E 药：1 片 / 粒为 156.25mg，其中含有阿莫西林 125mg，克拉维酸 31.25mg，阿莫西林与克拉维酸的配比为 4 ： 1。

从两张处方上看，分别使用了 D 药和 E 药，但是单次用量都是 4 片。所以，从单次剂量上看，实际服用的总量和阿莫西林的含量是不一样的，D 药服用的阿莫西林多于 E 药。当然，克拉维酸的服用量也不一样，D 药服用的克拉维酸少于 E 药。

在临床使用阿莫西林克拉维酸制剂的时候，一定要注意其规格，这包括两方面含义：一是看最小单位（片 / 粒）的用药量，是 1000mg，是 625mg，还是 156.25mg？二是看阿莫西林与克拉维酸的比例，是 7 ： 1，还是 4 ： 1，还是其他配比？只有这两方面都符合治疗要求了，才是正确用药。而且，阿莫西林克拉维酸制剂要尽可能避免代用和混用的情况，不要轻易换不同厂家的药品。

最后，回到那位患者，本来她是想继续使用家里原来剩下的药品，在她明白了药物用量与复方配比之间的细微差别之后，也就知道这样的代用是不合适的。

 ## 西红花就是西藏产的红花吗

有一种中药叫西红花，还有一种中药叫红花，从功效上看，这两味中药均具有活血化瘀的作用，也都可以用于妇科疾病的治疗。那么，西红花就是西藏产的红花吗？它们两者有什么不同呢？

首先，明确地告诉大家，西红花和红花是两种药，它们的来源不同。根据2015版《中国药典》的记载（图1-2）：

西红花，是鸢尾科植物番红花的干燥柱头，学名叫作"藏红花""番红花"。

红花，是菊科植物红花的干燥花。

可见，这两种中药完全是来源于两种不同植物的不同药用部位，只是从字面上看起来有些相似罢了。但是如果你仔细观察，会发现红花是红黄色的，而藏红花基本是红色的。

西红花

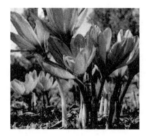

本品为鸢尾科植物番红花的干燥柱头。

【性状】本品呈线形，三分枝，长约3cm。暗红色，上部较宽而略扁平，顶端边缘显不整齐的齿状，内侧有一短裂隙，下端有时残留一小段黄色花柱。体轻，质松软，无油润光泽，干燥后质脆、易断。气特异，微有刺激性，味微苦。

红花

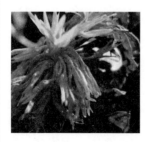

本品为菊科植物红花的干燥花。夏季花由黄变红时采摘，阴干或晒干。

【性状】本品为不带子房的管状花，长1～2cm。表面红黄色或红色。花冠筒细长，先端5裂，裂片呈狭条形，长5～8mm；雄蕊5，花药聚合成筒状，黄白色；柱头长圆柱形，顶端微分叉，质柔软。气微香，味微苦。

图1-2 《中国药典》关于藏红花和红花的基原描述

其次，从药用历史和产地上看。红花是土生土长的"国货"，在我国已经有2100多年的栽培与药用历史，全国各地均有栽培，主产地包括新疆、四川、河南、山东、内蒙古、云南等，同时，西藏也产红花。而西红花属于引进药材，是一类"进口货"。据报道，西红花原产于阿拉伯、希腊、伊朗等地，由于途经西藏进口，所以也称为"藏红花"，已经在我国上海、浙江、江苏等地引种栽培成功，同时，西藏也产藏红花。我国的《本草品汇精要》（公元1505年完成）首先记载了西红花的药用价值。

由此可见，红花是药用历史比较长的本土中药，而藏红花是外来品种，当然也已经在国内引种栽培成功，同时，西藏出产这两种药材。

最后，从功效上看。红花药性较为辛温，主要功效是活血通经、散瘀止痛，用于经闭、痛经等妇科病以及冠心病、心绞痛，或者腹痛、跌扑外伤等血瘀证。而西红花药性甘平偏寒凉，主要功效是活血化瘀、凉血解毒、解郁安神。除了治疗妇科病之外，还能够用于温病、忧郁、惊悸发狂等证。所以，这两种中药的功效大同小异，但药性有一定区别。

一句话概括，西红花不是西藏产的红花，西藏也产红花，但那不是西红花。

"三七"与"土三七"的相同和不同

三七是治疗心脑血管疾病的常用中药，可能很多人还会自己购买三七粉服用。那么，土三七呢？你可能就不太清楚了。实际上，三七和土三七的相同和不同之处，值得好好说说。

三七与土三七的相同或相似之处

三七与土三七最直接的相同之处，就是它们的名字均含有"三七"二字。有人会说，这不是废话吗？是，也不是。如果了解中医药的话，应该知道，中药里面有很多带"土"字的品种，例如土三七、土茯苓、土贝母、土大黄等等，这些带"土"字的品种往往在诞生之初是作为替代品出现的。例如，土三七具有与三七类似的止血散瘀、消肿止痛功能，土茯苓具有与茯苓类似的祛湿功能，土贝母具有与贝母类似的化痰散结功能等。也就是说，从功效上看，土三七具有与三七类似的止血散瘀功能，能够用于消肿止痛，治疗跌打损伤、肿痛。

三七与土三七的第二个相似之处，就在于虽然它们在植物学上完全不属于一个科，但是其根部形状却十分相像！从植物学角度看，三七是五加科植物三七的根，而土三七是菊科植物菊叶千里光的根。但是从形态上看，三七和土三七的根均为圆锥状或圆柱状，表面有明显的纵纹路，一般人很难分辨出来。而这种根部形态上的相似性被部分别有用心的药材销售商所利用，借此混淆二者。如果再制成粉末，更是无法辨认（图1-3）。

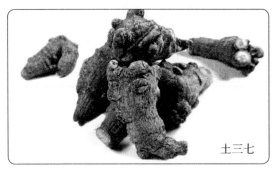
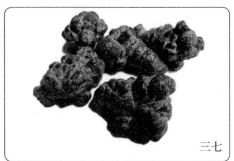

图 1-3　三七与土三七的外观形态比较

三七与土三七的第三个相似之处，就在于种植地域分布和采收时节相近。根据《中华本草》的记载，三七一般在8～9月收获一批（称为春七），在11月再收获一批（称为冬七），主要分布于江西、湖北、广东、广西、四川、云南等地，多为栽培品。而土三七在7～8月间生长茂盛时采收或随时采收，分布于河北、陕西、江苏、安徽、浙江、江西、台湾、湖北、湖南、广东、广西、四川、贵州及云南等地。看出来了吗？三七的主产地均有土三七种植栽培的存在。同时，从采收时节上看，二者也相差不多，土三七甚至还具有随用随采的特征。

三七与土三七的不同之处

三七与土三七最大的不同之处在于其药用历史长短不同，以及由此带来的功效差异。三七出自于《本草纲目》，并在《本草求真》《医学衷中参西录》《本草纲目拾遗》中均有表述。三七属于一味作用范围十分广泛的活血止血中药，能够治疗"跌扑瘀肿，胸痹绞痛，症瘕；血瘀经闭；痛经；产后瘀血腹痛；疮痈肿痛"等病证，翻译过来包括跌打损伤、冠心病、心绞痛、妇科疾病等。而土三七的出现时间就十分短暂了，据称出自《西藏常用中草药》，在原书中记载的功能也只为治疗“跌打损伤，瘀积肿痛，痈疮肿疡，乳痈”。可以看出，像治疗心脑血管疾病（胸痹）和妇科疾病（血瘀经闭）的功效，未曾出现在记载土三七的方书中。而其他功效可能是后人牵强加上去的罢了。

三七与土三七的第二个不同之处在于，现代研究发现了土三七中含有一种叫作吡咯烷类生物碱的成分，这种成分已被证实可能会导致肝小静脉闭塞病,造成肝损伤(图1-4）。而五加科的三七中并无该成分，导致相关疾病的风险也较低。实际上，正是因为土三七的短暂药用史，以及专门针对急症（跌打、肿痛、痈疽等）的用药方式，使得土三七用于心脑血管等慢病保护的长远期治疗的安全性风险一直未被发现。现在看来，土三七绝对不适用于慢病防治，用于急症也许尚可。

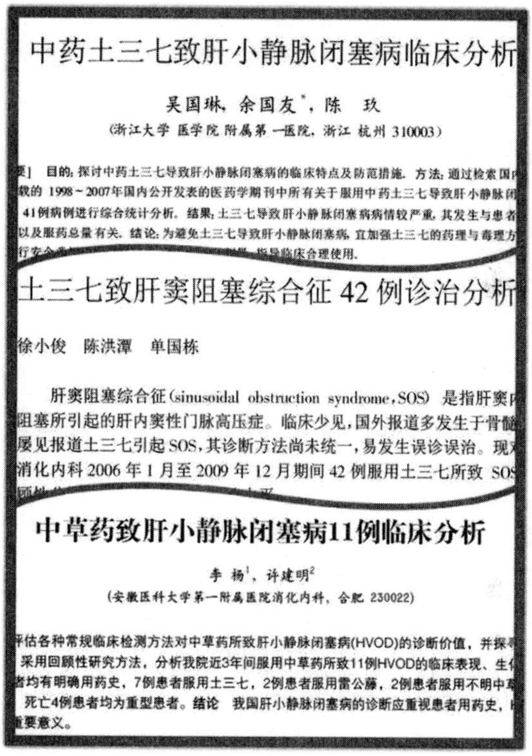
中药土三七致肝小静脉闭塞病临床分析

吴国琳，余国友[*]，陈 玖

（浙江大学 医学院 附属第一医院，浙江 杭州 310003）

要] 目的：探讨中药土三七导致肝小静脉闭塞病的临床特点及防范措施。方法：通过检索国内
载的 1998～2007年国内公开发表的医药学期刊中所有关于服用中药土三七导致肝小静脉闭
41例病例进行综合统计分析。结果：土三七导致肝小静脉闭塞病病情较严重，其发生与患者
以及服药总量有关。结论：为避免土三七导致肝小静脉闭塞病，宜加强土三七的药理与毒理方
行安全……指导临床合理使用。

土三七致肝窦阻塞综合征 42 例诊治分析

徐小俊 陈洪潭 单国栋

肝窦阻塞综合征(sinusoidal obstruction syndrome，SOS) 是指肝窦内
阻塞所引起的肝内窦性门脉高压症。临床少见，国外报道多发生于骨髓
屡见报道土三七引起 SOS，其诊断方法尚未统一，易发生误诊误治。现对
消化内科 2006 年 1 月至 2009 年 12 月期间 42 例服用土三七所致 SOS

中草药致肝小静脉闭塞病11例临床分析

李 杨[1]，许建明[2]

（安徽医科大学第一附属医院消化内科，合肥 230022）

评估各种常规临床检测方法对中草药所致肝小静脉闭塞病(HVOD)的诊断价值，并探
采用回顾性研究方法，分析我院近3年间服用中草药所致11例HVOD的临床表现、生
者均有明确用药史，7例患者服用土三七，2例患者服用雷公藤，2例患者服用不明中
死亡4例患者均为重型患者。结论 我国肝小静脉闭塞病的诊断应重视患者用药史，
重要意义。

图 1-4 土三七引起肝损害的临床分析截图

三七与土三七的第三个不同之处在于，三七很贵而土三七相对便宜。根据中药材天地网的信息，三七价格（20160327），20 头春七的价格约为 550 元 / 斤，40 头春七的价格约为 250 元 / 斤（通俗地讲，头数是指 1 斤三七有几个，头数越少，说明其个大、质量好），网络上还可看到大量报道三七价格持续上涨的新闻。而土三七的统货价格约为 35 元 / 斤（网上报价为 69 元 / 千克）。由此可见，三七价格是土三七价格的 5 ~ 10 倍，优质三七价更高。也正因如此，很多不法分子利用土三七冒充三七售卖。

小结一下，三七与土三七具有的三个相似之处与三个不同之处，分别如下：

相似之处 1：土三七具有与三七止血散瘀类似的功效，能够用于跌打损伤。

相似之处 2：土三七（菊科）与三七（五加科）的根部形态相似。

相似之处 3：三七主产地均有土三七的栽培种植。

不同之处 1：土三七的功效弱于三七，原本就不用于当前慢病管理范畴的心脑血管病症。

不同之处 2：土三七含具有肝毒性的吡咯烷类生物碱，而三七不含。

不同之处 3：三七价格是土三七的 5 ~ 10 倍。

用土三七完全代替三七的活血化瘀功能并长期服用，并未遵循中医药理论的传统功效记载，只是盲目养生遇上商业利益后的"移花接木"和"狸猫换太子"，再加上吡咯烷类生物碱的肝毒性风险，一个个药害事件就这样发生了。综上，请不要自行服用土三七，购买三七时也应极度谨慎。

 ## 朱砂你知道，那么朱砂根、朱砂菌呢

说起朱砂，你一定知道，因为这是一味代表性的含汞（水银）的矿物中药，其主要成分是硫化汞（HgS），也是传统东方炼丹术士和西方炼金术士常用的中药之一。一直以来，因为汞的剧毒属性，朱砂以及含有朱砂的中成药（例如安宫牛黄丸、朱砂安神丸、七厘散等）一直是医务人员和患者重点关注的中药品种之一。

一般情况下，我们都会建议患者，如果在中成药的组成成分中看见了"朱砂"的名字一定要当心：孕妇禁用，肝肾功能不全者禁用，不能大量用，也不能少量久服。

但是，有一些中药的名字中虽然有"朱砂"二字，却与上面所说的汞没有关系，让我们来看看吧。

朱砂根。一种药用植物和观赏植物。据《中华本草》记载，药用部位为紫金牛科植物朱砂根或红凉伞的根，功效为清热解毒、活血止痛。用于咽喉肿痛，风湿热痹，黄疸，痢疾，跌打损伤，流火，乳腺炎，睾丸炎。虚弱者慎用哦！朱虎化瘀酊、金术跌打丸、治伤软膏、正骨水等中成药里含有朱砂根。

朱砂莲。一种药用植物。据《中华本草》记载，药用部位为马兜铃科植物四川朱砂莲的块根，功效为清热解毒、理气止痛。用于痈疡肿毒，暑邪痧气，腹泻痢疾，胸腹疼痛，牙痛，喉痛，吐血，蛇伤。这种药用植物含有马兜铃酸，可能会造成肾损伤哦！保胃胶囊等中成药里含有朱砂莲。

朱砂七。一种药用植物。据《全国中草药汇编》记载，药用部位为蓼科蓼属植物毛脉蓼的块根，功效为清热解毒、止痛、止血、调经。用于扁桃体炎，胃炎，肠炎，痢疾，尿路感染，吐血，衄血，便血，功能性子宫出血，月经不调；外用治跌打损伤，外伤出血。孕妇慎用哦！虎地肠溶胶囊、和胃降逆胶囊等中成药里含有朱砂七。

朱砂草。一种药用植物。据《中华本草》记载，药用部位为茜草科植物广州蛇根草的根茎，功效为清热止咳、镇静安神、消肿止痛。用于劳伤咳嗽，霍乱吐泻，神经衰弱，月经不调，跌打损伤。

朱砂菌。一种药用真菌。据《中华本草》记载，药用部位为多孔菌科真菌红栓菌及血红栓菌的子实体，功效为解毒除湿、止血。用于痢疾，咽喉肿痛，跌打损伤，痈疽疮疖，痒疹，伤口出血。

这些就是与"朱砂"看起来很像但实际上却没有什么关系的中药，与矿物药朱砂不同，这些都是药用植物或真菌，当然也不含汞。如果在中成药的组方里看见这些成分，要明白它们不是"朱砂"而是另外一些中药。当然，这些药也需要在中医药理论指导下使用。

同仁牛黄清心丸就是同仁堂的牛黄清心丸吗

牛黄清心丸是一种常用中成药，常用于痰热上扰、蒙蔽心窍所致的头晕心悸、中风昏迷、脑血管病等。但是，如果曾经留意过，就会发现，目前市场上销售的与"牛黄清心丸"有关的品种不止一种，至少包括"牛黄清心丸""同仁牛黄清心丸"和"万氏牛黄清心丸"三种。那么，这些不同称谓的牛黄清心丸有什么异同之处呢？"同仁牛黄清心丸"就是同仁堂的"牛黄清心丸"吗？

首先，从成分上看，这三个"牛黄清心丸"的配伍组成不同，也就是说，这完全是三种不同药，但是名称中都包含"牛黄清心丸"5个字，所以在临床上容易弄混。从复方组成上看，万氏牛黄清心丸的药味数最少，只有6味，分别是人工牛黄、黄芩、黄连、栀子、郁金和朱砂（图 1-5）。

而同仁牛黄清心丸和牛黄清心丸的药味数都比较多，前者是 27 味，后者是 29 味。从药味上看，同仁牛黄清心丸有当归、川芎、甘草、山药、黄芩、白芍、麦冬、白术、六神曲、蒲黄、大枣、阿胶、茯苓、人参、防风、干姜、柴胡、肉桂、白蔹、桔梗、大豆黄卷、苦杏仁、牛黄、麝香、水牛角浓缩粉、羚羊角和冰片（见图 1-6）。而牛黄清心丸的 29 味组方是在同仁牛黄清心丸的组方（27 味）基础上，加上朱砂和雄黄，形成了全新的复方配伍（图 1-7）。

由此可见，"牛黄清心丸""同仁牛黄清心丸"和"万氏牛黄清心丸"是完全不同的三种药。其中"牛黄清心丸"会标有"局方"的标识，体现出该方来自于《太平惠民和剂局方》。需要注意的是，即便是同仁堂生产的"牛黄清心丸（局方）"，也不是"同仁牛黄清心丸"，因为组方不同，局方的"牛黄清心丸"多了雄黄和朱砂两味药。

其次，组方配伍决定功效。不同组方配伍的中成药，功效特征也不相同。从说明书功效主治内容上看，牛黄清心丸是"清心化痰，镇惊祛风"，万氏牛黄清心丸是"清心开窍，息风镇惊"，同仁牛黄清心丸是"益气养血，镇静安神，化痰息风"。

万氏牛黄清心丸

【处方】牛黄 10g　　朱砂 80g
　　　　黄连 200g　　栀子 120g
　　　　郁金 80g　　　黄芩 120g

图 1-5　万氏牛黄清心丸的组成成分

同仁牛黄清心丸

【处方】当归　川芎　甘草　山药
　　　　黄芩　白芍　麦冬　白术（麸炒）
　　　　蒲黄（炒）　大枣（去核）
　　　　阿胶　茯苓　人参　防风
　　　　干姜　柴胡　肉桂　白蔹　桔梗
　　　　大豆黄卷　苦杏仁（炒）
　　　　牛黄　麝香　水牛角浓缩粉
　　　　羚羊角　冰片　六神曲（炒）

图 1-6　同仁牛黄清心丸的组成成分

牛黄清心丸（局方）

【处方】		
牛黄 25.7g		当归 45g
川芎 39g		甘草 150g
山药 210g		黄芩 45g
炒苦杏仁 37.5g		大豆黄卷 57g
大枣 90g		炒白术 75g
茯苓 48g		桔梗 39g
防风 45g		柴胡 39g
阿胶 51g		干姜 25g
白芍 75g		人参 75g
六神曲（炒）75g		肉桂 54g
麦冬 44g		白蔹 22.5g
蒲黄（炒）7.5g		麝香或人工麝香 6.4g
冰片 16.1g		水牛角浓缩粉 28.5g
羚羊角 28.4g		朱砂 69.7g
雄黄 24g		

图 1-7　牛黄清心丸的组成成分

由此可见，三者功效的相同点是均能清热、息风、化痰、镇静，用于治疗痰热上扰所致的惊悸、烦躁、眩晕、抽搐，甚至是中风急性期的神志不清、痰涎壅盛等症。不同点是，万氏牛黄清心丸无补益气血的作用，全方以清心开窍为主，治疗邪热陷于心包诸症。而牛黄清心丸和同仁牛黄清心丸均有益气养血的作用，属于清补兼施的治疗方法。而此二者相比较，同仁牛黄清心丸减去了朱砂和雄黄，安全性增加，但临床疗效可能会有所损失，目前没有数据来明确说明这个问题。

除此之外，这三种牛黄清心丸的临床应用均比较广泛，除了说明书显示的适应证之外，还广泛用于其他病症。据报道，万氏牛黄清心丸还能用于外感热病、肝胆湿火、肝火头痛、痰热咳嗽、口舌糜烂等。而同仁牛黄清心丸也能用于口疮、感冒等病证。

综上，在选用牛黄清心丸时，一定要根据患者的需求，选择最适合的那一种。而且需要注意，"同仁牛黄清心丸"可不是同仁堂生产的"牛黄清心丸"，两者组方同中有异，临床使用时还是有一定区别的。

 都是虫草菌粉，百令胶囊和金水宝胶囊有什么区别

百令胶囊和金水宝胶囊是临床常用的中成药，它们的成分都是发酵的虫草菌粉，它们的功效都是补益肺肾，用于治疗肺肾两虚引起的咳嗽、腰痛，还有慢性支气管炎、慢性肾功能不全的辅助治疗等。那么，百令胶囊和金水宝胶囊这两种药是否完全一样呢？

其实，细心的朋友就会发现，在包装盒和说明书上，这两种药的名称后面都跟着一个字母＋数字序列，百令胶囊名称后面的序列是"Cs-C-Q80"，金水宝胶囊名称后面的序列是"Cs-4"。这个序列是什么含义呢？为什么这两种中成药的序列不一样呢？

序列中的"Cs"是冬虫夏草菌"Cordyceps sinensis"的简写。对于"Cs-4"，有媒体报道，是因为在 20 世纪 70 年代虫草菌丝体的研发过程中，研究人员编译了 1 ～ 200 个菌种，最后发现 4 号菌种的有效性最接近野生冬虫夏草，也就形成了"Cs-4"的字样。同样，百令胶囊"Cs-C-Q80"后面数字序列也有类似的含义，是药品生产企业自行标注的与发酵工艺有关的参数或序号。

那么，这种区别到底体现在哪儿呢？有学者对临床常用的5种虫草菌粉制剂进行了总结，见表1-1。

表1-1 冬虫夏草及各种发酵虫草菌粉产品对比

品种	发酵菌种	检测项目	功效
冬虫夏草		高效液相色谱法测定腺苷	补肾益肺、止血化痰，用于肾虚精亏、阳痿遗精、腰膝酸痛、久咳虚喘、痨嗽咳血
金水宝胶囊（片剂）	蝙蝠蛾拟青霉 Cs-4 菌粉	薄层色谱法鉴别腺嘌呤、腺苷、尿苷成分及氨基酸、甘露醇，高效液相色谱法测定腺苷含量	补益肺肾、秘精益气
百令胶囊	Cs-C-Q80 中华被毛孢	薄层色谱法测定麦角甾醇，滴定法测定甘露醇，高效液相色谱法测定腺苷，氨基酸测定仪测定氨基酸	补肺肾、益精气
心肝宝胶囊	人工虫草菌系粉红胶霉	每粒含氮量作为定量指标，对炽灼残渣、砷盐、干燥失重进行检测	补虚损、益精气、保肺益肾、扶正固本
宁心宝胶囊	麦角菌科真菌虫草头孢	每粒含氮量作为定量指标	提高窦性心律，改善窦房结、房室传导功能，改善心脏功能
至灵胶囊	孢霉属真菌	每粒含氮量作为定量指标	补肺益肾

由此可知，百令胶囊和金水宝胶囊之间最重要的区别就是发酵培养时所用的菌种不同。百令胶囊所用的菌种是中华被毛孢，金水宝胶囊所用的菌种是蝙蝠蛾科拟青霉菌。它们虽然都是麦角菌科虫草属的真菌，但是不同菌种发酵得到的虫草菌粉的作用、特点一定有所区别。我们建议，不要在百令胶囊和金水宝胶囊之间随意换药。

都叫"肠泰合剂"，为什么组方不一样

如果有人问："名字一样但不同厂家的中成药，功效一样吗？药物组成一样吗？"也许你会回答："那当然一样啦！比如不管哪个厂家的双黄连口服液，都是治疗风热感冒的中成药，都是由金银花、黄芩和连翘组成的呀。"呃，你回答的没错。一般来看，名字相同的中成药，不论是由哪个厂家生产，其功效和药物组成都一样。但是，有没有例外呢？有！

咱们先来看下面两种中成药，名字都一样，都叫"肠泰合剂"，但是从药品说明书和国家食药总局网站上的数据信息来看，这两个药品还真不一样（图1-8）。

"全部"关键字"肠泰"的内容列表，共有 3 条记录
1. 肠泰合剂（86903432000290 国药准字B20020152 吉林省 ▉▉▉▉ 有限公司）
2. 肠泰合剂（86903432000214 国药准字B20020151 吉林省 ▉▉▉▉ 有限公司）
3. 肠泰合剂（86901027000014 国药准字Z20027419 重庆 ▉▉▉▉▉ 股份有限公司）

图 1-8　国家食药总局查到的"肠泰合剂"信息

肠泰合剂（重庆某厂家）

国药准字：Z20027419

成分：红参、白术、茯苓、甘草、双歧杆菌培养液、陈皮糖浆

功能主治：益气健脾，消食和胃。用于脾胃气虚所致的神疲懒言、体倦无力、食少腹胀、大便糖稀

规格：每支装 10mL

用法、用量：口服。一次 10 ～ 20mL，一日 3 次

禁忌：糖尿病患者禁服

肠泰合剂（吉林某厂家）

国药准字：B20020151

成分：白头翁、马齿苋、黄柏、丹参、儿茶

功能主治：清热渗湿，固肠止泻。适用于大肠湿热内蕴所致的腹痛、腹泻、口苦的辅助治疗

规格：每瓶装 100mL

用法、用量：口服。一次 25mL，一日 2 次

禁忌：孕妇禁用

由此可知，这两个肠泰合剂的功能主治基本不相同，一个以补气健脾为主，而另一个以清热渗湿为主，两者不可混淆。如果需要补气健脾的患者，服用了清热渗湿的肠泰合剂，很可能会加重脾胃虚弱的状态；如果需要清热渗湿的患者，服用了补气健脾的肠泰合剂，则可能会造成疗效不好的情况。因为药性和功效上相差很大，所以，这两种肠泰合剂是不可以混淆的。

那么，为什么会出现这种情况呢？其实说来也简单，这两钟药品不是同一个机构审批的，机构之间互相不知道。从药品说明书提供的信息来看，重庆产肠泰合剂的执行标准是《国家中成药标准汇编》，编号 WS-11511（ZD-1511）-2002。而吉林产肠泰合剂的执行标准是《国家药品监督管理局药品标准》，编号 WS-5140（B-0140）-2002。由此可知，这两种药品来源于不同的执行标准，导致它们在名字上相同，但组成成分和功效特点却不一样。

这两个药品均为乙类 OTC 药品，也就是在药店可以自行购买的。在此提醒各位患者，在购买"肠泰合剂"时要多留心，应认真比对药物组成、适应证等信息均确认无误后再购买，以免选错药品。

隐藏在中成药名称背后的含义

面对林林总总、各式各样的中成药，大家是否注意过它们的名字呢？其实很多中成药的名字都能传达很重要的信息。

最常见的中成药名称主要有 4 类，每一种命名方式传达的含义都不一样，一起看看吧。

第 1 类：以中成药的功效作用来命名

感冒清热颗粒：用于治疗感冒的，能够退热的中成药。

眩晕宁片：用于治疗眩晕的中成药。

便通胶囊：用于治疗大便不通，治疗便秘的中成药。

稳心颗粒：用于治疗冠心病心律失常，具有稳定心脏异常波动作用的中成药。

口炎清颗粒：能够治疗口腔炎症的中成药。

对于此类中成药，只要通过名称，就可以大概了解这个中成药的基本功效，对于选药和用药有帮助。例如，便秘患者应该不会使用稳心颗粒治疗便秘，而感冒患者也应该不会选用眩晕宁片治疗感冒。但是也需要注意，由于中医讲究辨证论治，此感冒非彼感冒，此眩晕非彼眩晕，这些中成药均有自己的适应证，要对证用药才能收到良好的效果。

第 2 类：以中成药里的主要成分来命名

六味地黄丸：由熟地黄等 6 味中药组成。

香连片：由木香和黄连组成。

银杏叶片：主要成分是银杏叶提取物。

柴银口服液：由柴胡、金银花等中药组成。

牛黄蛇胆川贝液：主要成分是牛黄、蛇胆和川贝等。

对于此类中成药，如果是不熟悉中药功效的老百姓，就不知道其基本作用。对于中医药工作者而言，如果不知道全部中药组分，也难以准确把握其功效特征。但是，这种命名方式至少可以在一定程度上避免重复用药，因为如果医生同时开了六味地黄丸和杞菊地黄丸的话，患者是会有疑惑的。

第 3 类：前两种命名方式的结合

也就是说，在中成药的名字里既有功效作用，又有主要成分，是两者结合而来的。

人参健脾丸：主要成分是人参，基本功效是健脾益气。

牛黄上清丸：主要成分是牛黄，基本功效是清上焦火。

复方苁蓉益智胶囊：主要成分是肉苁蓉，基本功效是补肝肾、益智。

贞芪扶正颗粒：主要成分是女贞子和黄芪，基本功效是补气扶正。

马应龙麝香痔疮膏：主要成分有麝香，基本功效是治疗痔疮。

此类中成药的命名方式实际上是比较科学、全面的，综合了前两类命名方式的优势，既能表达该药的基本功效，又能体现主要成分，一举两得。

第4类：与前3类完全不同的独特命名法

也就是说，有些中成药的名称传达出来的信息，既不是功效，也不是成分，而是其他信息。

金天格胶囊：主要成分为人工虎骨粉，基本功效是健骨。这些与名字都没有关系，最后发现金天格似乎是人工虎骨粉英文名"artificial tiger-bone"的音译。

祖卡木颗粒：由于是民族药（生产企业为新疆维吾尔药业有限责任公司），所以很可能与药物的维吾尔语有关。

金水宝胶囊、百令胶囊：这两个药的主要成分都是发酵冬虫夏草菌粉，但从名称来看，也看不出这个成分。因为金水宝胶囊这个药是补益肺肾的，而在中医理论中，肺属金，肾属水，故而得名金水宝。

摩罗丹：初次听到摩罗丹，你一定不知道这个药的功效及组成。实际上，摩罗是这个药的主要成分百合的别名，所以，这是用主要成分的别名当中成药名字的例子。

可以看出，不同的中成药的名称传递出来的含义不同，大多数中成药的名字与功效或主要成分有关。希望大家弄明白自己选用的中成药名称的含义，避免错服。

细数那些名称一字之差但功效相去甚远的中成药

中成药与西药有一个很大的不同，就是中成药没有通用名与商品名的概念。什么意思呢？例如西药降压药硝苯地平，硝苯地平是它的通用名，代表了有效成分，而"拜新同"和"欣然"都是它的商品名，代表了特定的生产企业。但是对于中成药，并不存在能够代表其中有效组分的名称，只是有一个约定俗成的名称。这个名称要么代表了主要功效，要么代表了主要组分，要么是传统复方的名字，要么是一些奇怪的音译或美好的治疗愿景等。正是中成药特殊的命名方式，使得有些中成药的名称看起来很像，但实际功效却相去甚远。

保儿安颗粒和保儿宁颗粒

保儿安颗粒的组成为山楂、稻芽、使君子、山楂叶、莱菔子、槟榔、葫芦茶、孩儿草、莲子心。功效：健脾消滞，利湿止泻，清热除烦，驱虫治积。用于食滞及虫积所致的厌食消瘦，胸腹胀闷，泄泻腹痛，夜睡不宁，磨牙咬指。

保儿宁颗粒的组成为黄芪（炙）、白术（炒）、防风、芦根、鸡内金、茯苓、山药（炒）。功效：益气固表，健中醒脾。用于脾肺气虚所致的神倦纳呆，面黄肌瘦，烦躁不宁，表虚自汗，容易感冒。

二者虽然只差一个字，但功效特征大不相同，保儿安颗粒侧重于消导，而保儿宁颗粒侧重于补益。

温胃舒胶囊和养胃舒胶囊

温胃舒胶囊的组成为党参、附子（制）、黄芪（炙）、肉桂、山药、肉苁蓉（制）、白术（炒）、山楂（炒）、乌梅、砂仁、陈皮、补骨脂。功效为温胃止痛。用于慢性胃炎，胃脘凉痛，饮食生冷，受寒痛甚。

养胃舒胶囊的组成为党参、陈皮、黄精（蒸）、山药、玄参、乌梅、山楂、北沙参、干姜、菟丝子、白术（炒）。功效为滋阴养胃。用于慢性胃炎，胃脘灼热，隐隐作痛。

二者虽然只差一个字，但功效特征大不相同，温胃舒胶囊侧重于治疗虚寒型慢性胃炎，而养胃舒胶囊侧重于治疗虚热型慢性胃炎。

感冒清热胶囊和感冒清胶囊

感冒清热胶囊的组成为荆芥穗、薄荷、防风、柴胡、紫苏叶、葛根、桔梗、苦杏仁、白芷、苦地丁、芦根。功效：疏风散寒，解表清热。用于风寒感冒，头痛发热，恶寒身痛，鼻流清涕，咳嗽咽干。

感冒清胶囊属于中西药复方制剂，其组成为南板蓝根、大青叶、金盏银盘、岗梅、山芝麻、对乙酰氨基酚、穿心莲叶、盐酸吗啉呱、马来酸氯苯那敏。功效：疏风解表，清热解毒。用于风热感冒，发热，头痛，鼻塞流涕，喷嚏，咽喉肿痛，全身酸痛等症。

二者虽然只差一个字，但功效特征大不相同，感冒清热胶囊侧重于治疗风寒感冒，而感冒清胶囊侧重于治疗风热感冒。

丹参片和丹参酮胶囊

丹参片由一味丹参组成，功效为活血化瘀。用于瘀血闭阻所致的胸痹，症见胸部疼痛、痛处固定、舌质紫暗，冠心病引起的心绞痛及心神不宁。

丹参酮胶囊也由一味药，丹参乙醇提取物组成，功效为抗菌消炎。用于痤疮、扁桃腺炎、外耳道炎、疖、痈、外伤感染、烧伤感染、乳腺炎、蜂窝组织炎、骨髓炎等。

二者虽然只差一个字，但功效特征大不相同，丹参片适用于血瘀证患者，而丹参酮胶囊用于治疗炎症。

 西药名字那么多，怎么知道是不是同一种药

生病的时候，很多人都会吃或准备吃好几种药品，但很多时候，我们并不知道这些药物是不是有药效的重复，会不会因此而多吃药。实际上，服用多种药品的患者，出现药效重复的概率是比较高的。因此，我们需要掌握一些基本的、简单的判断方法。

需要说明的是，无论是中药还是西药，均有可能发生重复用药。但是，由于临床上中药和西药的治疗学特点不同，故重复用药的判断方式也不同。所以，应对中药和西药分开对待。

对于西药而言，判断重复用药的最简单有效的方法就是对比通用名，但要注意区分商品名和通用名。一般药品有两个名称，一个是通用名，一个是商品名。以简单的降压药"拜新同"为例，"拜新同"就是商品名，是药品生产企业给它的产品起的名字，理论上讲，想起什么就起什么。所以，一般情况下，从商品名上不能得到药品真实有效成分的信息。而通用名就不同了，药品的通用名是药品的专业名称，是规定好的，无论哪个厂家生产，只要是同一种药物成分，通用名就是相同的。也就是说，通用名代表了这个药品的真实有效成分。上面提到的"拜新同"，它的通用名就是"硝苯地平控释片"。是不是比较拗口和难记，但只有拗口和难记的专业名称才能体现标准和统一。在判断自己是否吃到药效重复的药品时，就是要对比通用名是不是一致，或者说，同一个通用名的药品有没有吃两遍。

还是用一个例子来具体模拟一下：

张大爷，62岁，如果近期血压很不稳定，被诊断为高血压，需要长期服药，家里一直备有邻居病友给他的"拜新同"，以前也偶尔吃过。这次医生又开了"伲福达"给他，说是效果很好。他有疑问，这两个药要不要一起吃？药效重复吗？

张大爷应该这么做：

第1步：搞明白哪些是通用名，哪些是商品名。本例中，"拜新同""伲福达"就是商品名。怎么辨别呢？很简单，看起来、听起来很拗口、像是外文翻译过来的名字、有不会念的字，或者有"苯""酚""酯""酸"等等这些情况的名称，一般是通用名。而"白加黑""感冒清"，包括"拜新同"等这种朗朗上口、通俗易懂的名称一般是商品名。

第2步：找到商品名所对应的那个通用名。一般在药品说明书或包装上都会印着通用名，而且，通用名的字体会大于商品名。所以，"拜新同"的药盒上印着就是"硝苯地平控释片"，而"伲福达"的药盒上也印着"硝苯地平缓释片"。

第3步：对比两个药是否通用名相同。一般而言，西药都是单一有效成分，我们只需要过滤掉通用名中的剂型信息，单独比较有效成分就好。本例中，"拜新同"（硝苯地平控释片）的有效成分是硝苯地平，而"伲福达"（硝苯地平缓释片）的有效成分也是硝苯地平。两者是完全一样的。

第4步：做出决定。"拜新同"和"伲福达"的有效成分是一样的，不能一起吃，吃一种就可以了。

小结一下，面对同时服用的多个药品，考虑西药是否药效重复，简便的方法就是对比药品的名称是否一样，但要注意区分商品名与通用名。通用名一样的药品药效重复，一般情况下，应该只服用一种哦。

 中成药组成那么复杂，怎么知道是不是重复吃药了

之前讨论了怎么判断两种西药的药效是否重复的问题，核心方法就是通过对比药品的通用名来判断，如果通用名一样，则同时服用两种药品就存在药效重复的问题。那么，如果是两种中成药，该怎样判断药效是否重复呢？

实际上，由于中成药是由单味中药配伍组方而来的，而中成药的名称也缺少统一的命名方式，因此，按照中成药名称判断两个药品的药效是否重复是不妥当的。中成药的功效是否重复，归根结底，还需要从配伍组成的信息来判断。也就是说，看两种中成药的功效是否重复，得看中成药的组成是否重复。

最极端的情况是，如果两种中成药均由一味中药组成，而且这一味中药还相同，则这两种中成药联合使用后出现药效重复的可能性很大。例如百令胶囊与金水宝胶囊均由虫草菌粉组成，二者联合使用属于药效重复；脉血康胶囊和脑血康胶囊均由水蛭组成，二者联合使用也属于药效重复。

那么，如果中成药的组方比较复杂呢？在这种情况下，当比较中成药的组成时，应统一计算药物组成中相同中药的个数和百分比，当超过50%的药味组成均相同时，药效重复的可能性就比较大。例如，复方丹参滴丸（丹参、三七、冰片）和丹七片（丹参、三七）联合使用时，由于相同药味所占的比例是66.7%，所以药效重复。

具体看一下复方丹参滴丸和丹七片这个例子：

复方丹参滴丸由丹参、三七和冰片3味中药组成，丹七片由丹参和三七2味中药组成，二者之间有2味中药相同（即组成丹七片的2味中药全部出现在复方丹参滴丸中），因此，相同药味所占的比例，对于丹七片来说是100%，对于复方丹参滴丸来说是66.7%，均超过50%，故二者同时使用时，存在药效重复的可能性就比较大。也就是说，这两种药中，选择性地服用1种即可。

当然，以相同药味数目和百分比为指标判断中成药的药效是否重复，并不是唯一的方法，却是比较有效的方法。

因此，在你同时服用几种中成药时，可以关注一下这些中成药是否含有相同的中药组分，也可以尝试统计一下相同中药组分占全部组分的比例，如果比例超过50%，最好再听听医师或药师的意见，避免重复用药。

！不能和头孢一起吃的，不是"藿香正气"，是"水（乙醇）"

很多人都知道藿香正气水不能和头孢一起服用，但是可能你并没有注意过，名字中有"藿香正气"的中药很多，比如藿香正气水、藿香正气口服液、藿香正气软胶囊、藿香正气片、藿香正气滴丸等。这些药是不是都不能和头孢一起吃呢？不是的。

首先来看一下藿香正气水不能和头孢一起吃的原因是什么。因为藿香正气水里含有乙醇，而头孢类抗生素可以阻断乙醇在体内的正常代谢。本来，乙醇在体内会一步一步代谢，最终变成二氧化碳和水排出体外，但是头孢一出现，乙醇在代谢为乙醛后就"卡壳了"，大量的乙醛待在体内出不去，就会出现胸闷、心慌、头痛、面红、焦虑的症状，所谓中毒。由此可知，不是藿香正气水里的中药与头孢发生相互作用，而是藿香正气水的制剂工艺（表1-2）所必需的乙醇与头孢发生了相互作用。

表1-2 藿香正气水与藿香正气口服液的制剂工艺比较

藿香正气水制法	藿香正气口服液制法
以上十味、苍术、陈皮、厚朴、白芷分别照流浸膏剂与浸膏剂项下的渗漉法，用60%乙醇作溶剂，浸渍24小时后进行渗漉，前三种各收集初漉液400mL，后一种收集初漉液500mL，备用，继续渗漉，收集续漉液，浓缩后并入初漉液中。茯苓加水煮沸后，80℃温浸两次，第一次3小时，第二次2小时，取汁；生半夏用冷水浸泡，每8小时换水一次，泡至透心后，另加干姜13.5g，加水煎煮两次，第一次3小时，第二次2小时；大腹皮加水煎煮3小时，甘草浸膏打碎后水煮化开；合并上述水煎液，滤过，滤液浓缩至适量。广藿香油、紫苏叶油用乙醇适量溶解。合并以上溶液，混匀，用乙醇与水适量调整乙醇含量，并使全量成2050mL，静置，滤过，灌装，即得	以上十味，厚朴加60%乙醇加热回流1小时，取乙醇液备用；苍术、陈皮、白芷加水蒸馏，收集蒸馏液，蒸馏后的水溶液滤过，备用；大腹皮加水煎煮两次，滤过；茯苓加水煮沸后于80℃温浸两次，滤过；生半夏用水泡至透心后，另加干姜6.8g，加水煎煮两次，滤过。合并上述各滤液，浓缩至相对密度为1.10～1.20（50℃）的清膏，加入甘草浸膏，混匀，加入2倍量乙醇使沉淀，滤过，滤液与厚朴乙醇提取液合并，回收乙醇，加入广藿香油、紫苏叶油及上述蒸馏液，混匀，加水使全量成1025mL，用氢氧化钠溶液调节pH值至5.8～6.2，静置，滤过，灌装，灭菌，即得

理解了这一点，就明白了为什么不是所有名字里带有"藿香正气"的中药都不能与头孢一起服用，因为其他口服液、胶囊、滴丸、片剂等剂型虽然在制作过程中也用到乙醇，但都逐步除去，最终给药形式并不含有乙醇。所以，如果质量合格的藿香正气口服液、藿香正气软胶囊与藿香正气滴丸与头孢一起服用的话，应该不会发生上述的不良反应。

同时，既然是藿香正气水中的乙醇与头孢

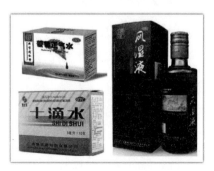

图1-9 含有乙醇的常用中成药

发生相互作用，那么不带"藿香正气"却同样含有乙醇的中药，自然也不能和头孢类药物一起服用，例如十滴水、风湿液等（图1-9）。

常用的中西药复方制剂有哪些

除了中药和西药，临床使用过程中还有一类特殊的药品，那就是中西药复方制剂。由于患者，甚至医务人员对于此类药品的正确认识仍然不够，所以中西药复方制剂在临床上误用、滥用的情况很多。作为普通老百姓，至少要知道治疗哪些疾病的药品中可能会有中西药复方制剂，并且记住它们的名字。那么，常用的中西药复方制剂有哪些呢？

感冒类中西药复方制剂

感冒药中有很多中西药复方制剂，这是因为，在治疗感冒的中成药里增加西药成分，有助于缓解打喷嚏、流鼻涕等感冒症状，容易让这个药看起来效果不错。其中，比较常见的中西药复方制剂包括维C银翘片（包含氯苯那敏和对乙酰氨基酚）、感冒清片（包含氯苯那敏、对乙酰氨基酚和盐酸吗啉胍）、新复方大青叶片（包含对乙酰氨基酚、异戊巴比妥和咖啡因）、金羚感冒片（包含氯苯那敏和阿司匹林）等。在使用这些感冒药时，应尽量避免与其他中药或西药联合使用，并严格按照用法、用量来用药。

降压类中西药复方制剂

降压药中也有一些中西药复方制剂，例如珍菊降压片（含有盐酸可乐定和氢氯噻嗪）、复方罗布麻片（含有双肼屈嗪、盐酸异丙嗪和氢氯噻嗪）、避风降压片（含有盐酸甲基丙炔苄胺）等。这些药物添加的西药成分中，除了利尿剂——氢氯噻嗪，大多选用一些非临床一线的、直接作用于中枢神经或交感神经的药物。使用这些药物时，副作用会比较大，禁忌证会比较多，并且需要密切监测血压。另外，由于目前降压药仍然以西药为主，从名称上区分这些中西药复方制剂并不难。

降糖类中西药复方制剂

治疗糖尿病的中西药复方制剂也比较常用，经典品种就是消渴丸，其中含有磺胺类降糖药格列本脲。由于糖尿病患者的血糖调节功能很脆弱，血糖变化程度很敏感，这样一来，消渴丸与其他降糖药的不合理联合使用就会造成患者血糖控制不稳定，或者发生低血糖风险。所以，糖尿病患者应高度警惕此类中西药复方制剂，选用任何一种药物都必须经过医生的允许，并及时与医师或药师沟通。

止咳祛痰类中西药复方制剂

除了以上3类，止咳祛痰类中西药复方制剂也是常见品种，例如顺气化痰片（含有氨茶碱和氯苯那敏）、珠贝定喘丸（含有氨茶碱和盐酸异丙嗪）、复方咳喘胶囊（含有盐酸溴己新）、天一止咳糖浆（含有氯化铵）、咳特灵片（含有氯苯那敏）等。这些药品与止咳平喘的西药联合使用时，需仔细审查药物相互作用，避免不良反应。同时，这一类药品的名称也容易与纯粹的中成药混淆，使用时需仔细辨别。

一句话，感冒类、降压类、降糖类和止咳祛痰类中西药复方制剂在临床比较常见，在选用此类药品时，一定要仔细辨别中药与中西药复方制剂。辨别的方法：直接看药品成分表的最后一个成分是西药还是中药。

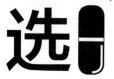

精挑细选

the primary importance of
drug selection in treatment

选对药是治疗的
第一步

感冒了，选中药还是选西药

感冒是一年四季均可发生的常见病，通常在季节变换、忽冷忽热或自身抵抗力下降时容易发病。感冒后不仅会出现鼻塞、头痛、全身不适等症状，还会破坏心情，影响工作的状态和效率。那么，感冒后应该选择中药还是西药呢？有什么需要注意的细节呢？

选择休息还是选择药物

感冒后，首先要注意多休息、多饮水，有条件的还可以自制一些温热的葱姜水、柠檬水等用于缓解症状，加速疾病自愈。但当这些措施收效不大或出现新的症状时，还是应尽早就医，并针对性地服用药物。

应该吃什么西药

从西医角度看，感冒分为普通感冒和流行性感冒，主要是由病毒引起的急性呼吸道感染性疾病。一般来讲，普通感冒症状较轻，在无并发症的情况下，一般一周左右可自愈；而流行性感冒的发热、头痛、全身酸痛的症状更重一些，治疗也应更加积极。

西药治疗感冒主要是以对症治疗为主，例如：

★ 使用对乙酰氨基酚来缓解发热和疼痛。

★ 使用伪麻黄碱来减轻鼻黏膜充血引起的鼻塞。

★ 使用马来酸氯苯那敏来缓解打喷嚏和流鼻涕。

★ 使用右美沙芬来减少咳嗽。

目前，市售的感冒药，如白加黑、泰诺、康泰克等，主要就是由这些成分组成的。另外，有时也会应用一些抗病毒药物，如金刚烷胺。

吃西药的利弊

西药在缓解症状方面收效更快，但有一些副作用，如头晕、嗜睡、口干、乏力等。

同时,消化性溃疡患者、孕妇及哺乳期妇女、肝肾功能不全患者,以及心脏病、高血压、甲状腺疾病、糖尿病、前列腺增生和青光眼患者,在选择西药感冒药时应极为慎重,建议在医师或药师指导下用药。

应该吃什么中药

从中医学角度看,感冒主要分为风寒感冒、风热感冒和暑湿感冒,是不同体质患者感受不同邪气造成的,治疗上讲究辨证论治,临床也有很多中成药可供选择。例如:风寒感冒的主要特点为头痛、流清鼻涕、痰白稀、有明显的受凉史,治疗上宜选用风寒感冒颗粒、感冒清热颗粒等;风热感冒的主要特点为咽喉肿痛、黄浊鼻涕、痰黄黏和口渴,治疗上宜选用桑菊感冒片、连花清瘟颗粒等;暑湿感冒则表现出头晕头重、四肢倦怠和恶心呕吐的症状,宜选用藿香正气类中成药。

吃中药的利弊

中药在个体化对症治疗方面具有一定优势,能够根据不同患者感冒的类型区别用药,但辨证选药十分重要。因此,不建议患者仅凭药品名称有"感冒"二字就购买,也不建议患者根据自己的症状摸索选药,而应遵循医师或药师的意见,否则就有吃错药而导致延缓或加重病情的风险。同时,饮食上注意避免滋腻、辛辣、肥甘厚味和生冷的食物,宜以清淡饮食为主。

中西药的联合用药可以吗

现有市售的西药和中药品种很多,其成分也各不相同,还有一些中西药复合制剂。因此,无论是中药与中药的联合使用,西药与西药的联合使用,还是中药与西药的联合使用,均应十分慎重。建议患者在医师或药师指导下用药,不宜自己选用药品。

是否需要服用抗生素

感冒,一般是不需要服用抗生素的,但当症状无明显改善或出现新的不适症状时,需要及时就医。在医师明确诊断为细菌感染,如急性支气管炎、肺炎的前提下,按照医嘱使用足量的抗生素。

总之，感冒后应注意多休息、多饮水，当症状无明显改善或出现新的不适症状时，需要及时服药。中药和西药各有侧重，西药可快速缓解一些感冒症状（头痛、鼻塞、流鼻涕等）；而中医证型较为典型的患者选用对证的中成药，全身不适也会快速得到改善。但二者联合使用还需慎重，也不建议盲目使用抗生素。建议在医师或药师指导下合理用药。

 怎样区分治疗风寒感冒和风热感冒的中成药

很多患者在感冒时，都会自己去药店买一些治疗感冒的中成药服用。但是，从中医理论上看，感冒有不同的证型，不同患者的感冒证型是不同的，临床常见的感冒证型至少分为风寒感冒和风热感冒两类。那么，你知道哪些中成药是治疗风寒感冒的、哪些中成药是治疗风热感冒的吗？在购买和选用时怎样区分呢？

大家要有一个总体的印象，目前市面上治疗感冒的中成药，以及治疗感冒后出现头痛、发热、咽痛、咳嗽等症状的中成药，以疏散风热为基本功效的药品比较多，也就是说，治疗风热感冒的中成药品种比较多。而治疗风寒感冒的中成药则比较少。所以，随机选的话，很有可能选到治疗风热感冒的中成药。例如，以下药品的基本功效都是治疗风热感冒的：

★ 双黄连口服液及其他口服制剂（颗粒、胶囊等）

★ 银翘片、银翘解毒片、维 C 银翘片及其他口服制剂

★ 柴银颗粒、柴银感冒颗粒及其他口服制剂

★ 桑菊感冒合剂、复方桑菊感冒片及其他口服制剂

★ 板蓝根颗粒及其他口服制

★ 蓝芩口服液及其他口服制剂等

★ 银黄颗粒及其他口服制剂

★ 清热解毒胶囊及其他口服制剂

★ 金莲花颗粒及其他口服制剂

★ 黄连上清丸及其他口服制剂

★ 羚羊感冒片及其他口服制剂

★ 连花清瘟胶囊及其他口服制剂

★ 金花清感颗粒及其他口服制剂

★ 感冒清胶囊及其他口服制剂

★ 牛黄清感胶囊及其他口服制剂

★ 疏风解毒胶囊及其他口服制剂

★ 抗感口服液、抗感解毒口服液及其他口服制剂

简单来看，只要在说明书上标注了"疏散风热""发散风热"或"清热解毒"并且治疗感冒和上呼吸道感染的中成药（含有关键字"热"并且治疗感冒），基本上都是以治疗风热感冒为主。

与此相对应，临床上用于治疗风寒感冒的中成药品种并不多，只要在说明书【功能主治】项标注了"疏散风寒""解表散寒"并且治疗感冒和上呼吸道感染的中成药（含有关键字"寒"并且治疗感冒），基本上都是以治疗风寒感冒为主。例如：

★ 感冒清热颗粒及其他口服制剂

★ 风寒感冒颗粒及其他口服制剂

★ 感冒疏风颗粒及其他口服制剂

★ 九味羌活丸及其他口服制剂

★ 杏苏感冒颗粒及其他口服制剂

★ 通宣理肺丸及其他口服制剂

上述就是临床常用的治疗风热感冒和风寒感冒的中成药。当然，现在还有一些治疗感冒的民族药，从说明书功效和组方药味上看不出明显的寒热属性（例如祖卡木颗粒），主要根据医生的临床经验来使用。

 风热感冒就用双黄连？没那么简单

中医认为，感冒也分不同的类型，根据病因和症状表现的不同，可以分为风寒感冒、风热感冒、暑湿感冒等不同证型，不同类型感冒的治疗方药也不同。其中，风热感冒是三者之中最为常见的类型，它的主要表现为发热、头胀痛、咽喉红肿疼痛、鼻流黄涕、咳嗽、咳吐黄痰、口渴喜饮、舌红苔黄等，并且没有明显的怕冷症状以

及受凉史。

一般而言，在春夏季、夏秋季过渡时期，人们容易感受风热邪气而患上风热感冒，一部分风寒感冒也会在持续几天后进展为风热感冒。所以，当你发现感冒时出现咽喉肿痛严重、鼻涕和痰变为黄色、口渴喜饮的症状后，应该就是风热感冒的表现了。

中成药常用于治疗风热感冒，其中最著名的莫过于双黄连了。这个由金银花、黄芩和连翘组成的小复方，既能疏风解表，又能清热解毒，还具有口服液、颗粒、胶囊、注射液等多种剂型，最适合用于治疗风热感冒，其说明书也明确标注"用于外感风热所致的感冒，症见发热、咳嗽、咽痛"。双黄连治疗风热感冒没有问题，但是，所有的风热感冒都适合采用双黄连治疗吗？

答案是否定的。

为什么这么说呢？因为感冒这种急性病病情进展迅速，病邪很快就能由表入里，或侵入脏腑，患者的症状也会从以头痛、发热为主迅速转向以咽痛、咳嗽为主。因此，风热感冒的不同阶段宜采用不同的治疗思路和方药。温热病的卫气营血辨证，说的就是这个道理。从目前的中成药组方功效特点和品种分布上看，治疗风热感冒的中成药主要有以下三类：

以疏风解表为主。此类中成药一般组方较为简单，功效也多以疏风解表为主，药性较为轻灵，清热能力不强，主要用于风热感冒初期或轻症的治疗。例如双黄连口服液、桑菊感冒片、银黄颗粒等。

以清理肺热为主。此类中成药与前一类中成药相比，具有较强的清理肺热的作用，组方中含有大量清肺热的中药，主要用于风热感冒已经进展为肺部实热，出现剧烈的咽喉肿痛和肺热咳嗽的治疗。例如蓝芩口服液、清热解毒口服液、柴银颗粒等。

以清瘟解毒为主。此类中成药与前两类中成药相比，具有更强的清热解毒和清瘟宣肺的作用。它们的组方配伍往往较为独特，在传统的疏散风热和清热解毒药的基础上，可能会配伍养阴药、镇静安神药、泻下药等。此类药物通常是病毒性感冒和流行性感冒的首选用药，甚至个别药物对禽流感、甲型 H1N1 流感的效果不错。例如莲花清瘟颗粒、金花清感颗粒、清开灵口服液等。

小结一下，治疗风热感冒的中成药很多，依据主要功效特点可分为疏风解表、清理肺热和清瘟解毒三类，功效层层递进，侧重点也有所不同。所以，患上风热感冒后，应根据症状特征和病情深浅选择对证、符合疾病发展阶段的中成药治疗。

宝宝感冒咳嗽了，怎样选择中成药

秋冬季时，感冒的宝宝增多。一方面是因为气候变化过快，寒邪侵犯人体所致；另一方面，儿童自身的抵抗力和适应力不足，容易因寒热失调而出现伤风感冒。那么，宝宝感冒咳嗽以后，应该怎样选择中成药呢？

要优先选择小儿专用的中成药，这种药品有三大好处。①小儿专用中成药在选药时，会考虑毒烈性中药的安全性问题，进而适当不用或少用这种中药，这对于尚处于成长发育过程中的孩子有好处。②小儿专用中成药会考虑剂型和口感等，一般采用口服液、颗粒剂等儿童宜用的剂型，并注意增加甜味的口感，方便宝宝服用。③小儿专用中成药一般会明确标注不同年龄或体重儿童的最佳用量，避免采用成人量进行折算和误服。实在没有合适的药品时，可选择用于成人的感冒药，并进行用法、用量的折减。

实际上，目前市场上的儿童专用感冒咳嗽药还是比较多的。父母在选择时，应注意根据儿童的感冒咳嗽证型特点，选择最适合的药品。大致来看，儿童感冒咳嗽主要有"四常证三兼症"的特点。"四常证"是指风寒感冒、风热感冒、暑湿感冒、体虚感冒四个常见主证，"三兼症"是指夹痰、夹滞、夹惊三个重要兼有症状。在治疗选药时，这七方面均要考虑到。

风寒感冒

主要症状：怕冷、鼻流清涕、打喷嚏、咳吐稀痰、头痛，一般有受凉史的宝宝感冒初起时常为风寒证候，宜发散风寒，代表性中成药有感冒清热颗粒、小儿清感灵片等。

风热感冒

主要症状：发热、鼻流黄涕、咽喉肿痛、咳吐黄痰、口干口渴，一般出现明显的咽干、咽痛时常为风热证候，宜疏散风热加清热，代表性中成药有小儿感冒颗粒、小儿感冒宁糖浆、小儿咽扁颗粒、安儿宁颗粒等。

/// 暑湿感冒

主要症状：头痛鼻塞、困倦乏力、食欲不振、泄泻呕吐等，一般夏季的感冒常为暑湿感冒，宜解表祛暑，代表性中成药有小儿暑感宁糖浆、藿香正气水等。

/// 体虚感冒

主要症状：倦怠乏力、头痛咳嗽、食欲不振、舌苔薄白，一般反复感冒的宝宝属于此类，宜益气解表，代表性中成药有保儿宁颗粒、参苏颗粒等。

/// 夹痰

如果宝宝在感冒咳嗽的同时，还出现咳声重浊、喉中痰鸣、呕吐白痰、舌苔厚腻的情况，则很有可能属于感冒夹痰湿的情况，宜祛痰化湿，代表性中成药有小儿消积止咳口服液等。

/// 夹滞

如果宝宝在感冒咳嗽的同时，还出现脘腹胀满、不思饮食、口中酸臭、大便秘结的情况，则很有可能属于感冒夹滞的情况，宜清热导滞，代表性中成药有保儿安颗粒、小儿豉翘清热颗粒、小儿健脾化积口服液等。

/// 夹惊

如果宝宝在感冒咳嗽的同时，还出现夜卧不安、惊厥躁动时，则很有可能属于感冒夹惊的情况，宜祛风定惊，代表性中成药有小儿七星茶颗粒、儿童七珍丸、小儿惊风散等。

综上，宝宝感冒咳嗽选用中成药时，综合考虑上述七大因素，辨证选用最适合的中成药。最好能在中医师或中药师的指导下用药。

孕妇感冒了，能不能吃药呢

　　孕妇感冒了，能不能吃药呢？对于这个问题，一些人可能认为所有药物对胎儿都是有害的，所以即使孕妇生病了，也坚持不用药。而另一些人则可能在怀孕期间仍然自己凭经验选药用药。实际上，这两种做法都不正确。这是因为：

　　第一，由于处在特殊的敏感时期，胎儿主要是通过脐带从妈妈那里获取成长所需的营养物质，虽然有胎盘屏障的保护，但是有的药物成分仍然能够通过脐带影响到胎儿，所以，孕妇不能乱用药。

　　第二，如果坚持不用药，可能会使原本程度较轻、容易控制的病情被拖延下来，等到病情加重后影响胎儿和孕妇的健康，并且增加治疗的难度。况且，怀胎十月，孕妇本就抵抗力下降，谁能保证一定没有这样那样的不适呢？那么，我们应该怎么办？

食疗怎么样

　　出于对胎儿的保护，很多孕妇在感到不适时会倾向于选择食疗，例如感冒时采用葱姜水或冰糖梨水，咽痛咳嗽时采用罗汉果蜂蜜水等进行治疗。实际上，食疗作为以食材为主要原料的治疗方法，安全性较好，对于初期、轻微的感冒是有好处的。但是，不可过分依赖食疗方法，不能过度使用。如果采取食疗或休息的方法不能缓解症状，或出现新的不适症状时，应及时就医，遵循医师或药师的建议用药。

怎样选择药品，西药还是中药

　　如果选用西药，因为很多药品均标注有明确的妊娠用药安全级别，所以要优先选用安全性高的药物，如维生素 C、维生素 B_1、青霉素 V、头孢呋辛、对乙酰氨基酚等。谨慎权衡那些可能具有致畸作用的药物，如阿司匹林、氯霉素、左氧氟沙星等。常见与感冒治疗相关的药物成分的妊娠用药安全级别见表 2-1。

　　另外，很多孕妇会在感冒时选用中药。实际上，除了一部分"药食同源"的中药安全性相对较高以外，其他中药的选用也应谨慎，应在权衡治疗利弊的情况下选药，尤其是破瘀活血药、破气通窍药、攻下药等药性峻烈的药物。这是因为，很多中药和中成药的妊娠期安全性是不明确的，很多中成药说明书的禁忌项也只是标有"尚不明确"。这种情况下，我们至少应该做到，不要自行选药用药。你可以前往中医医院或妇产专科医院，让有经验的医生帮你选择。

表 2-1 孕妇使用感冒治疗相关药物成分的安全性

序号	药物成分	药效作用	安全性级别	含义
1	对乙酰氨基酚	退热	B	较安全药物
2	阿司匹林	退热	C	权衡使用
3	氯苯那敏	抗过敏	B	较安全药物
4	苯海拉明	抗过敏	B	较安全药物
5	伪麻黄碱	减轻鼻塞	C	权衡使用
6	右美沙芬	镇咳	C	权衡使用
7	氨溴索	祛痰	怀孕前 3 个月慎用	
8	愈创甘油醚	祛痰	C	权衡使用
9	青霉素 V	抗菌药	B	较安全药物
10	阿莫西林	抗菌药	B	较安全药物
11	头孢呋辛	抗菌药	B	较安全药物
12	头孢羟氨苄	抗菌药	B	较安全药物
13	左氧氟沙星	抗菌药	C	权衡使用

/// 哪些情况下用药应极为慎重

第一，怀孕前 3 个月内（12 周）是胚胎各组织器官分化最活跃的时期，也是药物致畸最敏感的时间，在此期间的任何用药都应该极为慎重。

第二，合并有高血压、糖尿病等基础疾病的怀孕妈妈应遵医嘱规律服药，任何改变用药剂量、用药次数和用药疗程的做法，或者联合使用其他药物时，均应极为慎重。

第三，服用任何未经医师允许的药品时，应极为慎重。

总之，怀孕妈妈应树立谨慎用药的观念，不自行用药。但也不必过分抵触，在病情需要时应及时就医，并严格遵医嘱，在合理的用法、用量下使用那些安全性高的药品，平稳顺利地度过孕期。

老年人感冒时，这样选择中成药

随着你一天天地长大，你的父母和长辈都慢慢步入老年。你是否想好要为他们做些什么呢？下面为你讲讲老年人感冒时应该怎样选择中成药。

感冒轻症以食疗为主

老年人因寒温失常或生活起居不当引起的鼻塞、流清涕、咽痒、咳白痰、恶风发热、头痛身痛等风寒型症状，可选用姜葱粥、葱白萝卜汤等热服。出现舌苔薄黄、咳嗽痰黄、鼻痒流黄涕、心烦口渴等风热型症状，可选用黄豆香菜汤、绿豆菊花汤等温服。一般来说，多数具有明显受凉史的感冒初期都是风寒证表现，宜尽早食疗以解表。

优先选用扶正解表类中成药

老年人正气不足的体质，决定了感冒时容易形成正虚外感的证型特点，尤其以气虚感冒为常见，例如出现气短乏力、倦怠头晕、发热但热势不盛、四肢不温、面色㿠白等症状，治疗方面宜选用参苏丸（胶囊、颗粒），或者合用补中益气丸。同时，感冒的预防也很重要。可以在季节变换、风邪过盛的时期，以及平素易自汗，或患过敏性鼻炎而鼻塞的患者，服用一定疗程的玉屏风颗粒等补气固表。

适量、适度使用其他类中成药

如果老年患者上述感冒症状较重，或者服用食疗方无效，则宜根据证型选择相应中成药治疗，但要注意调整用法、用量。

风寒型患者：可选用风寒感冒颗粒、感冒清热颗粒等，但用量宜调整至原剂量的 2/3 或 1/2，疗程不超过 3 天，并密切监测用药过程。如果患者出汗过多、心生烦躁则需停药就医。

风热型患者：可选用桑菊感冒片、双黄连口服液等，但用量也需调整至原剂量的 2/3 或 1/2，疗程不超过 3 天，并注意关注患者的脾胃功能，脾虚便溏者慎用。

如果在夏季出现胸脘痞闷、呕恶纳呆、舌苔白腻等暑湿证表现，宜选用藿香正气制剂进行治疗，但也宜采取类似的方法调整用法、用量。

/// 时行感冒病情重传变快，应及时遵医嘱用药

时行感冒类似于现在的流行性感冒，具有发病快、病情急重，且传变快、易于入里化热成为毒热炽盛之证的特点。在时行感冒流行的季节，老年人可以少量服用板蓝根颗粒进行预防，避免前往人群密集的场所。如果发现老年患者感冒进展快、病情重，或是怀疑有流行性感冒的可能，应及时就医。

/// 患有基础疾病、感冒并发其他疾病的老年患者，应及时遵医嘱用药

如果本身就患有高血压、糖尿病、冠心病等慢性病，感冒后的选药、用药更需谨慎，除了以上提及的三点注意事项之外，还要注意选用的感冒药与这些慢性病治疗药物之间是否存在配伍禁忌。例如，含麻黄的中成药可能升高血压、含甘草的中成药可能升高血糖等，建议在医师或药师指导下用药。另外，如果老年患者出现因感冒引起的细菌感染如肺炎、扁桃体炎，或诱发哮喘加重等其他疾病时，应及时就医。

老年人单纯的感冒并不可怕，可怕的是感冒或不合理用药会导致机体功能进一步紊乱，并加重原有疾病或诱发其他疾病，轻则病程反复、迁延难愈，重则产生严重不良后果。因此，要重视老年人感冒的预防和治疗，针对老年人虚实夹杂的证型特点，平时就注意饮食起居和运动锻炼，呵护正气，防止过度耗散，一旦发现感冒苗头，要及时合理地采用食疗和药疗相结合的办法，调补共举，应对感冒。

降压药究竟有多少种，该怎么选

降压药是日常生活中常见的药品之一。这个"常见"，一方面是因为高血压患者人数众多，另一方面是因为降压药通常为高血压患者终身服用，还有就是降压药本身种类确实繁多。那么，降压药究竟有多少种？不同降压药之间该怎样合理选用呢？

先说明一下，这里讨论的降压药品种，都是西药不是中药，而且是以有效成分

的通用名来计算的。也就是说，只要是硝苯地平，无论是素片，还是缓释片，无论是甲厂家生产的，还是乙厂家生产的，都只算作是 1 种。不考虑不同剂型和不同生产厂家的因素。

言归正传，我们看一看以有效成分通用名计算的降压药种类有多少。根据《中国药典·临床用药须知》的记载，其中统计的抗高血压药物，共有 7 大类共 72 种，包括血管紧张素转化酶抑制剂（如卡托普利、贝那普利）、血管紧张素受体拮抗剂（如氯沙坦、缬沙坦）、钙通道阻滞剂（如硝苯地平、氨氯地平）、β 受体拮抗剂（如美托洛尔、普萘洛尔）、α 受体拮抗剂（如酚妥拉明、特拉唑嗪）、利尿剂（如氢氯噻嗪、螺内酯）和其他类（如利血平、吲达帕胺）。而《中国医师临床用药指南》中的降压药品种更多，除了以上常见的品种，再加上硝普钠、肼屈嗪等血管扩张药，共有 79 种。目前收录在册的能够治疗高血压的药物，共有近 80 种。如果扩展到商品名，把不同剂型和不同厂家的药品都分开来算的话，在 www.mims.com.cn 网站上查询到的结果是 394 种。这就是目前降压药的基本情况。

那么，这么多降压药，各自有什么降压特点，适用于哪些人群呢？

利尿剂（如氢氯噻嗪、螺内酯）：该类降压药适用于大多数无禁忌证的高血压患者的初始和维持治疗，尤其适合老年高血压、难治性高血压、心力衰竭合并高血压等。利尿剂较少单独使用，常作为联合用药的基本药物使用。但是，痛风患者禁用噻嗪类利尿剂，高血钾与肾衰竭患者禁用醛固酮受体拮抗剂。

钙通道阻滞剂（如硝苯地平、氨氯地平）：该类降压药降压疗效强，适用于轻、中、重度高血压。其中，老年高血压、合并动脉粥样硬化的高血压宜优先选用 ×× 地平类降压药。为了达到平稳的降压效果，应尽量使用长效制剂。

血管紧张素受体拮抗剂（如氯沙坦、缬沙坦）：该类降压药适用于轻、中、重度高血压患者，与利尿剂或钙通道阻滞剂联合使用有互补性的降压作用，是各国高血压指南推荐的优化联合方案。但是，妊娠高血压、高血钾患者、双侧肾动脉狭窄患者禁用。

血管紧张素转化酶抑制剂（如卡托普利、贝那普利）：该类降压药主要适用于合并左室肥厚及既往心肌梗死的高血压患者、合并左室功能不全的高血压患者、合并代谢综合征或糖尿病肾病的高血压患者、合并动脉粥样硬化或冠心病高危的高血压患者。尽量选择长效制剂以平稳降压。但是，妊娠高血压、高血钾患者、双侧肾动脉狭窄患者禁用。

β 受体拮抗剂（如美托洛尔、普萘洛尔）：适用于伴有快速性心律失常（早搏）、冠心病、慢性心力衰竭、主动脉夹层、交感神经活性增高的高血压患者，禁用于支气管哮喘和心动过缓的患者。老年人、肥胖者、糖代谢异常者、脑卒中和患有慢性阻塞性肺疾病的患者也不宜首选。

α 受体拮抗剂（如酚妥拉明、特拉唑嗪）：一般不作为高血压的一线降压药物，对于上述降压药及联合用药的治疗方案已经足量应用后，对血压控制仍不满意的患者，可考虑联合使用 α 受体拮抗剂。

其他类：其他降压药也较少作为一线药物使用。

这就是不同类别降压药之间的区别，在临床选用时，主要还是看患者的自身情况，比如是否为老年人、是否饮食比较咸、是否患有糖尿病、是否患有哮喘等，需要针对性地选用。当然，实际用药后的降压效果也很重要。降压药的调整一定要在医师指导下进行，不宜擅自调换。因为不同药物的适应证和禁忌证都不一样，如果吃了不该吃的药，后果很严重。

高血压，怎样选择中成药

高血压是一种以体循环动脉血压升高为主要特征的临床综合征，有原发性和继发性的区别。原发性高血压主要就是采用药物治疗使得血压达标，而继发性高血压则需要针对性地治疗原发疾病。一般而言，根据世界卫生组织（WHO）1999 年的标准，多次测量收缩压大于等于 140mmHg、舒张压大于等于 90mmHg 的人可以诊断为患有高血压。很多高血压患者喜欢选用一些中成药，来使得血压达标或者缓解眩晕、头痛等一些症状。那么，怎样选择中成药比较合理呢？

实际上，从传统中医学理论看，高血压类似于传统的"眩晕""头痛"的范畴。中医学治疗高血压需要根据不同的症状特征和表现，确定基本的证型，选择相应的中成药治疗。一般来说，可以根据以下几组主要症状来选择相应的治疗药物。

是否平素有急躁易怒，并伴有头痛、口苦、便秘的情况

如果高血压患者一直脾气不好，急躁易怒，并且伴有头痛面红、口苦胁痛，或者小便黄和大便干的情况，则属于肝火上炎证的可能性比较大。一般而言，工作压力大、生活不规律的高血压患者容易表现为上述证型。对于此类患者，建议选用以清肝泻火为主的中成药，例如龙胆泻肝丸、当归龙荟丸、清肝降压胶囊、牛黄降压丸等。在生活饮食上，也要注意避免过食辛辣，保持平淡心情。

是否手脚麻木、口唇青紫，并伴有心脑血管疾病史

如果高血压患者以手脚麻木和头痛为主，合并有冠心病、动脉粥样硬化等心脑血管疾病，并且能看到明显的口唇青紫的情况，则属于血瘀证的可能性比较大。一般来说，老年高血压患者均不同程度地合并有血瘀的情况。对于此类患者，建议选用以活血化瘀为主的中成药，例如心脉通片、银杏叶片等。需要注意的是，单纯表现为血瘀的高血压患者少见，一般都会合并有其他证型，所以不宜单纯使用活血化瘀的中药来降压，而要兼顾患者的肝肾亏虚或肝阳上亢的情况。

是否以腰酸腿沉、健忘失眠为主，并伴有手足心热等更年期综合征表现

如果高血压患者主诉为腰酸腿沉、乏力腿软，或者睡眠不好、失眠健忘，或者伴有手足心热、盗汗潮热等更年期综合征表现，则属于肝肾亏虚的可能性比较大。在老年高血压患者中，此类患者也较为常见。对于此类患者，建议服用补益肝肾类的中成药，例如六味地黄丸、健脑补肾丸、补肾益脑丸等。由于此类患者属于肝肾亏虚，如果长期服用清肝泻火类中成药，则会因药不对证而引发不良反应，在选药时不可不注意。

是否以气短乏力、心烦眩晕为主，并伴有自汗、食欲不佳，或平素抵抗力低、易感冒的表现

如果高血压患者以气短乏力、心烦眩晕为主，或者平素一直伴有食欲不佳、爱出汗的表现，或者长期以来抵抗力低、容易感冒，则患者属于气血两虚的可能性较大。根据病情的严重程度，此类患者还可表现出面色㿠白、声音低微、排便难但便质尚可等症状。对于此类患者，建议选用益气养血类中成药，例如八珍丸、人参归脾丸等。

此类患者也不可过用清肝泻火类中成药，以免中焦运化功能再受打击。

综上，高血压患者在选用中成药时，一定要根据自己的症状表现，选择最适合自己的中成药。错用、滥用中成药会增加发生不良反应的风险。同时，很多时候，患者的症状往往是兼有的，会横跨好几个证型，这个时候选用单一功效的中成药已经不能实现整体治疗了，最佳的方法是前往中医科服用一段时间汤药，获得疗效后再适时选择中成药治疗。另外，无论是否服用中药，切不可擅自停服西药降压药。

 ## 冠心病患者应坚持服用的西药有哪些

冠心病是世界卫生组织慢性病管理的重点，国内外的很多医疗机构对防止冠心病复发、改善冠心病患者的生活质量开展了大量研究，形成了诸多有价值的研究结果。其中，最有价值的证据在于冠心病患者"应充分使用有循证证据的二级预防药物"，即应坚持用一些药物。那么，究竟冠心病患者应坚持服用哪些西药呢？下面为你梳理一下。

根据 2013 年《冠心病康复与二级预防中国专家共识》，冠心病患者应坚持服用的药物包括以下三类。

抗血小板药物，例如阿司匹林、氯吡格雷等

一般而言，所有冠心病患者均应长期坚持服用抗血小板药物，包括阿司匹林、氯吡格雷、替格瑞洛等。服用这些药物的目的在于防止血管内斑块不断发展形成血栓，引发心肌梗死等严重事件。在服用方法上，一般的稳定性冠心病患者应首选阿司匹林（80 ~ 100mg/d），如果不能耐受，可替换为氯吡格雷（75mg/d）。如果发生了心肌梗死，或者接受过心脏支架手术、心脏搭桥手术的患者，就需要更大强度的抗血小板治疗，一般会联合用药（这时你应该住院治疗，具体剂量由医生和药师制订就好）。当然了，患者接受这些手术后还需要继续服用这些药物。

同时，这些药物的常见副作用就是增加出血的风险，因此胃溃疡出血患者禁用。

在服药过程中，患者也应该密切监测出血风险，看看有没有大便发黑、皮肤出血等症状。

某些降压药，例如美托洛尔、卡托普利等

一般而言，所有冠心病患者均应长期坚持服用某些降压药，例如美托洛尔、卡托普利等。虽然这些药物看起来是降压药，但是冠心病患者服用上述药物的目的并不仅仅在于降压，或者说，没有高血压的冠心病患者也要服用。这是为什么呢？第一个原因，冠心病患者需要严格控制心率（清醒时静息心率应为 55 ~ 60 次 / 分钟），服用美托洛尔等药物（这一类药物学名为 β 受体阻滞剂）是为了控制心率。第二个原因，冠心病患者还需要改善血管内皮的功能，防止血管微环境过度增生，服用卡托普利等药物（这一类药物学名为 ACEI）就是这个目的。需要注意的是，降压药很多，但是只有这两类推荐给冠心病患者服用。同时，具体剂量也需要在医生和药师的指导下调整。

同时，这些药物也具有一定的副作用。"××洛尔"类药物的常见副作用是头晕、头痛、心动过缓等，"××普利"类药物的常见副作用是咳嗽等，大部分副作用与用量有关，请及时与医生或药师联系调整剂量。

降血脂药，例如阿托伐他汀等

一般而言，所有冠心病患者（包括血脂检查正常的患者）均应坚持服用他汀类降脂药，例如阿托伐他汀、瑞舒伐他汀、辛伐他汀等。服用这些药物的目的在于减少斑块的形成、调节血管功能，最终减少心肌梗死等血栓事件的发生。在服用剂量方面，不同他汀类药物的常用量不同，应在医生或药师的指导下用药。

同时，他汀类药物的副作用主要在肝功能和肌功能方面，初次服用时宜从小量开始，并需要注意是否出现肌痛、肌无力、厌食等症状，定期监测转氨酶和肌酸激酶。

综上所述，冠心病患者的药物治疗很重要，与未来的生活质量和生存率有密切关系。但是，调查显示我国冠心病患者关于上述三类药物的服药率分别只有15.5%（阿司匹林、氯吡格雷等）、7.3%（××洛尔类和××普利类等）和2.0%（阿托伐他汀等），低于世界平均水平。所以，如果你的家人或朋友中有冠心病患者，请关心一下他的用药，或许这就改变了他的未来。

冠心病，怎样选择中成药

冠心病即冠状动脉硬化性心脏病，与高血压、高脂血症等慢病密切相关，已经成为国人常见的心脑血管疾病之一。从中医学角度看，冠心病患者存在较为明显的血瘀证候，同时也会伴随有气虚、阴虚、肝阳上亢、痰浊等情况。不同冠心病患者的中医证型特点不同，也要选择针对性的治疗药物。

那么，面对市面上各式各样的治疗冠心病的中成药，究竟哪一种才是适合自己的呢？为了选择最适合的药品，需要注意以下几点。

胸闷不舒或心绞痛是否在劳累后发作或加重

如果患者的胸闷不舒或心绞痛发作在劳累后加重，同时还会有比较明显的乏力、倦怠，或者食欲不振、大便溏泄的情况，则属于气虚血瘀证的可能性较大。此类患者本身就存在气虚的情况，劳累耗气后会变得更虚，出现局部气血虚的情况而导致心绞痛。对于此类患者，在选药时应尽可能选择益气活血的中成药。此类中成药具有以下标识：

★ 药品说明书【功能主治】项标明"益气""活血""治疗气虚血瘀证……"

★ 药品说明书【成分】项中含有人参、黄芪、党参等具有补气作用的中药。

代表性中成药有脑心通胶囊、通心络胶囊、参芍胶囊、补心气口服液、舒心口服液等。

胸闷不舒或心绞痛发作是否与情绪因素有关

有些患者容易在生气、情绪激动后出现胸闷不舒或心绞痛的情况，同时这部分患者的心绞痛多表现为刺痛，平时可能还有喜欢叹气、长出气等表现，此类患者属于气滞血瘀证的可能性较大。对于此类患者，气滞不通是胸闷不适甚至心绞痛的主要原因，因此适合采用行气活血的中成药进行治疗。此类中成药具有以下标识：

★ 药品说明书【功能主治】项标明"行气""活血""治疗气滞血瘀证……"

★ 药品说明书【成分】项中含有冰片、川芎、柴胡、降香等行气作用的中药。

代表性中成药有复方丹参滴丸、速效救心丸、麝香保心丸、冠心丹参胶囊等。

是否经常出现明显的心慌、心悸

如果患者平时容易出现明显的心慌和心悸，并且伴有乏力、心烦、手足心热、头晕，或者诊断为室性早搏，则此类患者属于气阴两虚证的可能性较大。对于此类患者，在治疗时应该从益气、养阴、活血的角度入手，选择相应的中成药，一方面益气，一方面养阴，另一方面活血，而不宜长期使用辛温行气耗散之品，否则会加重气阴两虚的情况。适合此类患者长期治疗使用的中成药具有以下标识：

★ 药品说明书【功能主治】项标明"益气""养阴""治疗气阴两虚证、室性早搏……"

★ 药品说明书【成分】项中含有麦冬、五味子、丹参、玄参、黄精等具有养阴作用的中药。

代表性中成药有生脉饮、益心舒胶囊、参松养心胶囊、稳心颗粒、复方血栓通胶囊等。

其他中成药

除此之外，还有一类常用的活血化瘀中成药，从它们的说明书和药味组成来看，这些中成药的功效较为单纯，主要作用为活血化瘀，一般不具有或益气或行气或养阴的功效，包括银杏叶提取物制剂、三七提取物制剂、水蛭制剂等。如果患者存在上面描述的三种情形（劳累后加重、情绪因素、心悸早搏），那么单纯选择这一类中成药治疗是不妥的，因为没有顾及病证的全部特征。

综上，选用中成药治疗冠心病时，应注意上述几个因素。如果你存在以上提到的前三组症状，建议选择相应的中成药治疗，这种"辩证施治"的方法能够获得最佳疗效而将安全性风险减至最低。同时需要注意的是，心绞痛急性发作时，气血瘀滞不通是首要因素，应迅速选择起效快的行气活血中成药含服（复方丹参滴丸、速效救心丸等），并搭配使用硝酸甘油等西药，及时就医。

都治疗高脂血症，但功效相去甚远

随着防治心脑血管疾病成为医疗卫生保健的重点，很多中成药也加入进来，它们中大部分都是治疗冠心病、心绞痛或脑梗死的药品，而小部分会在功能主治中标明治疗高脂血症。实际上，虽然都写着治疗高脂血症，但是由于组方配伍不同，功效其实有很大差异。在临床选药、用药时，也要特别注意根据患者证型和病情特点选择适合的治疗药物。下面就帮大家梳理一下，看看你有没有选错药哦。

血脂康胶囊

血脂康胶囊是临床上常用于治疗高脂血症的中成药，其主要成分为红曲，主要用于治疗脾虚痰瘀阻滞引起的高脂血症。但是，现代研究显示，红曲中含有天然他汀类成分，具有和他汀类同样的降血脂作用。所以，血脂康胶囊往往成为天然他汀类的代表，其临床使用也往往遵循他汀类药物的适应证。从安全性角度看，服用血脂康胶囊后也需要监测肝功能和肌功能，这一点与他汀类药物一样。

荷丹片

荷丹片由荷叶、丹参、山楂、番泻叶、盐补骨脂组成，功效为化痰降浊、活血化瘀，主要用于痰瘀互结所致的高脂血症，症状表现有头晕、胸闷、腹胀、食欲减退等。饮食不节、情志失和是形成本病证的重要因素。所以，荷丹片适用于痰瘀互结形成的高脂血症（腹胀、胸闷、食欲减退），过食肥甘厚腻可能是重要的致病因素。除了荷丹片，脂必泰胶囊、绞股蓝总苷片也适用于此类高脂血症。

松龄血脉康胶囊

松龄血脉康胶囊由鲜松叶、葛根、珍珠层粉组成，功效为平肝潜阳、镇心安神，主要用于肝阳上亢所致的高血压及高脂血症，症状表现有头痛、眩晕、急躁易怒、心悸、失眠等。情志因素和环境压力是形成本病证的重要原因。所以，松龄血脉康胶囊适用于伴有肝阳上亢的高脂血症患者（头痛、急躁、失眠），长期的工作压力、心情调节能力差、易怒可能是重要的致病因素。

⫻ 脉平片

脉平片由银杏叶提取物、何首乌、当归、芦丁、维生素 C 组成，功效为活血化瘀，主要用于瘀血闭阻引起的冠心病和高脂血症，症状表现为胸闷、胸痛、心悸、舌暗或有瘀斑等。实际上，很多心脑血管疾病都有血瘀的情况，治疗心脑血管疾病的中成药也都是在活血化瘀的基础上，通过配伍其他行气或益气或益气养阴等中药，形成最终的成方功效。脉平片适用于治疗血瘀引起的高脂血症。

⫻ 降脂通便胶囊

降脂通便胶囊由酒大黄、玄明粉、人参、灵芝、肉桂、甘草组成，功效为泻热通便、健脾益气，主要用于胃肠实热、脾气亏虚所致的高脂血症，症状表现为大便秘结、腹胀纳呆、形体肥胖、气短肢倦等。在治疗高脂血症之外，本药具有较为明确的通大便作用，能够通腑泄热，缓解便秘的症状。所以，降脂通便胶囊适用于有胃肠实热伴脾虚的高脂血症患者（便秘、腹胀、气短），服用时需要注意用法、用量，过量服用可引起腹泻、腹痛。

综上，虽然药品说明书都提示能够治疗高脂血症，但是，不同中成药治疗的病证特点不同，基本可以分为以上 5 类，在选药、用药时应予以关注。不宜因为诊断为高脂血症而随意选用降脂中成药。

吃着阿托伐他汀，换成瑞舒伐他汀行吗

他汀类药物是大家再熟悉不过的了，它们是常用的降脂药，临床经常使用的包括阿托伐他汀、瑞舒伐他汀、辛伐他汀、普伐他汀、洛伐他汀等。从适应证上来看，这些他汀类降脂药大同小异，主要就是治疗高脂血症，或者通过降低低密度脂蛋白，预防或延缓动脉粥样硬化和冠心病的发生发展。

那么，在临床选用时，经常会有患者因为这样或那样的原因，希望能够调换药品。也就是说，原来吃的是阿托伐他汀，现在想换成瑞舒伐他汀，这样可以吗？

从原则上看，调换药品并没有什么不对，因为每个人对不同他汀类药物的敏感性和耐受性不同，所以尽管都是降脂药，但是也许你吃阿托伐他汀效果好，但他吃瑞舒伐他汀效果好。或者说，你吃阿托伐他汀会出现肝酶升高等不良反应，而其他人可能就不会。从学术上看，这种差异性与不同他汀类药物的吸收是否受食物影响，以及通过不同代谢酶代谢有关。所以，以有效性和安全性为标准，你一开始不一定就吃到最合适的他汀类药物，所以在他汀类药物里相互调换是合理的。

但是，调换的方法需要严格注意，因为不同他汀类药物的降脂"能力"不同，如果想要调换药物，至少是需要维持原有的降脂作用强度。所以，在不同的他汀类药物之间进行调换，一定需要弄清楚不同他汀类药物之间降脂"能力"的不同，并进行合理的剂量调换。实际上，很多学者已经把这项工作做好了。根据《2014年中国胆固醇教育计划血脂异常防治专家建议》的记载，不同他汀类药物之间的等效剂量见表2-2。

表2-2 不同种类、不同剂量的他汀类药物降 LDL-C 幅度

阿托伐他汀	氟伐他汀	匹伐他汀	洛伐他汀[b]	普伐他汀	瑞舒伐他汀	辛伐他汀	LDL-C 降幅
	40 mg	1 mg	20 mg	20 mg		10 mg	30%
10 mg	80 mg	2 mg	40 mg 或 80 mg	40 mg		20 mg	38%
20 mg		4 mg	80 mg	80 mg	5 mg	40 mg	41%
40 mg					10 mg	80 mg	47%
80 mg					20 mg		55%

注：摘自美国食品药品管理局网站（http://www.fda.gov/Drugs/Drugsafety/ucm256581），基于单个他汀类药物、非老年人疗效数据，他汀类药物非直接疗效比较数据。高强度：他汀类每日剂量降低 LDL-C ≥ 50%；中等强度：他汀类每日剂量降低 LDL-C 30% ~ 50%；低强度：他汀类每日剂量降低 LDL-C < 30%。血脂康 1.2g/d 可使 LDL-C 降低 28.5%。

由表2-2可知，不同他汀类药物的降脂能力是不一样的，40mg 辛伐他汀的降脂能力大概相当于 5mg 的瑞舒伐他汀，或者 20mg 的阿托伐他汀，或者 80mg 的普伐他汀。所以，希望调换药物的患者，请参照该表寻找自己的降脂药的剂量，然

后相应地换算到新的他汀类药物的剂量。例如，如果你正在服用 40mg 的辛伐他汀，想换成阿托伐他汀的话，等效剂量大约为 20mg。

需要注意的是，即使降脂能力相同，但由于药物进入人体后的起效过程是复杂的，所以降脂能力可能会有一定的波动，出现低效或高效的反应，同时，也有发生原有药物不曾出现的不良反应的可能性，因此，刚开始换药的时候，患者需要密切关注疗效和不良反应，并根据情况及时处理。

肚子胀、不消化，哪些中药能帮到你

在春节这个回家团聚的日子里，我们的脾胃却发愁了，团圆宴后的肚子胀、不消化成为一个难题。那么，哪些中药能缓解这些症状呢？面对药店里不同的消食中成药，应该怎样选择最适合自己的呢？请往下看。

肚子胀属于中医学"痞满"的范畴，主要表现为胃脘部痞闷、满胀不舒，但按之柔软，并无痛感。"痞满"的病因很多，简单来说无外乎内因和外因。其中，内因主要是指脾胃本身的健康程度，是否存在脾气虚、胃阴虚等情况，而这种虚弱的情况也是由于长期的饮食无常。外因是指食滞或病邪的强弱程度，偏于肥甘厚腻的饮食会造成食滞。除此之外，风寒、暑湿等邪气也可能是造成"痞满"的外因。

实际上，任何一个"痞满"都是由内因（脾胃功能）和外因（饮食情况）两方面造成的，只是病因先后和重要程度不一样罢了。针对不同的病因，侧重点不同，可以采取不同的中药进行治疗。简要来看，对于以内因为主（脾胃功能虚弱为主）的患者，可以选用补益脾气的中药，例如黄芪、党参、白术、山药、茯苓、甘草等。对于以外因为主（饮食积滞为主）的患者，可以选用理气消积的中药，例如陈皮、枳实、木香、神曲、山楂、麦芽等。

选用中成药时，根据《中医内科学》的推荐，对于以内因为主（**脾胃功能虚弱为主**）的肚子胀、不消化（常见表现为饭前、饭后都胀满，食欲差，乏力），可以选用人参健脾丸、补中益气丸、参苓白术丸、健胃消食片等。而对于以外因为主（饮

食积滞为主）的肚子胀、不消化（常见表现为饭前不胀、饭后胀，按之更甚，舌苔厚），可以选用越鞠丸、保和丸、枳实导滞丸、二陈丸等。

知道了从内因和外因两种类型来区别用药，下次再发生肚子胀、不消化的情况时，记得选用最适合自己的那种。当然，如果服药 2 天后未见明显好转，还需及时就医诊治。

 便秘患者的新选择：活菌制剂

便秘是最恼人的疾病之一，无论是大便干还是大便难，都给我们的生活造成了困扰，而且，如果我们不积极预防和治疗，等这种疾病成为慢性病时，我们就不得不依靠一些通便药物来保证日常排便。实际上，外用的开塞露是治标不治本的方法，而长期服用大黄、番泻叶等中药也容易"苦寒败胃"或者造成结肠黑变病等。还有一类通便药没有说到，对了，那就是今天的主角——活菌制剂。

先来看什么叫活菌制剂。活菌制剂就是一类由一种或几种活菌组成的药品，一般为片剂或胶囊剂，是针对人体肠道菌群失调设计的药品。据统计，在人体肠道内寄生着数量庞大、种类繁多的微生物，以细菌为主，统称为肠道菌群，其种类超过 1 000 种，细胞总数高达 10 的 14 次方，正常人体肠道的细菌之间、这些细菌与我们肠道细胞之间存在着相互制约的平衡关系，当这种平衡状态被各种内因和外因打破时，就会出现菌群失调，进而导致疾病，其中就包括便秘。

研究发现，老年便秘患者的肠道菌群比例失调，其中双歧杆菌、乳酸杆菌、类杆菌数量减少，肠杆菌、肠球菌数量增加，通过口服活菌制剂，可以纠正肠道菌群失调的状态，从而缓解便秘。而且，副作用比较小。其他类型的便秘患者肠道菌群也会有类似的变化，口服活菌制剂均有一定的治疗作用。

目前，比较常用的活菌制剂有以下几种：

培菲康（双歧杆菌三联活菌胶囊），其组分为长型双歧杆菌、嗜酸乳杆菌和粪肠球菌。主治因肠道菌群失调引起的急慢性腹泻、便秘，也可用于治疗轻中型急性腹泻、慢性腹泻和消化不良、腹胀，以及辅助治疗肠道菌群失调引起的内毒素血症。

整肠生（地衣芽孢杆菌活菌胶囊），本品每粒含地衣芽孢杆菌活菌数不低于2.5亿个。用于细菌或真菌引起的急、慢性肠炎和腹泻，也可用于其他原因引起的胃肠道菌群失调的防治。

金双歧（双歧杆菌乳杆菌三联活菌片），由长型双歧杆菌、保加利亚乳杆菌和嗜热链球菌组成。用于治疗肠道菌群失调引起的腹泻、慢性腹泻以及抗生素治疗无效的腹泻和便秘。

妈咪爱（枯草杆菌二联活菌颗粒），适用于儿童因肠道菌群失调引起的腹泻、便秘、胀气、消化不良等。

当然还有其他很多同类产品，不一一列举。知道了活菌制剂，下次再便秘时，不妨试试。此类药品保存条件比较特殊，培菲康和金双歧都要冷藏保存，买药后记得仔细看一下说明书。

哪些药物儿童不宜使用

由于儿童正处在生理功能发育期，药物（无论中药还是西药）对于儿童的作用与成人不同，大量的历史教训告诉我们，很多药物会对儿童造成损害。作为父母，应该记住这些药物的名称，在选药、购药时需多加注意。

抗生素（别名：抗菌药，消炎药）

当孩子感冒或出现所谓的"炎症"时，很多父母会习惯性地选择抗生素治疗，暂且不说抗生素对感冒并无作用，很多"炎症"也并非需要抗生素治疗。仅从选药角度，很多抗生素都是儿童禁用或慎用的，其中：

氨基糖苷类抗生素（"XX米星""庆大霉素""链霉素"）。氨基糖苷类抗生素的肾毒性和耳毒性较大，儿童用药后尤其明显，故此类药物6岁以下儿童禁用，6岁以上儿童慎用。此类药物包括庆大霉素、链霉素、卡那霉素、妥布霉素、阿米卡星、依替米星等。

喹诺酮类抗生素（"XX沙星"）。喹诺酮类抗生素可能影响儿童的软骨发育，故此类药物禁用于18岁以下未成年人。此类药物包括氧氟沙星、左氧氟沙星、诺氟沙星、环丙沙星、洛美沙星、莫西沙星等。

四环素类抗生素（"XX环素"）。四环素类抗生素可能影响儿童的牙齿和骨骼发育，故此类药物8岁以下儿童禁用。此类药物包括四环素、土霉素、多西环素等。

氯霉素。氯霉素可能造成儿童的再生障碍性贫血、肝功能损伤等不良反应，故儿童慎用。

安全的药物有哪些？青霉素、大部分头孢霉素、阿奇霉素等，都是对儿童安全性较高的抗生素，也能覆盖常见的细菌感染类型，宜作为儿童抗感染治疗用药。

/// 退热药（别名：解热药）

当孩子发烧时，很多父母也会自行从药店购买一些退热药给孩子服用，这时需要注意，以下几种退热药不宜给儿童服用，其中：

阿司匹林。阿司匹林是最常见的解热镇痛药，具有退热的作用，但是由于可能引起儿童出现瑞氏综合征或血小板降低，故此类药物禁用于儿童。

尼美舒利。尼美舒利原来曾用于儿童的退热，但由于可能引起儿童肝损伤甚至肝衰竭，故此类药物也不宜用于儿童。

安乃近。安乃近可能引起严重的肾毒性和致死性粒细胞缺乏，故禁用于儿童。

吲哚美辛。吲哚美辛也可以用于退热，但由于儿童对该药敏感，使用后可能激发潜在性感染，故慎用于儿童。

安全的药物有哪些？根据2009年《儿童呼吸安全用药专家共识：感冒和退热用药》的推荐，儿童发热宜选用对乙酰氨基酚或布洛芬进行治疗。

/// 抗过敏药（别名：抗组胺药）

当孩子出现湿疹、荨麻疹、过敏性鼻炎，或者晕车、长期咳嗽时，父母可能会选用抗过敏药物来治疗，但是很多抗过敏药物也有儿童慎用的情况，例如：

赛庚啶。赛庚啶属于第一代抗组胺药物，中枢神经系统不良反应较为常见，2岁以下儿童不宜使用。

异丙嗪。异丙嗪常用于抗过敏和抗晕车，但同样由于可能引起儿童中枢神经系统的不良反应，2 岁以下儿童不宜使用。

氯雷他定。氯雷他定是常用的第二代抗组胺药物，但由于儿童敏感性问题，2 岁以下儿童不宜使用。

西替利嗪。西替利嗪也是常用的第二代抗组胺药，2 岁以下儿童不宜使用。

非索非那定。非索非那定可能引起中性粒细胞和血小板降低，6 岁以下儿童禁用。

安全的做法是，遵从医师或药师的建议，根据病情和儿童年龄、体重权衡用药，并在使用时注意其中枢神经系统不良反应，例如精神兴奋、失眠、肌颤等。

/// 中成药

有些父母在孩子生病时会选择中成药进行治疗，但是，中药并非绝对无毒副作用，一些中药也不适用于儿童。所以，父母在选择中成药时，除了要尽可能选择专供儿童使用的品种之外，还需要注意以下几类药物：

毒性中药。一部分中药自古就记载其有毒，例如细辛、附子、川乌、北豆根、雷公藤、川楝子、天南星、罂粟壳、苦楝皮、马钱子等，不宜自行选用或长期使用。

药性峻烈的中药。一些中药虽未明确记载有毒，但其药性峻烈，不适合小儿稚阴稚阳之体，例如麻黄、干姜、大黄、黄连、肉桂、人参、鹿茸等，这些药物需要在特定病情条件下，采用特定的用法、用量使用，也不宜自行长期使用。

已经证明有致机体损伤作用的中药。随着中药的现代应用，一些中药被证实存在不良反应风险，或具有能导致机体器官损伤的化学成分。例如能导致肾损伤的马兜铃和关木通，能导致肝损伤的何首乌，含有肝毒性成分（吡咯里西啶生物碱）的千里光、款冬花、紫菀等，这些中药也不宜用于儿童。如果确需使用，请遵循医师或药师的建议。

总之，无论中药还是西药，很多药物都不适用于儿童，有些药物甚至禁用于儿童。在选药用药前，父母应该知道这些信息，药品说明书是了解这些信息的可靠来源之一。同时，父母切勿自行用药，而应向医师或药师咨询。

小儿湿疹怎么办，中药外用有奇效

炎热而又潮湿的夏天，热疹和湿疹就来烦宝宝了。由于宝宝稚嫩的皮肤和尚未完全发育成熟的体表代谢系统，在夏天很多宝宝可能都会不同程度地出现湿疹或热疹。这时应该怎么办呢？下面来说一说，中药外用对小儿湿疹和热疹的良好作用。

先来看一下，湿疹的西医诊疗标准。根据 2011 年中华医学会《湿疹诊疗指南》的描述，局部治疗是湿疹治疗的主要手段，根据皮损分期可以选用炉甘石洗剂、糖皮质激素乳膏、3% 硼酸溶液、氧化锌糊剂等药物进行外涂或冷敷，而外用糖皮质激素制剂依然是治疗湿疹的主要西药。由此可知，西医学治疗湿疹的手段并不多，而糖皮质激素因其副作用也让宝妈宝爸们有些抵触。

但实际上，中医药也有一些治疗湿疹的手段和药物，其中尤其以外用中药制剂为最多。很多报道显示，通过用一些清热解毒、利水湿的中药煎水后外洗或湿敷，对于小儿湿疹有良好的效果。例如，有研究用黄连、苦参、煅石膏、紫草的方剂煎水外洗治疗 170 例婴儿湿疹，每天 2 次，连用 4 ~ 6 天后效果明显。也有研究用黄柏、苦参、金银花、野菊花、甘草、防风、地肤子等药物组成的方剂煎水外洗，也收获良好效果。总而言之，这种自拟复方外洗治疗小儿湿疹的案例报道非常多（看看文献报道吧，见表 2-3），绝大部分收效良好。

那么，中药外洗治疗小儿湿疹有哪些优势呢？

★ 从中医理论看，小儿湿疹一般属于湿热毒邪，而清热解毒、利水湿的中药很多，例如地肤子、苦参、黄柏、金银花等，治疗时选择很多。

★ 采用中药煎水外洗或湿敷的方法，可以让中药直接作用于湿疹局部，这样既能快速发挥药效，又能通过改变局部皮肤微环境，从根本上缓解和治疗湿疹。

★ 中药外洗治疗湿疹，可以在早期阻断湿疹的发展之势，遏制了后续感染、破溃糜烂的不良后果。

★ 中药外洗的给药方式，安全性较高，尤其对于婴儿、新生儿等稚嫩皮肤，尤为重要。这一点是与糖皮质激素相比，中药外洗用于小儿湿疹的明显优势。

表 2-3 中国知网中部分关于中药治疗小儿湿疹的文献

序号	作者	题名	来源
1	赵丽丽,屈双擎,瞿幸	中药外治湿疹研究进展	现代中医临床,2015(5):52-56
2	阮晓枫,陈思韵,胡泽涛	近十年中药外治婴儿湿疹研究进展	亚太传统医药,2015(5):53-54
3	郭樱,杨玉峰	中药外治湿疹研究进展	河北中医药学报,2014(3):54-56
4	张雪平	中药外洗治疗婴儿湿疹	内蒙古中医药,2014(17):23
5	甄庆育	中药外治法治疗湿疹的 Meta 分析及选方用药规律	广州中医药大学学位论文,2014
6	龚娟,戚东卫,刘毅	中药外洗治疗婴儿湿疹 32 例	中医外治杂志,2012(2):32
7	何英滔,杨志波,丁翔云,张伊敏,罗寅亮,谭雄	中药外治湿疹研究概况	湖南中医杂志,2012(2):135-136
8	杜丹	中药外洗治疗婴幼儿湿疹 80 例	四川中医,2012(2):93-94
9	娄方璐,刁庆春,刘毅,张印新	湿疹中药外治研究近况	四川中医,2010(11):47-49
10	杜全成,徐光富	中药外洗治疗婴幼儿湿疹 72 例	中医外治杂志,1996(2):23

当然，中药外洗用于小儿湿疹也需要辨证选药，最好避免使用毒烈性饮片。同时，不建议大家根据杂志上的秘方和验方抓药，最好前往正规医院就诊治疗。因为湿疹也有不同的发展阶段，需要用不同的治疗药物和给药方法。这些专业的知识还是让医生来告诉你，不要因为自己的大意和随意，耽误了治疗，让宝宝多受苦。

四种治疗小儿湿疹的中成药，不可不知

之前谈到了中药外用治疗小儿湿疹的优势，对于一般小儿湿疹或者婴幼儿湿疹，只要使用得当，都会收获良好的效果，安全性也比较高。这种治疗方式为宝爸宝妈在选药时提供了一种除了激素之外的选择，是很有意义的。但是很多治疗湿疹的中药煎煮起来会比较麻烦，下面就来介绍一些使用方便的中成药。

需要提醒大家，以下谈到的均为中成药外用方法，包括涂抹、湿敷、入水洗澡

等方式，禁止内服。同时，由于宝宝皮肤比较娇嫩，使用时需要稀释（具体方法随各药介绍），而且对于不同的药物和不同年龄段的宝宝，稀释要求是不一样的。

/// 藿香正气水

藿香正气水由藿香、茯苓、大腹皮、紫苏、白芷、陈皮、桔梗、白术、厚朴、半夏及甘草等组成，是清热解暑、治疗胃肠感冒的良药，而且它还有一个更好的作用，就是外用治疗婴幼儿湿疹和痱子等皮肤疾病。有报道显示，藿香正气水稀释后外涂于湿疹患处，一天2次，1～3天即可见效。稀释方法：不满6个月的宝宝，药液：温水=1：3，6～12个月的宝宝，药液：温水=1：2，1～6岁的宝宝，药液：温水=1：1。除此之外，藿香正气水外涂对小儿痱子也有奇效哦。

/// 皮肤康洗液

皮肤康洗液由金银花、马齿苋、蛇床子等组成，本身就是用于湿疹的外用中药，只是在给宝宝使用时，需要稀释。有报道称，使用皮肤康洗液的稀释液（皮肤康洗液：温水=1：50）湿敷加外涂治疗婴幼儿湿疹，1天2次，必要时交替使用尤卓尔软膏，效果良好。

/// 康复新液

康复新液是一种美洲大蠊虫的提取物，用于治疗胃溃疡、肺结核及各种烧烫伤。有报道显示，将康复新液（不稀释）置于医用纱布上直接敷于患处，每次10分钟，一天3次，同时口服培菲康制剂，疗程为14天，对于婴幼儿湿疹的效果良好。

/// 复方苦参洗剂

复方苦参洗剂由苦参、黄柏、蛇床子等组成，主要用于妇科疾病。有报道显示，外用复方苦参洗剂直接涂擦于湿疹患处，一天3次，对于婴幼儿湿疹的效果良好。我们建议在使用时，还是适当稀释一下。也有报道显示，复方苦参洗剂外用清洗加坐浴，一次15分钟，一日2次，对于小儿肛周湿疹的效果良好。

最后，再次提醒，这些中成药用于小儿湿疹的治疗，只能通过外用的方式，禁止内服，使用前要根据不同的药物和宝宝的年龄进行稀释。另外，如果小儿湿疹出现破溃或者已经合并细菌感染，还是要前往医院就诊。

糖尿病，哪些中药应谨慎选用

对于糖尿病患者而言，血糖管理应该是最重要的事了，所以，日常生活中，饮食指导和用药指导是必不可少的，很多资料和书籍都会告诉糖尿病患者哪些食物不宜多吃、哪些西药不能一起吃等等。可是，对于中药能不能吃、该不该吃的问题，似乎还没有明确的说法。实际上，中药作为中医药体系的一部分，传统理论较少关注其对于血糖的影响。那么，面对临床日益复杂的诊疗实际，糖尿病患者究竟该怎样选用中药呢？

糖尿病患者选用中药，可能存在以下两种不同的情况：

（1）选用中药直接治疗糖尿病或缓解糖尿病引起的并发症。

（2）选用中药治疗感冒、消化不良、便秘等与糖尿病基本无关的其他疾病。

对于第一种情形，服药方式一般是中药汤剂，兼用中成药。由于中药汤剂一般由中医师开具，基本不存在西医开中药汤剂或者自我药疗的情况，所以，基本都能在辨证论治理论指导下选药组方，也基本不考虑哪个中药可能会影响患者的血糖管理。简单地说，只要是符合中医药辨证论治理论所选的中药，就可以给患者服用，基本不考虑其对血糖的影响。

对于第二种情形，服药方式一般是中成药，也会选用中药汤剂。而中成药既可以由中医师开具，也可以由西医师开具，其中部分非处方药（OTC）更是可以直接在药店购买。此时，就会出现不辨证用药的情况，也就必须考虑中药对患者血糖的影响。根据目前掌握的资料，需要考虑的因素至少包括以下两类：

剂型因素。 很多中成药在制剂过程中使用了糖类，例如蜜丸、一部分颗粒剂和片剂等。根据《中药药剂学》的统计，水溶性颗粒剂目前最常用的辅料就是糖粉（蔗糖结晶后的细粉）和糊精，片剂的辅料和包衣也可能涉及糖粉或糖浆，而蜜丸更是含有药粉量 $1 \sim 1.5$ 倍的蜂蜜（还原糖不少于64%），而这些糖类对于糖尿病患者来说都是额外的负担，需要通过饮食或药物的调整来平衡和消化这种负担。所以，糖尿病患者选用中成药时应注意这些因素。现在也有很多无糖型的中成药可供选择，例如感冒时可以选用无糖的感冒清热颗粒。

药物因素。临床经验发现，一些中药能够引起血糖的意外波动，例如人参、甘草、鹿茸等，但并不是在所有使用这些中药的人群身上都发生，只有一部分患者会出现意外的血糖升高。现代研究发现，这些中药具有类似糖皮质激素的药理作用，可使血糖升高，减弱降血糖药物的功效。至于为什么有些患者服用后血糖升高而有些患者不升高，就可能与药材性效质量和机体状态有关了。所以，稳妥起见，糖尿病患者服用含有人参、甘草、鹿茸的中成药时，应密切监测血糖变化。笔者曾参与一例血糖不明原因升高的临床会诊，最后在停用含有甘草的中药成方制剂后，血糖才得以稳定。

综上，糖尿病患者在选用中药时，应尽量前往中医科辨证论治后选用汤药治疗。如果要选用中成药，应注意其中一些特殊的中药成分和制剂辅料，尽可能选用无糖的专供药品。如果选用了含糖或不知是否含糖的中成药，或者是含有人参、甘草、鹿茸等具有糖皮质激素样作用中药的中成药，应密切监测血糖并做出饮食或西药降糖药的调整，血糖异常时，应及时停服中成药或换药。

除了降糖药，这些药物也可能引起血糖意外变化

对于糖尿病患者来说，控制好血糖是最重要的事情，因为血糖控制不好的话，会引起血管、肾脏、眼睛等多处并发症，给正常生活带来极大不便。所以，对于糖尿病患者来说，一定要清楚，哪些药能够影响血糖，或者简单地说，哪些药会造成意外的血糖升高或降低？

需要说明的是，以下所讨论的药物，不包括治疗糖尿病的降糖药。原因很简单，这些药物一定会引起血糖变化，因为它们本来就是用于降糖的。而患者使用这些药物时，也很清楚这些药物的降糖作用。那么，除了这些降糖药，还有哪些药物能引起血糖变化呢？

硝苯地平。硝苯地平是常用的治疗高血压的一线药物，但可能会诱导出现高血糖。同类药物尼莫地平也有相似作用。

左氧氟沙星。左氧氟沙星是喹诺酮类抗菌药，主要用于肺炎、支气管炎、尿道

炎等细菌感染，该药物能够升高血糖。同类药物加替沙星、司帕沙星也有相似作用。

氢氯噻嗪。氢氯噻嗪是利尿剂，主要用于水肿和高血压的治疗，在很多复方降压制剂中都有。由于该药能够抑制胰岛素释放，因此具有升高血糖的副作用。

多索茶碱。多索茶碱是治疗支气管哮喘的平喘药，可引起血糖升高。

阿托伐他汀。阿托伐他汀是常用的降血脂药，但是上市后监测发现，他汀类药物可能有升高血糖的副作用，其他他汀也具有类似作用。

苯妥英钠。苯妥英钠是治疗癫痫发作和三叉神经痛的常用药，却由于能够抑制胰岛素分泌而升高血糖。

吗啉胍。吗啉胍曾经是很常用的抗病毒药，常用于感冒等病毒性疾病，它的主要不良反应是低血糖。

吡罗昔康。吡罗昔康是治疗关节疼痛和肿胀的药物，却具有能够降低血糖的副作用。

地塞米松。地塞米松是一种糖皮质激素药物，长期使用会造成糖耐量异常。

需要注意的是，对于这些非降糖药来说，影响血糖的机制各不相同，有些是因为抑制胰岛素分泌，有些则暂不清楚。同时，药物影响血糖的方式并不固定，在一位患者身上表现为升高血糖，而在另一位患者身上可能表现出降低血糖的作用。另外，这些药物具有影响血糖的副作用，并不代表每一位服用该药的患者都会出现血糖急剧波动和恶化的情况，而是说，糖尿病患者在服用这些药物时，或者联合使用两种以上这些可能影响血糖波动的药物时，或者在使用了这些药物后发生血糖异常波动时，能够想到这些药物对于血糖的副作用，及时做出正确的治疗方案调整。

除了胃肠感冒，藿香正气水还能治什么

藿香正气水组方由藿香、苍术、陈皮、姜厚朴、白芷、茯苓、大腹皮、半夏、甘草等组成，是临床上常用的治疗胃肠感冒的中成药，用于治疗夏季腹痛腹泻和胃肠型感冒，疗效良好。其说明书上的功能主治为"解表化湿，理气和中。用于外感风寒、内伤湿滞或夏伤暑湿所致的感冒，症见头痛昏重、胸膈痞闷、脘腹胀痛、呕

吐泄泻；胃肠型感冒见上述证候者"。实际上，除了这些功效之外，藿香正气水还有很多其他用途，一起看看吧。

治疗足癣（脚气）

足癣是一类由致病性真菌引起的脚部皮肤病，俗称"脚气"，可出现边界清晰的小水疱，常有溃烂和瘙痒。足癣通常反复发作，十分恼人，鞋袜和季节对其发生、发展有一定影响。据报道，藿香正气制剂对于足癣具有良好的治疗作用。一个包含118例患者的临床研究显示，足癣局部直接涂擦藿香正气水（无破损的情况），或先用生理盐水冲洗后再涂擦藿香正气水（有破损的情况），一天2次，对足癣有良好治疗作用，平均疗程为7～14天。另外，直接口服藿香正气软胶囊，也对足癣有治疗作用，甚至可至痊愈。

治疗湿疹

湿疹是由内外多种因素造成的炎症性皮肤病，主要表现为皮损和瘙痒，反复发作。解表化湿的藿香正气水外用对于湿疹具有良好效果。据报道，一般用法为每日用温水清洁后，将藿香正气水直接搽于湿疹表面即可。如果用于婴幼儿，应在涂擦前加温开水稀释（不满6个月幼儿的药液与水的比例为1：3，6～12个月幼儿的药液与水的比例为1：2，1岁以上幼儿为1：1）。一般疗程为7天，可明显改善局部瘙痒和皮损。

治疗痱子

痱子是夏季常患的皮肤病，是由于皮肤被汗液持续浸渍而引起汗管口阻塞，汗液无法顺利外排所致。中医学认为痱子与湿邪密切相关。藿香正气水解表化湿，能够用于治疗痱子。一般用法为直接涂擦，疗程为5天。如果是幼儿的痱子，则需按比例用温开水稀释后用药（不满3个月幼儿的药液与水的比例为1：3，4～12个月幼儿的比例为1：2，1岁以上幼儿的比例为1：1）。临床报道显示，此种治法的有效率在90%以上。

治疗过敏性鼻炎

过敏性鼻炎属于变态反应性疾病，主要表现为鼻塞、流鼻涕、打喷嚏等，常与疲劳、寒冷和季节因素有关，严重影响患者的正常工作和生活。多个临床报道显示，藿香正气水对过敏性鼻炎有良好的治疗效果，一般用法、用量为口服，一次1支，一天2～3次。实际上，不仅是过敏性鼻炎，多种过敏性疾病，例如荨麻疹、支气管哮喘等也能从服用藿香正气水中获益。

治疗痔疮

痔疮是一类异常的静脉丛曲张和团块，中医学认为该病有气血运行不畅、血热相搏的因素。临床应用发现，藿香正气水外用对内外痔和混合痔均有较满意的疗效。一般用法、用量：取藿香正气水20mL，加温开水450mL与药液均匀混合，采用先熏蒸后清洗的方式，每日一次，连续7天可见效。同时，这种方法对肛门潮湿和瘙痒也有良好效果。

需要注意的是，藿香正气水虽然为中成药，外用也相对安全，但仍然需要遵循中医辨证论治的理论，如果上述病证中完全不存在气滞和湿滞（少数情况），疗效可能也会打折扣。同时，藿香正气水制剂中含有乙醇，在服用时应避免使用头孢类抗生素，以免发生双硫仑样不良反应。另外，藿香正气水在临床上引起不良反应的案例也不少，在使用时应特别注意用法、用量。

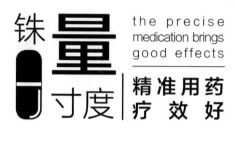

铢量寸度

the precise medication brings good effects

精准用药
疗效好

1天3次的药究竟该怎么吃

"1天3次"是一个很常见的药物用法，无论中药还是西药，很多口服药物都是这样来服用的。那么，"1天3次"就是随着3餐的时间服用3次吗？

也许你会认为，1天吃饭吃3次，那吃药也是这么吃喽。呃，这样吃药确实方便，也不容易忘。但是，如果从药物起效的药学专业角度看，可能还存在一些问题。为什么这么说呢？因为从开始吃药到药物达到稳定效果有一个过程，第1次吃药时，药物发挥了药效，但是这种药效很快就会退去，因为人体会将药物代谢清除掉。所以，你需要吃第2次药来巩固疗效。这时，问题来了，第2次药什么时间吃呢？你可以想想，这个时间间隔很重要，因为不能太晚，晚了第1次的疗效就会中断；也不能太早，太早相当于增加了上一次的药量。正因为如此，这个时间要保证在第1次药物还在起效但药效快结束的时候，补上第2次的药量。所以，这个时间间隔很重要。按照理想的时间间隔给药，体内的药会很快达到稳定的效果，发挥稳定的疗效。

那么，这个时间间隔是怎么确定的呢？药物在研发过程中，就会确定药物的给药间隔，并最终写在药物说明书上，也就是"1天3次""1天2次"等等。但是，正如前面所说，要想让药物尽快达到稳定的效果，最好按照理想的时间间隔给药，那么，"1天3次"的时间间隔是多少呢？对了，是8小时。也就是说，在一天24小时中，每8小时吃药一次，才是理想的"1天3次"。可是我们想想，如果药物随餐服用的话，1日3餐是每8小时一次吗？显然不是，我们在早上8点吃早餐，中午12点吃午餐，晚上7点吃晚餐，这样一来，早中餐之间隔了4小时，中晚餐之间隔了7小时，而晚餐到第二天早餐之间隔了13个小时！所以，这样服药的话，给药间隔是凌乱的。

那么，这种服药方式会带来什么问题呢？我们用简单的图形表示一下（图3-1 ~ 3-3）。

图3-1中，灰色线显示了按照理想给药间隔（每8小时1次）吃药后体内药物含量（药效）的变化，可以看到是渐进式上升的，最终达到稳定。

在图 3-2 中，黑色线显示随三餐时间服药后体内药物含量（药效）的变化，可以看到，由于服药间隔变得不均匀，所以最终的药物含量的高低起伏变化差异比较大。

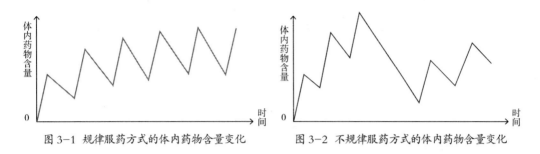

图 3-1 规律服药方式的体内药物含量变化　　图 3-2 不规律服药方式的体内药物含量变化

在图 3-3 中，当我们把这两者放在一起的时候就会发现，如果框内的区域代表最佳治疗范围时，灰色给药线获得的疗效一定要好于黑色给药线。这就是关注给药间隔的原因。

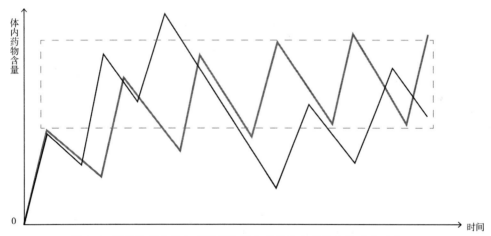

图 3-3 规律服药方式与不规律服药方式的体内药物含量变化对比

说了这么多，那"1 天 3 次"吃药应该怎么吃呢？理想状态下，如果按照每 8 小时 1 次，又不对工作生活造成太大影响的话，早上 6 点 1 次、中午 14 点 1 次、晚上 22 点 1 次就行了，或者基本上按照这个时间段来调整。当然，如果服药间隔不规律的话，并不意味着没有药效，只是达不到理想药效罢了。

需要特别注意的是，不同药物有不同的服药要求，对于每天服药 1 次的药物（例如阿司匹林肠溶片、硝苯地平控释片），必须饭后吃的药物（例如碳酸钙片、铝酸铋胶囊等），必须与餐同服或服药后必须进餐的药物（例如阿卡波糖、格列美脲等），必须空腹或远离进餐时间服用的药物（例如阿仑膦酸钠片、伏立康唑胶囊等），就不能机械地按照 6 点、14 点和 22 点的时间，而要结合药物和用餐的情况，设定相应的用药时间。一定要准确了解自己服用药物的特殊服用方法，然后再安排更好的用药时间。

 ## 漏服药物后应该怎么办

很多老年人都有漏服药物的经历，这也难免，服用药物太多，服用方式又各不相同，生活一忙碌起来，谁也不能保证不会忘记服药。从目前的调查显示，高达70% 的老年居家患者曾经有过漏服药物的经历。漏服药物的原因主要包括记忆力差、生活忙碌和不重视服药。那么，漏服药物以后应该怎么办呢？

你需要知道的是，漏服药物后的补服有 4 条基本原则，分别如下：

★ 漏服发生在两次用药间隔时间的 1/2 以内者，应立即按量补服，下次服药仍可按原间隔时间。

★ 如漏服时间已超过用药间隔时间的 1/2，则不必补服，下次务必按原间隔时间用药。

★ 亦可在发现漏服后立即补服，下次服药时间依此次服药时间顺延。

★ 切不可在下次服药时加倍剂量或加大剂量服用，以免引起药物中毒。

总原则就是，尽可能保证血药浓度以最小的差异尽快恢复到稳态水平。

漏服药物以后是否补服、什么时间补服、补服多少，是根据药物种类、漏服时间和患者病情而定的。所以，有些要补服，有些不用补服，视具体情况而定。

举一个典型的例子，口服降糖药。因为口服降糖药的种类很多，有磺脲类、双胍类、葡萄糖苷酶抑制剂类、格列酮类等，不同药物的起效方式和起效机制不同，漏服以后的处理方式也不同。分别如下所述。

磺脲类药物，还应区别对待短效和长效。对于格列吡嗪片、格列喹酮片等短效药物，需要在餐前 30 分钟服用，通过增加胰岛素的分泌来降血糖，所以如果服药后不进餐就会增加发生低血糖的风险。漏服这些药物一定不要轻易补服。如果还没吃饭，那就补服完药物后半小时再吃；如果已经吃饭了，那就别着急补服，而是通过增加运动量来增加血糖消耗；当然下一次餐前也不要加倍补服，正常量即可。对于格列美脲、格列吡嗪控释片等长效制剂，如果早餐后才想起未服药，可以午餐时补服原剂量药品；如果午餐后才想起未服药，可以在晚餐时减量服用。

双胍类药物，例如二甲双胍，由于此类药物不增加胰岛素的分泌，低血糖风险较小，所以，应根据一般原则补服。如果临近未服药时间就立刻补服，如果临近下一次服药时间，则不需补服，正常服用下一次药物即可。当然，也有学者认为，如果二甲双胍服用量本身就比较小，可以通过增加运动量等方式来增加血糖消耗。

葡萄糖苷酶抑制剂类药物，例如阿卡波糖、伏格列波糖。由于此类药物的作用机制是延缓饮食中的葡萄糖在肠道中的吸收，所以单独补服药物而不吃饭是没有药效的。此类药物如果在饭吃到一半时发现漏服，可以立即补服；如果在餐后才想起漏服，就不用补服了。下次就餐时正常吃药就可以了。

格列酮类药物，例如罗格列酮、吡格列酮等。由于此类药物属于胰岛素增敏剂，起效时间长，单独使用也不宜发生低血糖风险，所以应根据一般原则补服。如果临近未服药时间就立刻补服，如果临近下一次服药时间，则不需补服，正常服用下一次药物即可。

再举一个常见的降压药的例子。降压药的种类也非常多，有长效的，有短效的。对于漏服了1天服用多次的短效降压药来说，基本上按照一般原则，根据漏服时间和血压情况决定是否补服。当然，补服以后最好能适当顺延下次服药的时间。对于漏服了1天服用1次的长效降压药来说，情况就比较复杂。对于硝苯地平缓控释制剂或依那普利，还是应该根据一般原则来判断是否需要补服，而对于半衰期比较长的氨氯地平片，有研究显示该药规律服药8周后漏服1次对降压效果基本没有影响，所以不必补服。

综上，药物漏服后是否补服、如何补服，其实是一个大学问，不同药物、不同漏服时间、不同患者病情都有不同的应对方法，不可不知。

哪些药物需要与餐同服

药品的服用方法很多，最常见的是饭前服用和饭后服用。其实，还有一类服药方法虽然不常见，但是非常重要，那就是，与餐同服。可以这样说，任何要求与餐同服的药品都是有原因的，要么是为了疗效，要么是为了副作用，所以一定要了解。下面我们就分类说一说，那些常见的需要与餐同服的药物。

阿卡波糖。阿卡波糖属于 α–糖苷酶抑制剂，能够在肠道中抑制 α–糖苷酶（参与双糖、寡糖和多糖的降解）的活性，延缓葡萄糖被人体吸收，从而延缓餐后血糖的升高。该药必须与食物在一起才能发挥应有的药效，也就是必须与餐同服，否则药效会大打折扣。药品说明书提示应在"用餐前即刻整片吞服或与前几口食物一起咀嚼服用"。

格列美脲。格列美脲属于磺脲类胰岛素促泌剂，能够通过增加胰岛素分泌而实现降血糖的作用，由于服药后会增加体内胰岛素含量，为了避免发生低血糖，必须进餐。药品说明书提示"一天一次服用即可建议早餐前立即服用，若不吃早餐，则于第一次正餐前立即服用"。实际上，无论是格列喹酮、格列吡嗪等胰岛素促泌剂，还是瑞格列奈、那格列奈等胰岛素增敏剂，都必须在服药后进餐，否则会发生低血糖。只不过，与格列美脲在服药后立即进餐不同，这些药物服用后需稍等一下再用餐，格列吡嗪和格列喹酮一般是服药后 30 分钟进餐，瑞格列奈一般是服药后 15 分钟进餐，那格列奈一般在服药后 1～30 分钟内进餐。

伊曲康唑。伊曲康唑是一个广谱抗真菌药，常用于妇科、皮肤科和口腔科的真菌感染。由于药物吸收的原因，药品说明书提示该药"应餐后立即口服"，以达到最佳的药物吸收效果。

硫酸氨基葡萄糖。硫酸氨基葡萄糖是人体软骨基质的正常构成成分，可用于骨关节炎等退行性疾病的治疗。为了减轻服药后的胃肠道的不适反应，建议与餐同服。说明书提示该药在"早晨及进餐时"服用。

卡维地洛。卡维地洛是治疗原发性高血压和心功能不全的药物，由于服用该药容易引起体位性低血压，而食物可以延缓本品的吸收，所以，药品说明书提示"本品须和食物一起服用，以减慢吸收，降低体位性低血压的发生"。

奥利司他。奥利司他是一种减肥药，其作用机制是通过抑制胃肠道脂肪酶，降低食物中的甘油三酯被降解为可吸收的游离脂肪酸，从而实现减少脂质摄入的目的。这种治疗特点与降低葡萄糖吸收的阿卡波糖有些类似。所以，该药必须与食物一起服用才能发挥药效。药品说明书提示"餐时或餐后1小时内口服1粒。如果有一餐未进或食物中不含脂肪，则可省略一次服药"。

溴隐亭。溴隐亭是下丘脑和垂体中多巴胺受体的激动剂，能够用于治疗多种内分泌系统疾病，包括泌乳素依赖性月经周期紊乱和不育症、多囊卵巢综合征、高泌乳素瘤、肢端肥大症、良性乳腺疾病等，为了减少服药后的不良反应（主要是恶心、呕吐等消化道反应），药品说明书提示该药"应在就餐时口服"。

为什么有些药物要空腹吃

众所周知，不同的药物有不同的服用要求，有些药物应该饭后吃，有些药物应该饭前吃，而有些药物应该空腹吃。那么，为什么有些药物需要空腹吃？不空腹吃药对这些药物的药效有什么影响？

空腹吃就是指在没有吃饭的情况下吃药，保证吃到胃里的只有药。实际上，虽然都属于空腹吃的药物，但是原因并不一样。总体而言，主要有以下几种情况。

某些特殊剂型的药物，例如肠溶片、肠溶胶囊等

一般的口服药物剂型会在胃部停留时释放药物，但是按照药学设计，肠溶片和肠溶胶囊不应该在胃部释放药物，而应该在肠道释放药物。所以，肠溶片和肠溶胶囊能够抵御胃部酸性环境的攻击，而在肠道偏碱性的环境中释放药物，所以胃部的酸性环境至关重要。如果此类药物与食物同时服用，食物会改变胃部的酸性环境从而造成这种肠溶片和肠溶胶囊误把"胃"当成"肠道"而提前释放药物，增加不良反应的风险。著名的阿司匹林肠溶片，就应该空腹时服用。

以保护胃黏膜为主要作用的药物

这种药物一般直接作用于受损胃黏膜并附着，提供保护，所以一般采取空腹服用的方式，便于药物充分接触胃黏膜。如果此药品在饭后服用，食物的存在会干扰这种药物附着在受损胃黏膜附近，实际上也就降低了药效，所以，此类药物应该空腹吃。例如，硫糖铝混悬液、咀嚼片等药物均应空腹服用。

某些易与食物发生相互作用的药物

这种药物空腹服用的原因在于它容易与食物发生相互作用，如果此类药物饭后吃的话，由于相互作用的存在，药物的有效性和安全性会受到影响。例如，治疗骨质疏松的阿仑膦酸钠，与食物和其他药物可能存在较多的不良反应，此药应该于早晨在用餐和服用其他药物前至少半小时，用白开水送服。

看了以上解释说明，相信你一定认识到空腹吃药对于某些药物的重要性。所以，吃药前请仔细阅读药品说明书和医生医嘱，遇到需要空腹吃的药物，请在饭前至少半小时服用，或者在晚上睡前服用。在这样两个时间点服药，一般都能保证空腹的要求。

 药品"空腹吃"和"饭前吃"是一回事吗

上一篇讲了药品空腹吃的原因，那些肠溶剂型、治疗胃黏膜损伤的药物或者容易与食物发生相互作用的药物，一般在空腹时吃。那么，"空腹吃"与"饭前吃"是一个意思吗？

实际上，要回答"空腹吃与饭前吃是不是一回事"这个问题，要搞明白以下两点：第一，从理论上看，吃完这顿饭到吃下顿饭之前，都可以算作"饭前"，虽然不是这顿饭的饭前，但是下顿饭的饭前。所以，吃完早饭到吃中午饭之间、吃完中午饭到吃晚饭之间、吃完晚饭到吃下一顿早饭之间，都是"饭前"。第二，饭前吃并不是意味着饭前 5 分钟吃，而是至少离吃饭有 30 ~ 40 分钟的时间。因为如果离吃饭时间太近，实际上药物和食物在胃肠道中还是混合的，和一起吃基本是一个效果。

所以，"饭前吃"的要求也就蕴含着空腹吃的含义。

同时，在"空腹吃"的要求中，除了可以在饭前吃之外，还有一个容易被忽略的时间点，那就是睡前。由于睡前这个时间点离晚饭和第二天早饭都比较远，所以它很容易实现空腹的要求。空腹吃除了一般意义上的饭前吃以外，还应包括晚上睡前吃这样的时间点。

例如，知名度很高的阿司匹林肠溶片，有些专家说早饭前吃比较好，有些专家说晚上睡前吃比较好，实际上，无论是早饭前还是临睡前，都满足空腹的要求，也就实现了空腹服药。这种空腹服药能够大幅降低不良反应风险，提高患者长期用药的依从性。

当面对同一种药品，有人说饭前吃、有人说睡前吃的时候，其实那都是空腹吃的含义。当然了，如果你没有一般意义上的一日三餐的饮食习惯，睡前还要来顿加餐的话，就另当别论。

 ## 阿司匹林究竟是早上吃还是晚上吃，饭前吃还是饭后吃

阿司匹林是最常见的解热镇痛抗炎药，同时也因其良好的抗血小板作用，成为心脑血管意外的预防用药。现在很多老年人，只要是具备一些心脑血管意外的风险因素（例如高龄、高血压、糖尿病、动脉粥样硬化疾病等），就要长期服用小剂量阿司匹林进行预防。那么，这种天天都要吃的小药片，究竟在什么时间吃合适呢？是饭前吃还是饭后吃呢？

对于阿司匹林普通片剂，一般认为是饭后吃比较好，这样有利于保护胃黏膜少受药物的刺激。但是，对于阿司匹林肠溶制剂，不同的学者意见不统一。主要包括以下4个时间点：

1 饭前吃（饭前约30分钟）：原因很简单，有些阿司匹林肠溶制剂的说明书标明"应饭前用适量水送服"。饭前服用阿司匹林肠溶制剂，一般25分钟可以到达小肠发挥作用；而如果在饭后服用，则会与饭混合后在胃部停留较长时间，同时胃部进食后胃液pH值发生变化，可能造成药物溶出而出现刺激胃黏膜的风险。同时，

有临床试验表明，与早饭后服药相比，早饭前 30 分钟服药可以减少出现胃部不适的概率，两者分别为 2/50 和 15/50。

2 睡前吃（晚饭后 3 小时，空腹）：有学者认为，阿司匹林肠溶制剂从口服到进入肠道溶出吸收需要 2～3 小时，而只有睡前吃满足距离晚餐和下一顿早餐都有至少 3 小时空腹的条件，保证阿司匹林肠溶制剂不会在胃酸环境下溶出。而心脑血管意外高发的时间段为清晨，睡前吃药能够保证最大血药浓度覆盖清晨。

3 饭后吃：有学者认为，即使是阿司匹林肠溶制剂，也可以饭后吃。原因是肠溶制剂所采用的肠溶衣，即使在饭后的胃液环境中（pH 值从 1.0 上升到 3.0～5.0），阿司匹林肠溶制剂也不会提前释放，因为这些肠溶衣在 pH 值 6.8 的环境中才能释放。同时，餐前服用的胃排空速度也不一定比餐后快，还有很多其他复杂因素也要注意。

4 晚饭后 30 分钟吃：也有学者认为，肠溶制剂并非在胃液环境下完全不溶出，只是溶出度很低罢了。但是对于长期小剂量服药的患者来说，即使这一点也足以造成对胃黏膜的刺激，而饭后吃能改善这种刺激，所以应该饭后 30 分钟左右吃。另外，也是因为需要覆盖清晨血压升高的时间段，以此来更好地发挥预防心脑血管意外的作用。

这就是阿司匹林肠溶片的 4 个吃药时间点，绝大部分患者都会在其中某个点吃药。那么，这 4 个时间点究竟哪个更好呢？这其中包含两个最重要的因素。搞清楚了这两个因素，也就知道在什么时间服药比较好了。第一，肠溶片在饭后服用，会不会增加对胃黏膜的刺激？一方面，从胃液 pH 值变化和肠溶片的设计原理角度看，饭后服用时的胃液环境变化，应该会增加阿司匹林肠溶片在胃部的溶出，也即增加对胃黏膜的刺激。另一方面，饭后服用，药物与食物的混合也会减少药物对胃黏膜的直接刺激，因为这种溶出是少量的，所以这种刺激性的增加应该不会太多。第二，肠溶片服用后进入肠道吸收的时间究竟有多长？根据相关的药代动力学研究，与普通片相比，肠溶片的吸收会延迟 3～6 小时，服用后 2～3 小时才会明显被吸收入血起效，并持续约 10 个小时。如果为了覆盖晨起的心血管事件高发时间段，晚上服药确实是比较合理的。

最为重要的是，无论何时服用，其导致出血的不良反应可能性不会降低，因为除了直接对胃黏膜刺激之外，其间接的抗血小板作用可能更为重要。因此，年龄较大（＞70 岁）、有消化道溃疡等疾病史、有出血倾向的患者慎用阿司匹林，而联合使用奥美拉唑等抑酸剂、铝碳酸镁等胃黏膜保护剂则有利于减少阿司匹林造成的消化道出血等不良反应。

 吃中成药究竟能不能超量

对于西药来说，吃药前都要看说明书，按照说明书或者医嘱上标明的用法、用量使用，一般不会存在超量的情况。对于中成药，虽然说明书也明确标注了吃药时的用法、用量，但是临床操作中，总会有一些超量使用的情况，甚至有时医生都会让你多吃一些。那么，这种情况究竟是否合理呢？

我们先来看一下中成药与西药的区别。西药一般是单一药效成分，也有几种药效成分组合形成的复方制剂（例如感冒药酚麻美敏）。但是无论哪一种，药效成分的含量是准确标示的，药品生产企业会保证药效成分的含量误差在一个极低的区间内。所以，西药进入人体后的药效成分含量是已知和可控的。与此不同，中成药虽然也有组方配伍时的用量配比，但是这种剂量的控制仅仅停留在单味中药饮片层面，对于其中药效成分的含量并不完全清楚，只能选择个别已知成分进行质量管理。更为恼人的是，用于制作这一批次药品的饮片，与制作下一批次药品的饮片可能都存在质量差异，直接影响了药物的质量稳定性。所以，从某种程度上看，中成药进入体内的药效成分含量是未知和不可控的。也就是说，可能会出现这次吃药有效而下次没效的情况。

在这种现实情况下，一些临床经验丰富的医生可能会在开具某些中成药时加大剂量以图有效，这种超量用药是合理的。但是，患者在使用 OTC 药品时，可能会出现因为自己的中药知识而自行增加剂量的情况。那么，这样自己加量服用可以吗？

其实，要说清楚这个问题，还得回到我们谈过的一个问题，即中药究竟安全不安全。根据我们的分析，中药有很多，有些安全，有些不安全，大部分介于二者之间。所以，中成药也一样，有些安全，有些不安全，大部分介于二者之间。对于安全的中成药，适当的加倍服用是可以的；对于不安全的中成药，最好不要加倍服用；对于介于二者之间的中成药，需要视患者病证情况来决定是否可以加量服用。

那么，究竟哪些中成药属于安全的，哪些属于不安全的，哪些介于二者之间呢？虽然目前还没有公认、成熟的评价方法，但有以下几个原则可以参考：

★ 含有毒性饮片或毒性药效成分的中成药，基本属于不安全范畴，不建议超量服用。在服用中成药之前，应该看一看药物组成，看看是否有朱砂、雄黄、水蛭、蟾酥、马钱子、川乌等，如果有，最好不要超量服用。

★ 具有强烈功效作用的中成药，不建议超量服用。例如清热泻火类通便药，超量服用可能会造成过度腹泻。又如温补性补益药，超量服用可能会造成咽干、头痛等不适。

★ 联合用药时，不建议超量服用。联合用药时，多数存在重复用药的情况，超量服用则增加安全风险。

★ 儿童、老年人或者患有肝肾疾病的患者用药时，不建议超量服用。这些患者人群的肝肾功能不发达，超量服用则增加安全风险。

综上，中成药是否超量服用，最好听听医生和药师的意见，他们会综合药品质量、安全程度和临床经验等多种信息，提供一个合理可行的建议。如果想自己做主，就看看以上 4 点不建议超量服用的情况，如果属于其中任意一种，建议还是不要超量为好。

 ## 中药膏药究竟一次贴几张

在使用中药外用膏药和贴膏时，很多患者有这样的疑问：这种膏药究竟一次贴几张？又或者说，说明书上写了一次 1 张，但是我的两个膝盖都不舒服，可不可以贴 2 张？实际上，中药外用膏药或多或少都会含有一些毒烈性成分，加上制作工艺和使用疗程的特殊性，使得此类外用中成药容易因不合理使用而出现副作用。所以，中药膏药一次贴几张的问题，实际上还是药品安全性的管控问题。根据不同的膏剂类型和目前经验，我们在使用中药膏药时，至少需要注意以下几方面。

/// 传统黑膏药

黑膏药是传统中医外科经常使用的一种硬膏药，由于在制作过程中使用了一定量的铅丹（主要成分为四氧化三铅），所以在临床使用过程中存在铅摄入和铅蓄积的问题。由于铅摄入和膏药与皮肤的接触面积、使用时长和疗程均密切相关，所以在使用时要格外谨慎。根据学者的研究，对于一般的黑膏药，每次用药面积在 30cm^2 以内，疗程不超过 6 个月的临床使用是相对安全的。目前临床比较常用的黑膏药有千山活血膏、三黄膏、养血调经膏等。

在使用中药膏药之前，一定要先确定自己使用的是不是含铅的黑膏药（硬膏药，膏层较厚，使用前需要预热），如果是含铅的黑膏药，就必须注意贴膏面积与疗程时长，遵循医嘱用药，切勿自行用药。

/// 现代贴膏剂

实际上，与传统黑膏药相比，现代更常用的是新型的比较柔软的橡胶贴膏剂。对于此类贴膏剂，需要注意的问题不是铅摄入，而是药材毒性和材料过敏。从目前报道的文献看，很多贴膏剂都存在引发不良反应的案例，且大多数副作用与过量贴敷、超长时间贴敷有关，也有一部分案例与过敏体质有关。所以，准确理解这些现代贴膏剂的使用方法很重要。例如，从说明书角度看，以下是贴膏剂的使用方法：

通络祛痛膏：7cm×10cm，每次 1 ～ 2 贴，一日 1 次，每次贴敷不宜超过 12 小时，一个疗程为 15 ～ 21 天。

麝香壮骨膏：8cm×15cm，外用，不宜长期大面积使用。

关节止痛膏：11cm×15cm，每次 1 ～ 2 片，持续 12 小时，一日 1 次。

骨通贴膏：11cm×14cm，外用，7 天为一个疗程，每次贴用时间不超过 12 小时。

狗皮膏（改进型）：8cm×4.5cm，外用，不宜长期或大面积使用。

活血止痛膏：7cm×10cm，外用，不宜长期或大面积使用。

消痛贴膏：每贴药芯袋装 1.2g，外用，每贴敷 24 小时。

据此可知，在使用这些橡胶贴膏剂时，应严格按照说明书的要求使用。一般来看，无论说明书是否提示，单次用量超过 2 贴的用法、单次贴敷超过 12 小时的用法、一日贴敷 2 次及以上的用法，均会造成较高的副作用风险。疗程方面，根据现有不良反应报道和所治疾病的推荐疗程，建议在首次使用 6 小时、7 天、1 个月、3 个月时进行有效性和安全性的观察。

中药汤剂饭前吃还是饭后吃

很多患者可能都会有这样的疑问，煎好的中药究竟是饭前吃还是饭后吃呢？产生这种疑问的原因，首先是中药不像西药，不会明确告诉你饭前吃还是饭后吃。其次，不同的医生和科普书籍对于中药饭前吃还是饭后吃所持的观点不一样，老百姓在选择时，不知道该相信谁。最后，吃过中药的患者，有些说饭前吃好，效果不错，有些说饭前吃不好，胃不舒服。这几个因素交织在一起，导致中药饭前吃还是饭后吃，变成一个难题。

从这种现状可隐约看出，中药饭前吃和饭后吃似乎都有一定的道理，都有各自的特点。那么，搞清楚其中的道理，就能够为患者做出符合自身情况的决定提供帮助。我们旨在搞清楚，为什么有些人说饭前吃好，而有些人说饭后吃好。

认为中药应该饭前吃的观点，一般情况下，其理论来源于传统认识。根据中医学理论，传统医家讲究根据病证特点来决定服用时间，例如，补益药、泻下药、治疗肝肾及腰部以下疾病的药物，宜饭前服用；也有医家认为饭前服药，可以增强药力。从这种观点看，应该不是所有的中药都需要饭前服用，药势向下的药物（泻下药），或者治疗靶位在人体中下部位的药物（补益肝肾，治疗腰部以下部分疾病），饭前服用可以减少食物的影响，最大限度地发挥向下的药势。

认为中药应该饭后服的观点，一般情况下，其理论除了来源于传统认识之外，可能更多的还是对患者脾胃功能的考虑。从传统理论角度看，与上述认识相反，凡是药势向上的药物，或者治疗靶位在人体中上部的药物，饭后服可以减少食物的影响，最大限度地发挥向上的药势。除此之外，由于中药汤剂对于胃肠道有一定的刺激性，所以饭后服药可以减少这种刺激性。实际上，从临床来看，这种因为服用中药出现腹痛、腹胀、腹泻等胃肠道不适的患者不在少数。所以，饭后服用可能更多的是考虑到中药对于胃肠道的刺激性。

作为患者，我们应该知道，中药饭前吃还是饭后吃，其考虑问题的出发点不一样。如果你本身就患有胃肠道疾病，或者这段时间出现胃肠道不适的症状，我们建议，不管是治疗哪类疾病的中药，最好能饭后服用，时间是饭后20～30分钟，这样可以避免对于胃肠道的刺激，增加治疗效果和依从性。当然了，如果你素体健旺，那么可以根据中药的药势区分服药先后，药势向上或治疗中上部疾病的药物宜饭后服用，药势向下或治疗中下部疾病的药物宜饭前服用。当然了，如果药物毒烈性比较强，我们也建议饭后服用；而如果都是花叶类泡水喝的中药，就不拘时了。

 抓回来的中药应该怎么煎，怎么服

根据我们的问卷调查，大约有75%的患者会选择自己煎服中药。那么，抓回来的中药究竟怎么煎？怎么服？又有哪些注意事项呢？

煎药用锅的选择

由于中药成分复杂、饮片各样，我们建议最好用砂锅或陶瓷锅进行煎煮，也可以用不锈钢锅。但不能使用铁锅、铝锅和铜锅，防止这些锅具中的金属成分与药物发生反应，影响疗效。

煎药之前可以不清洗药材

中药饮片在出售之前经过了净制和炮制，一般情况下无须淘洗。假如觉得不干净，用水漂洗一下即可。

煎药之前的准备

煎煮中药之前应该用清水（宜凉水）浸泡药物30分钟，以利于有效成分的溶出。以果实、种子和根为主的药材，浸泡时间可适当延长。

煎药的用水量

一般以加水量淹没饮片2cm为宜，可以用筷子（或洗干净的手）将饮片压住后观察加水量，否则质轻药材会随液面上浮，难以准确观察加水量。

煎药的火候把握

一般在未沸前使用大火，煮沸后改为小火保持微沸状态，以防止药液溢出或过快煎干。煎煳的中药不应服用。

煎药的时间把握

一般煎煮2次，第1煎煮沸后20～30分钟，第2煎煮沸后15～25分钟。先煎药需先煎10～30分钟，后下药应在最后5～10分钟入锅。

煎好药液的处理

煎好的药液用纱布过滤，药渣在纱布中放凉后绞渣取液。将2次煎液混匀，总量约500mL（1瓶矿泉水的量），再平分成2份服用。

服药的时间

一般1剂药每天分2次或3次服用，驱虫或泻下的药物空腹服，安神药物睡前1小时服，对胃肠道有刺激性的药物或胃肠敏感易激惹的患者宜饭后服。有些药也可以少量多次代水喝。

药液的储存

煎好的药液若常温保存，最好在1天服完；若放在冰箱冷藏室储存，一般可放置5～7天。代煎后药液的塑料包装较严密，可以保存更长时间。

冷藏后药液的服用

服用冷藏后的药液时，可以采用微波加热或开水反复浸泡的方式，务必将药液混匀热透，否则会引起胃肠不适。

 中药究竟应该吃多长时间

无论是中药汤剂还是中成药，相信很多人吃中药时都会有一个困惑，那就是，这药吃到啥时候？换句话说，就是治疗的疗程是多长时间？

也许你并不知道，就是这样一个简单的问题，实际上并不容易回答。为什么呢？

首先，与西药不同，很多中医临床指南、中药学教材中并没有明确地提出中药治疗的疗程概念，缺少能够规范中药治疗疗程的信息和资料。其次，这个表象问题所体现出来的本质矛盾是，中药这种以辨证论治、随症加减和随证停药为特点的治疗学体系，并未将疗程设定为固定时间，而是根据患者病情的改善情况再不断调整，这种思路与西药降压药、降糖药终身服药的理念很不一样。所以，中药的治疗学特点决定了，由于你的机体状态在不断变化，所以长期服用固定组方配伍的药物是不妥的，疗程概念也就被淡化了。

但是，临床治疗过程中，确实需要一个连续用药时长的参考。这个时候该怎么办呢？

一般而言，有两方面的资料可以供我们参考。第一，中成药说明书信息。一些中成药说明书会明确注明疗程，例如柴银口服液"连服3天"，金花清感颗粒"连服3～5天"，复方丹参滴丸"4周为一个疗程"，荷丹片"8周为一个疗程"等。说明书没有明确提到疗程的，可以参考已有疗程信息的同类中成药。第二，中药新药临床试验指导原则中，也包括了很多新药临床试验的推荐疗程时长，例如慢性支气管炎急性发作"一般为10天"，血瘀证"建议疗程不少于4周"，消化性溃疡"建议为4～8周"等，临床组方选药时，可以根据主治证选择恰当的疗程。

疗程确定下来后，这个时长意味着什么？

首先，疗程意味着在这个时间段内，连续服用药物的安全性有保证，不用担心长期服药的问题；而超出疗程时长的连续用药可能存在安全性风险。其次，疗程意味着药物起效的推荐时长，也就是说，在服用一个疗程药物之后，才到了观察药效的最佳时间点，如果服药时间太短，可能观察不到显著的药效。

所以，疗程时长的确定是较为谨慎和困难的，既要符合疾病的治疗原则，又要考虑药物的安全性特点，还得有类似功效药物疗程的佐证，综合这些信息在回答"这药吃到啥时候"这个问题时，才能胸有成竹。

家长必看！儿童使用中成药的四大注意事项

很多家长都有给孩子吃中成药的经历，那么，在给孩子选用中成药时有哪些注意事项呢？一起来看看吧。

避免选用毒烈性中成药

给孩子选药时，无论是自己在药店购买，还是医生开出的药品，无论是不是儿童专用中成药，家长都应该尽可能避免给孩子使用含有毒烈性饮片的中成药。具体做法是，取药时留意一下药盒或说明书上标注的中成药成分，如果成分中含有"朱砂""轻粉""雄黄""黄丹""巴豆""马钱子""川乌"时，该药是不适合儿童使用的。因为这些毒性成分可能会对正处在生长发育阶段的儿童造成不良影响，所以应避免使用。我国宋代的儿科专著《小儿病原方论》就有"勿服轻、朱"的提醒，不可不知。

采用正确的用量

什么是正确的用量？其实也很好判断。如果拿到的中成药是儿童专用中成药，那么在药盒或说明书上的用法、用量项中，会有儿童用量的折算方法。例如，治疗小儿痰热咳嗽的金振口服液，用法、用量项就写着这样的话："6个月至1岁，一次5mL，一日3次。2岁至3岁，一次10mL，一日2次。4岁至7岁，一次10mL，一日3次。8岁至14岁，一次15mL，一日3次。"家长按照要求使用即可。如果拿到的中成药的药盒和说明书上没有上面这么详细的儿童用量，你需要注意，孩子不应该按照成人的用法、用量来使用，处方上至少要有医生对于儿童用法、用量的调整。否则的话，建议你再次就医或致电医院确认。

吃药的疗程

一般认为，儿童疾病的发展变化是很快的，今天这样，明天很有可能就那样，中医上的说法叫"易实易虚，易寒易热"，所以，儿童吃药的疗程也很重要，一种中成药吃半个月的做法，很可能是不合理的。家长在给孩子吃药时，一定要提前问清楚治疗的疗程（不同疾病的疗程不同），在吃药后也要密切观察疗效和副作用的情况，及时与医生或药师反馈交流。如果是因为儿童感冒而选用一些清热解毒的中成药，尽可能不要超过 7 天，避免长期服用造成儿童脾胃功能受损。

/// 不应同时吃多种中成药

一般而言，儿童疾病都是比较单纯的，但由于孩子尚处于生长发育阶段，其抗病、愈病的能力没有成年人那么强，所以在患病后恢复起来难免比较慢。在充分了解和确认孩子病证类型的前提下，应该有充分的爱心和耐心来照顾孩子，切不可因为着急而让孩子吃多种功效类似的中成药（一般来看，不宜超过 2 种）。这些多吃的药不仅在功效上雷同，而且很可能给孩子带来药物副作用，一定要注意。

总之，孩子的机体状态是特殊的，生病以后的选药、用药方法也应该是特殊的。记住以上 4 点，能帮助孩子顺利度过疾病期，也保证孩子未来的健康成长。

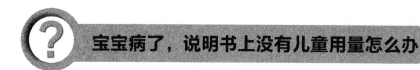

宝宝病了，说明书上没有儿童用量怎么办

很多家长可能都有这样的经历，给孩子买回来的药，在药盒或说明书上没有标明儿童的剂量。也就是说，你只能在说明书上看到"一次 10mL，一日 3 次"的一般成人用量，但是这个药却是准备给宝宝吃的。这个时候，该怎么办呢？

来看看为什么会出现这种情况。其实原因很简单，一般来看，只有儿童专用药会有不同年龄段儿童的用量划分。但是目前绝大部分上市的中成药并不是儿童专用药。实际上，在药品生产企业追求利润的当前环境下，显然是药品的受众越多、销量越好，所以儿童专用中成药就相对较少。

那么，对于老百姓来讲，当儿童需要使用这些药时，应该怎么办呢？实际上，从用药安全角度看，儿童用药是一定不能采取成人用量的，这是因为儿童的身体尚处在发育时期，对药物的敏感性与成人有很大不同。所以，儿童用量需要进行调整，如果说明书没有写明儿童用量，可以根据以下标准进行折算。

《中医内科学》的方法

一般而言，新生儿用成人量的 1/6，乳婴儿用成人量的 1/3 ~ 2/3，幼儿及儿童用成人量的 2/3，学龄儿童可用成人量。但同时，药量多少还和疾病性质、患者体质有关。

《中国国家处方集》的方法

★ 根据儿童年龄计算：

1 岁以内药量 =0.01×（月龄 +3）× 成人剂量

1 岁以上剂量 =0.05×（年龄 +2）× 成人剂量

此方法简便，但是比较粗略，一般只用于安全性较高的药物。

★ 根据儿童体重（kg）计算：

儿童剂量 = 成人剂量 × 儿童体重 /70kg

此方法对于年幼儿和体重过大儿童存在较大偏差。

★ 按体表面积（m^2）计算：

儿童剂量 = 成人剂量 × 儿童体表面积 /1.73m^2

其中，体表面积（m^2）的计算：

体重低于 30kg 儿童的体表面积 =（年龄 +5）×0.07

体重大于 30kg 儿童的体表面积 = 1.15+0.5/（体重 - 30）

另外，体重超过 50kg 时，体重每增加 10kg，体表面积增加 0.1m^2。

好啦，有了这些方法，在宝宝吃药时，就不担心用量问题了。只要根据需要，选择合适的换算方法即可。如果想大致换算一下，用最简单的年龄折算即可，如果想更为精确一些，最好用体表面积折算法。需要注意的是，这些都是在说明书没有儿童剂量的前提下进行的折算，如果说明书有儿童剂量或者医生有明确的医嘱，一定要按照说明书或医嘱的要求服用。

对于有些高血压患者，降压药最好在晚上睡前吃，你知道吗

很多高血压患者都是在清晨起床后服用降压药，但这可能并不合理，为什么呢？这就要从血压波动说起。

曾在"今日头条"推送过两篇文章，一篇介绍血压的即时波动，也就是说在测量血压的同时，血压升高了，这种现象大约在 2/3 的人群中存在；另一篇介绍血压的 24 小时波动，也就是说在夜间血压不够低，这种现象大约在 1/2 的高血压患者中都存在。正是由于这些原因，降压药的服用时间就需要考虑到这些血压波动的因素。

先说明一下，这里讨论的降压药是指长效制剂或者缓控释制剂，这些降压药的特点是一天只需服用 1 次，就能达到全天的降压效果。一天服用 2 次或 3 次的降压药，不属于我们的讨论范畴。当然，选用一天服用 1 次的降压药本身就有很多好处，除了会减少漏服的概率，还会在一天中获得较为平稳的降压效果。

那么，究竟在一天中的什么时间服药最好呢？首先，血压在一天 24 小时是波动的，早上和下午各有一个血压高峰，这是正常的生理性波动。但是，由于每个人的生活规律不同，对药物的敏感性也有差异，所以有些人会表现出晨起血压的异常升高，通常为晨起 2 小时内的高压（收缩压）与夜间平均高压（收缩压）之差大于 35mmHg，这叫作"晨峰现象"。晨峰现象对于心血管系统的冲击和损害是比较大的。很多心脑血管意外也多发生在晨起时，就是因为存在血压晨峰现象。

服用降压药的最佳效果是要保证全天平稳降压，避免血压的晨峰现象。怎样做比较好呢？实际上，晚上睡前服药是比较好的。因为降压药发挥药效需要时间，一般服药后 2 ~ 4 小时效果最佳，并维持几个小时。如果早晨服药，不会马上起效，就不能抑制晨峰血压，等起效时已经到中午了，又会增加发生体位性低血压的风险；而如果晚上睡前服药，就会对第二天的晨峰血压有一个良好的抑制作用，夜间血压低也有利于心脑血管的保护（尤其对非杓型血压患者），又能减少第二天白天发生体位性低血压的风险，可谓一举三得。有专家将晚上睡前服用降压药的好处概括为以下几点：

★ 更好地控制血压的晨峰现象。

★ 更好地控制夜间高血压。

★ 更好地避免白天出现体位性低血压。

★ 降低心脏夜间负荷，减少心脑血管意外事件的发生。

★ 实现血压控制的全天达标。

因此，如果你是高血压患者（尤其对非杓型血压患者），而且正在服用 1 天 1 次的降压药，建议晚上睡前服用。这样服药可以更好地控制血压的晨峰现象，避免白天出现体位性低血压，实现血压控制全面达标。当然，任何原则都有例外，而根据自己的血压波动节律制订个体化的给药方案是最好的。我们建议高血压患者要做一个 24 小时的血压动态监测，然后在医生和药师的指导下，再来确定更为合理的降压药服用时间。

 ## 阿司匹林与银杏叶片可以联合使用吗

银杏叶片和阿司匹林可谓是当今知名的中药和西药了。其中，银杏叶片源自德国的草药提取物制剂，用于冠心病和脑梗死的治疗；而阿司匹林则以小剂量长期口服的形式确立了其在心脑血管事件风险预防中的重要地位。那么，都是以防治心脑血管疾病为目的，银杏叶片和阿司匹林能联合使用吗？

要搞明白二者能否联合使用的问题，最直接的方式就是查看说明书。

但是，无论是银杏叶片的说明书，还是阿司匹林的说明书，都没有明确说明这个问题。银杏叶片的说明书直接写着"尚不明确"，而阿司匹林说明书则是列举了甲氨蝶呤、地高辛、布洛芬、华法林等容易出现不良相互作用的联合使用药物，但是没有提到银杏叶提取物。

说明书没有写，那临床实际是怎么样的呢？

根据我们在中国知网（CNKI）网站以"银杏叶"和"阿司匹林"为关键词进行搜索的结果，大量临床报道中的确存在银杏叶口服制剂和阿司匹林联合使用的情况（表 3-1）。在这些临床试验报道中，银杏叶片 + 阿司匹林的药物组合，可以治疗眩晕、脑梗死、糖尿病视网膜病变、高脂血症等病症，而且有效性和安全性都比较好。

表 3-1　银杏叶口服制剂与阿司匹林联合使用的部分临床文献

序号	作者	题名	来源
1	史尔兰	阿司匹林联合活血化瘀中成药治疗冠心病的 Meta 分析及其联合银杏叶提取物对活化血小板刺激内皮细胞产生炎症反应指标的影响	安徽医科大学,2015
2	程果	银杏叶胶囊联合阿司匹林及胞二磷胆碱治疗急性脑梗死的疗效研究	复旦大学,2014
3	朱贤关	银杏叶提取物联合阿司匹林对活化血小板诱导人冠状动脉内皮细胞 ROS 产生	安徽医科大学,2012
4	杨华俊,黄惠萍,徐浩锋	阿司匹林联合银杏叶制剂降低阿司匹林抵抗 50 例	医药导报, 2011(5):614-615
5	王静敏	银杏叶尼莫地平阿司匹林三联治疗老年眩晕疗效观察	现代中西医结合杂志, 2010(22):2768-2769
6	狄政莉,田晔,李安泰,饶春光,牛小麟	阿司匹林联合银杏叶制剂对老年高脂血症脂质及血流变的影响	药物流行病学杂志, 2005(5):262-264
7	于健	银杏叶制剂与阿司匹林联合治疗单纯性糖尿病视网膜病变	中国新药与临床杂志, 2004(3):163-165

　　既然这样，是不是就说明二者联合使用没什么问题呢？

　　实际上，还有很多其他资料可供参考。例如，如果从传统中医药理论看，阿司匹林这种抗血小板的药物，因为其心脑血管保护的效果，以及有可能导致出血的副作用，可以认为是具有"活血"功效的；而银杏叶片的功能就是"活血化瘀通络"，所以，从中医功效上类比着看，有重复用药的嫌疑。

　　另外，国外很多与药品或保健品有关的网站都会介绍银杏叶制剂，并且对银杏叶片与其他药物之间的相互作用进行说明，这其中就包括阿司匹林。例如，Medscape 对于银杏叶口服制剂和阿司匹林的联合使用给予了"严重相互作用"的警告，并提醒大家由于二者均具有抗凝血功能，所以在使用时应密切监测（图3-4）。

　　又如，马里兰大学医学中心的传统药物指导手册对于二者联合使用也持谨慎态度，认为在联合使用华法林、氯吡格雷和阿司匹林时会增加出血风险（图3-5）。

　　还如，Drug 网站上也提示银杏叶制剂与阿司匹林联合使用会增加出血风险，在联合使用二者时应及时告知医生，并考虑调整剂量或进行更加频繁的监测（图3-6）。

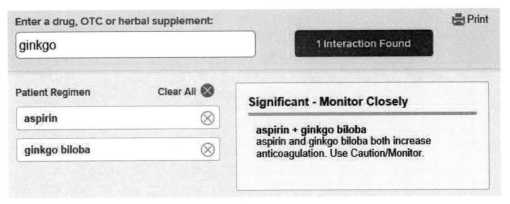

图 3-4 Medscape 关于阿司匹林与银杏叶口服制剂相互作用的提示

Blood-thinning medications: Ginkgo may raise the risk of bleeding, especially if you take blood-thinners, such as warfarin (Coumadin), clopidogrel (Plavix), and aspirin.

图 3-5 马里兰大学医学中心传统药物指导手册的提示

Interactions between your selected drugs

(Moderate) **aspirin ↔ ginkgo**
Applies to:Aspirin Low Strength (aspirin) and Ginkgo Biloba (ginkgo)

Talk to your doctor before using ginkgo together with aspirin. Ginkgo products have been reported to cause bleeding in some cases, and taking it with other medications that can also cause bleeding such as aspirin may increase that risk. You may need a dose adjustment or more frequent monitoring by your doctor to safely use both medications. You should seek immediate medical attention if you experience any unusual bleeding or bruising, or have other signs and symptoms of bleeding such as dizziness; lightheadedness; red or black, tarry stools; coughing up or vomiting fresh or dried blood that looks like coffee grounds; severe headache; and weakness. It is important to tell your doctor about all other medications you use, including vitamins and herbs. Do not stop using any medications without first talking to your doctor.

图 3-6 Drug 网站上关于阿司匹林与银杏叶片的使用提示

综合以上情况，我们认为，银杏叶制剂与阿司匹林联合使用并非不可，但是必须在医师指导下进行用药，患者及家属必须知道出血征象的监测方法并密切监测，必要时应调整用法、用量。如果患者还同时服用其他具有活血化瘀作用的中药或中成药，则建议停用部分药物。

趋利避
害

the prevention of
adverse drug events

防范药物
不良反应

原来这才是药物不良反应的真正内涵

药物不良反应，是指合格药品在正常用法、用量下，发生的与治疗目的无关的副作用。从这个定义上可以看出，如果吃了假药出现恶心、呕吐，或者注射了有质量问题的注射剂出现休克，或者超量服用药物出现头痛、头晕等，在这一系列情况下出现的有害反应，不属于理论上的药物不良反应。所以，首先你要知道，不是说吃了药出现了有害作用就是药物不良反应。

如果把上述这些因为药品质量不合格或不当用药造成的有害作用都排除的话，剩下的就是在以治疗为目的的正常使用时出现的副作用，这种副作用才是理论上的药物不良反应。可能你会问，为什么要这么定义和区分呢？其实仔细想想就知道，药品质量问题可以通过改进生产工艺和加强安全监管来降低，不当用药可以通过完善处方审查和合理用药监测来减少，唯独这种正常用药时的副作用是难以避免的。所以，强调这种正常用药时可能出现的副作用，意义才更重大。

为什么吃完感冒药会犯困？其实就是因为其中能够减轻感冒时流鼻涕症状的抗过敏药，有嗜睡和致困倦的副作用。也就是说，在正常用法、用量时，会产生不可避免的一些副作用，但是这种副作用的程度因人而异。

同理，为什么吃完清热解毒的中成药会腹泻？就是因为苦寒性的清热解毒药在治疗热毒证的同时，也会引起腹泻。这也是正常用法、用量时的副作用。

同理，为什么国家食药总局要强调氟喹诺酮类抗生素的全身性严重致残风险，并且限制其在部分适应证中的应用，就是因为这种严重的副作用发生在以治疗为目的正常用法、用量下，容易让人忽视。

那么，需要了解自己使用药品的不良反应信息吗？当然！因为了解这些信息，对于患者来说至少有两个极大的好处：

★ 理性认识什么是药物，什么是药物的偏性和毒性。药物就是一种能够纠正机体异常状态的物质，它本身也具有偏性和毒性，这种偏性和毒性是与生俱来的，即使是在非常正常地使用时，仍然可能出现，只是严重程度的问题。这种对药物的理性认识其实代表了对疾病和疾病治疗的理性认知，有利于疾病治疗。

★ 在吃这种药时，如果出现类似不良反应的症状，就可以迅速联想，促使其停药或迅速就医。一般情况下，这两种选择都是好的。

而当出现以下三种情况时，基本上你的用药是有风险、有缺陷的。

（1）完全不了解药物副作用，认为药物没有副作用。

（2）惧怕药物的副作用，认为有副作用的药没法吃。

（3）知道药物有副作用，但是无所谓或不值一提。

实际上，理性接受药物副作用这一固有属性，密切关注在使用药物时是否出现副作用这一基本问题，这才是搞懂药物不良反应的正确态度。

 药物不良反应可以预测吗

上篇谈到，药物不良反应是在以治疗为目的正常使用质量合格药品时出现的有害反应。也就是说，药物不良反应的定义实际上是将那些理论上可以预防的因素排除出去了（例如不合理用药、药品质量问题等）。那么，在排除了这些因素后，剩下的纯粹的药物不良反应还可以预测吗？

实际上，无论是患者还是健康人，服用药物后的生物学反应都是极为复杂的，这不仅和每个人的基因和药物代谢环境有关，还和药物的用法、用量以及服药同时是不是吃着其他药物或食物有关。所以，不确定性永远是药物与人体相互作用的主旋律，尤其是在疾病谱、菌群谱、服药种类都快速变化和复杂叠加的今天。

即使这样，单从药物不良反应角度看，有一类不良反应是可以预测的，称为 A 类不良反应。此类不良反应与药物的正常药理作用相关，而且与服药量有相关性，是可以提前预测的，叫作副作用。例如，感冒药中有一种常见成分叫扑尔敏（通用名：马来酸氯苯那敏），它具有抗组胺作用，能够减轻感冒时出现的打喷嚏、流鼻涕症状。但是，这个药与生俱来还有一个作用，就是中枢抑制作用，能够让人觉得困倦、想睡觉。可是，很多人在感冒时还需要工作，这种困倦的感觉会让人不能集中精力工作。在使用扑尔敏治疗感冒时，缓解打喷嚏、流鼻涕是它的药效，而使人困倦、想睡觉就是它的不良反应，而且是可以预测的。也正因为如此，在感冒药白加黑中，只有黑片里才有此类抗组胺成分，就是为了避免白天服药后出现的困倦等副作用。

除此之外，还有一类截然不同的不良反应，称为 B 类不良反应。此类不良作用的特点是不可预测，与药理作用和给药剂量都没有关系，最常见的就是过敏反应。过敏反应的特点是特异性。也就是说，每个人容易过敏的药物不同，患者甲可能对青霉素过敏，而患者乙可能对阿司匹林过敏。而且，此类过敏机制仍在研究之中，仍有很多未解之谜。所以，目前的技术还难以预测这种过敏反应，而询问过敏史就显得十分重要。也就是说，如果你对这个药物曾经发生过过敏，那么再用药时就需要提高警惕。当然，对于常见的致敏药物，还是有一些办法的，例如常见的青霉素皮试，其实就是为了避免发生青霉素过敏反应而提前进行的致敏性检测。所以，请务必记住自己曾经对哪些药物过敏，这对于预防 B 类不良反应有一定帮助。

综上可以看出，药品不良反应可以大致分为 A，B 两类。一般来看，A 类不良反应是可以预测的，用药时需要注意遴选药品和用法、用量；而 B 类不良反应是不可预测的，请务必记住自己的过敏史。

那些年，国家食药总局通报的中药不良反应

关于中药不良反应有很多种说法，有些声音表示支持，有些声音表示反对，还有一些声音表现出惶恐或愤恨。但无论怎样，有一种声音一定要听，那就是国家食药总局的药品不良反应信息通报。

为什么这个声音一定要听？一是因为国家食药总局的权威性，但更多的是因为全国每年都要上报很多药物不良反应案例到国家食药总局的不良反应监测中心，但是只有很少的药品会被通报。既然这样，那些被通报的药品不良反应一定是具有代表性的、容易发生的、需要大家都知道的。所以，我们需要密切关注。近 5 年来，有哪些中药被通报过呢？下面为你总结一下吧。

/// 仙灵骨葆口服制剂

仙灵骨葆口服制剂是一类补肾壮骨药，具有滋补肝肾、接骨续筋、强身健骨的

功效，临床上用于骨质疏松、骨折、骨关节炎、骨无菌性坏死等，但需要警惕其肝损伤风险。对有肝病史或肝生化指标异常的患者，应避免使用。患者用药期间应避免同时使用其他可导致肝损伤的药品，并定期监测肝生化指标，若出现肝生化指标异常或全身乏力、食欲不振、恶心、皮肤黄染等可能与肝损伤有关的临床表现时，应立即停药并到医院就诊。

新复方大青叶片

新复方大青叶片是由复方大青叶提取物（含大青叶、羌活、拳参、金银花、大黄）及扑热息痛（对乙酰氨基酚）、异戊巴比妥、咖啡因、维生素C四种化学药物成分组成的中西药复方制剂。功能主治为清瘟、消炎、解热，用于伤风感冒、发热头痛、鼻流清涕、骨节酸痛。临床使用时应密切关注其过敏反应、肝损伤和药物依赖性风险。应避免长期、过量用药，并尽量避免与含有对乙酰氨基酚、异戊巴比妥、咖啡因等成分的药品联合使用。高空作业、驾驶员、精细和危险工种作业者慎用。除了新复方大青叶片，感冒清胶囊、脑络通胶囊、珍菊降压片等中西药复方制剂也曾被警示。

何首乌及其成方制剂

何首乌为常用中药，生何首乌用于疮痈、瘰疬、风疹瘙痒、久疟体虚、肠燥便秘等；制何首乌用于血虚萎黄、眩晕耳鸣、须发早白、腰膝酸软等。何首乌及其成方制剂在治疗和预防疾病中的使用很广泛，但口服何首乌及其成方制剂可能有引起肝损伤的风险。服用生何首乌的患者，同时使用其他可导致肝损伤的药品时，更容易发生这种风险。所以，应严格按《中国药典》和说明书的用法、用量服用，不超剂量、长期连续用药，应注意避免同时服用其他可导致肝损伤的药品。服用期间，如发现肝生化指标异常或出现全身乏力、食欲不振、恶心、皮肤黄染等临床表现时，应立即停药并就医。

复方青黛口服制剂

复方青黛制剂由青黛、乌梅、蒲公英、紫草、白芷、丹参、白鲜皮、建曲、贯众、土茯苓、马齿苋、草薢、山楂、五味子共14味中药组成，具有清热解毒、消斑化瘀、祛风止痒的作用，用于治疗进行期银屑病、玫瑰糠疹、药疹等。它的不良反应主要累及消化系统、皮肤及其附件、神经系统等，临床主要表现如腹泻、腹痛、肝炎、肝功能异常、头晕等，也有药物性肝损害和胃肠出血的严重案例。应严格按照说明书用法、用量服用，用药期间注意监测肝生化指标、血象及患者临床表现，若出现肝脏生化指标异常、便血及腹泻等，应立即停药，及时就医；孕妇和对本品过敏者禁用，肝脏生化指标异常、消化性溃疡、白细胞低者禁用。

/// 红花注射液

红花注射液的主要成分是红花，功能主治为活血化瘀，用于治疗闭塞性脑血管疾病、冠心病、脉管炎。它的不良反应主要涉及皮肤及其附件损害、呼吸系统损害、全身性损害、心率及心律紊乱等，表现为呼吸困难、胸闷、过敏性药疹、过敏性休克、寒战、发热、心悸。本品应在有抢救条件的医疗机构使用，用药前应详细询问过敏史。对本品或含红花的制剂有过敏或严重不良反应病史者禁用，凝血功能不正常及有眼底出血的糖尿病患者禁用，孕妇、哺乳期妇女及儿童禁用；过敏体质者慎用，老人、肝肾功能异常患者等特殊人群和初次使用中药注射剂的患者慎用。同时应单独使用本品并缓慢滴注，禁忌与其他药品混合配伍使用，谨慎联合用药。除了红花注射液，喜炎平注射液、脉络宁注射液、香丹注射液、生脉注射液等中西药复方制剂也曾被警示。

/// 雷公藤口服制剂

雷公藤是常用中药，具有祛风除湿、活血通络、消肿止痛的功效，雷公藤及其成方制剂（雷公藤片、雷公藤总萜片等）广泛用于类风湿关节炎、肾病综合征等免疫系统疾病。不良反应主要表现为消化、泌尿、血液及生殖等多系统损害。因此，雷公藤制剂必须在医师的指导下使用，用药初期从最小剂量开始。严格控制用药剂量和疗程，一般连续用药不宜超过 3 个月。用药期间应定期随诊并注意检查血、尿常规，加强心电图和肝肾功能监测。儿童、育龄期有孕育要求者、孕妇和哺乳期妇女禁用；心、肝、肾功能不全者禁用；严重贫血、白细胞和血小板降低者禁用；胃、十二指肠溃疡活动期及严重心律失常者禁用。

有时喝完中药会腹泻，这是为什么

不知道你是否有过这样的经历，有时候喝完中药后会出现腹泻的现象。这种腹泻有的比较轻微，可以忍受；而有的则比较剧烈，不那么舒服，甚至会让人产生停药的念头。那么，为什么会出现这种现象呢？究竟哪些因素可能导致腹泻呢？下面就为你梳理一下。

最显而易见的原因：中药复方或中成药里含有通便泻下的中药

毋庸置疑，如果你服用的中药复方或中成药里含有一些具有泻下功效的中药，那么服用这些药物后肯定会表现出腹泻。当你没有便秘而服用通便泻下的中药时，自然会出现腹泻的情况。当然，除非吃药太多而出现过度腹泻，这个时候出现腹泻对便秘患者来说是一件好事。但是也要注意，这些通便药中的某些药物不能长期服用，因为长期不辨证使用会增加大肠出现黑变病的风险。同时，此类中成药的说明书会有明确提示，如果服药后腹泻太过频繁和剧烈，应酌情减量。例如一清胶囊说明书中标示"出现腹泻时，可酌情减量"。

合情理的原因：服用清热泻火、活血化瘀、平肝潜阳等功效的中药

除了上述能够直接通便泻下的中药之外，一些具有其他功效的中药也会导致腹泻，例如清热泻火药、活血化瘀药和平肝潜阳药。究其原因，通俗地讲，清热泻火药性寒凉，大小便是火邪的出路之一，通便的同时也就泻火了。活血化瘀药因其具有的润滑之性，也会具有一定的滋润通便作用。而平肝潜阳药因其平肝重坠向下之性，多少也会对排便造成影响。含有这些药物的中药复方或中成药，多多少少会具有一定的泻下通便之性，也就是能够引起腹泻。当然了，此类中成药的说明书也会提示相关的致泻作用，仔细看看就会知道。服药后如果出现不能耐受的腹泻，可以酌情减量，或改为饭后服用。例如清开灵口服液说明书标示"久病体虚患者如出现腹泻时慎用"，松龄血脉康胶囊说明书标示"个别患者服药后出现轻度腹泻、胃脘胀满等，饭后服用有助于减轻或改善这些症状"。

最意想不到的原因：中药水煎剂的温度

的确，服用凉的中药水煎剂，尤其是在冰箱冷藏室储存过的中药水煎剂，就可能会导致腹泻。现代快节奏的生活状态，使得大家煎中药、热中药的时间越来越短。很多人在药液并没有完全热透的情况下急于服用，这样就会造成冰凉药液对于肠胃的刺激，引发腹泻。想想看，冰箱里拿出的食物都会使人吃坏肚子，更何况是药了。实际上，很多患者出现腹泻的情况，服用未经热透的药液也是重要原因之一。为了避免这一情况，就应该重视中药水煎剂的储存和再次服用的方法，保证药效得到最佳发挥。

最无能为力的原因：过敏体质

几乎所有的药品说明书都会注明一点："过敏体质者禁用/慎用"。也就是说，如果对中药复方汤剂或者中成药中的组分过敏的话，应慎用该药，如果用了就会出现各种过敏反应，包括但不限于腹泻。那患者怎么知道有没有过敏？很简单，记住那些会让自己过敏的药，这个很重要。临床治疗中，因为过敏或者类似过敏的原因而导致的腹泻虽然比较少，但是比较严重，往往会造成停药甚至需要对症治疗，也涉及各式各样的中药，例如中国知网上就有服用黄芪、天花粉、半夏白术天麻汤等中药后出现腹泻的案例。

最常见的原因：脾胃功能欠佳

实际上，脾胃功能欠佳是最常见的致泻原因之一，且常常被忽视。中医认为，脾胃乃后天之本，不论是哪一类疾病，脾胃虚弱的证型均较为常见。同时，无论是哪一类疾病，如果选择口服药物的话，对脾胃又是多一层负担和刺激。另外，现代人不健康的生活习惯和饮食规律，对脾胃功能也是一种打击。所以，保护脾胃功能的健全与健旺十分重要。中医在处方用药时，一般会照顾到患者的脾胃情况，如果患者脾胃较弱，会增加一些平和的健脾理气药，顾护中焦。同时，如果你长期脾胃功能欠佳，在就诊时应向医生讲明，在服用中药时就更应该注意药液的温度、服药的次数、饭前饭后等情况，保证脾胃功能不受损伤。

乱用六味地黄丸的后果

六味地黄丸是著名的中成药，也是出名的补肾药，很多人都会自行服用六味地黄丸治疗腰酸腿沉、潮热盗汗、头晕耳鸣等病症，或者在自觉肾虚、性功能低下时服用，用来补肾。实际上，稍微懂一点中医常识的人都知道，准确地讲，六味地黄丸主要是用来补肾阴的，如果肾阴不虚或者肾阳虚的患者，服用六味地黄丸并不合适。但是，由于其组方相对安全，由熟地黄、山萸肉、山药、丹皮、茯苓、泽泻组成，而且"补肾"的功效听起来是一个有百利而无一害的事，所以很多人还是会自行服用六味地黄丸。

与此相对应，还有一个中成药叫金匮肾气丸，如果比较过它与六味地黄丸的区别，就知道金匮肾气丸实际上是在六味地黄丸的基础上加了桂枝、附子、牛膝、车前子4味药，但是这4味药的加入，显著改变了整个复方的功效特征，由原来治疗肾阴虚的中成药，变成了治疗肾阳虚的中成药，一个治疗畏寒肢冷、肾虚水肿的中成药。同样，金匮肾气丸也是人们经常会自行选用的补肾中成药之一。

现实告诉我们，尽管组方药味比较安全，尽管听起来"补肾"很美好，但药物终究是药物，不是食物，既然是药物，就应该"对证下药"。老百姓自行的诊断往往是不准确、不全面的，这就造成了药物滥用、乱用后的不良反应。例如，很多人吃六味地黄丸后会腹泻，也有很多人吃金匮肾气丸后会上火。

为什么六味地黄丸会引起腹泻？因为六味地黄丸含丹皮、泽泻，性属偏凉，又含熟地黄、山萸肉，性属滋腻碍脾。综合来看，可能会对消化系统造成影响，引起食欲不佳、腹泻、腹痛等症状。尤其是患者并不是肾阴虚患者，而具有脾肾阳虚证候时，这种不良反应可能会更明显。

为什么金匮肾气丸会引起上火？因为金匮肾气丸属于补肾阳的药物，组方中的桂枝和附子发挥了重要的功效，引导着全方偏向温补，从而有引起上火的潜能。如果患者并不是肾阳虚，或者本身就具有虚火表现，这时再使用金匮肾气丸就会造成上火的不良反应。

因此，无论是六味地黄丸，还是金匮肾气丸，还是其他地黄丸，都要严格对证下药，如果不对证或者不知道是不是对证而用药，就会有出现不良反应的风险，这种案例并不少见。

口腔溃疡就一定要去火？错啦

　　相信很多人都有口腔溃疡的经历，每每在季节变换、饮食不当、情绪不佳之时，口腔中就会出现疼痛恼人的溃疡点，虽说并不是什么严重的疾病，但也很影响日常的饮食和工作。同时，很多人在出现口腔溃疡时，认为是上火所致，喜欢使用苦寒泻火的中成药，例如牛黄解毒片、牛黄上清片、三黄片等来治疗。有些时候有效，有些时候无效。而且，很多人的口腔溃疡会反复发作，这几天好了，不多久又犯了。这是怎么回事呢？

　　实际上，从中医学角度看，引起口腔溃疡的原因很多，不同患者出现口腔溃疡的类型也不同。如果从一个较为简单的分类角度，口腔溃疡至少可以分为实火证和虚火证两类。其中，实火证的代表性症状包括黄白色口疮、周围黏膜色鲜红肿起、口臭、小便黄、大便秘结、舌苔黄、脉数等；而虚火证的代表性症状包括白色口疮、周围黏膜色淡红、无明显肿起，口渴、手足心热、心悸盗汗，舌苔薄、脉细数等。别看一字之差，治疗策略可是明显不同，前者（实火证）一般采用清热泻火解毒法治疗，可以选用的中成药就是牛黄解毒片等苦寒泻火药；而后者（虚火证）的治疗则需要选择养阴清火药，例如口炎清颗粒、六味地黄丸、天王补心丹等。

　　实际上，如果属于以阴虚为主的口腔溃疡，长期使用牛黄解毒类中成药，可能暂时会有缓解作用，但从长期来看，会因为不对证而造成一些副作用，出现溃疡反复发作等情况。

　　在出现口腔溃疡时，不应该盲目选用牛黄解毒类中成药，而是应该先搞清楚自己是实火还是虚火，如果属于实火引起的口腔溃疡，当然可以选择牛黄解毒类中成药。但是，如果属于虚火上炎引起的口腔溃疡（局部表现红肿不明显，全身表现为口渴、自汗盗汗、手足心热、心悸、失眠等，同时不伴有大便秘结、小便短赤等实热征象），建议选用口炎清颗粒、天王补心丹、六味地黄丸等养阴类中成药，或者是功效为"养阴清热"的治疗口腔炎症的中成药，这样才可能达到治标治本的目的。而且据我们观察，无明显诱因的口腔溃疡，尤其对于反复口腔溃疡和体质虚弱、年龄大的患者来说，这种阴虚类型不在少数。如果你判断不了，建议去医院就诊。

回到标题，口腔溃疡就要去火？错啦。因为有一些患者不是需要去火，而是需要养阴。

慢性咽炎患者长期含服这类中药要当心

慢性咽炎是指经常感到咽干、咽痒，或者有晨起喜欢咯嗓子表现的一种慢性疾病。它不像急性咽炎起病急，并且迅速表现出咽部疼痛，而是像吃了几次麻辣火锅后，嗓子总是感觉不舒服，但是并不十分严重。正是因为这种"不够严重"的症状表现，让很多人忽视慢性咽炎的存在，直到急性发作或者晨起总觉得恶心或者半夜咽干、咽痛时，才会重视起来。实际上，随着居住环境中充斥着越来越多的汽车尾气和工业废气，随着工作压力的增加和刺激性食物的大量摄入，慢性咽炎已经变得越来越常见了。

从医学角度看，慢性咽炎是指咽部不适持续3个月以上的咽炎，这种不适主要包括咽部痒感、烧灼感、干燥感、刺激感、异物感，还包括咽部分泌物不易咯出，有微痛等症状表现。同时，还会出现咽部黏膜慢性充血，咽后壁多个颗粒状滤泡隆起等组织改变。从西医学角度看，慢性咽炎可以分为慢性单纯性咽炎、慢性肥厚型咽炎、慢性萎缩性咽炎或慢性干燥性咽炎和反流性咽喉炎。治疗时，除了急性发作期采用抗菌药物治疗之外，其余的治疗方案主要是局部含漱、局部涂抹、超声雾化，或者激光手术治疗等。

实际上，除了选用西药之外，很多人都会选用中药和中成药治疗，比如最典型的就是含一些中药含片或滴丸等，至少在含服过程中可以保持咽喉部的清爽和舒服。当然，也有人从全身角度治疗，服用汤药或中成药等。那么，慢性咽炎选用中药和中成药有什么原则？哪些中成药不宜长时间服用呢？

从中医学角度看，慢性咽炎可以从肺胃蕴热、肝郁痰火、肺肾阴虚三个角度辨证治疗，选用方药分别为清肺散、丹栀逍遥散和养阴清肺汤。慢性咽炎由于病情复杂、治疗时间长，出现肺阴虚、肺肾阴虚的可能性较大，尤其是中老年患者，所以一定要选择对证或基本对证的中药和中成药服用，减少不对证用药造成的不良反应风险。

从中成药功效特征来看，治疗急性咽炎的中成药（例如清咽滴丸、金嗓子喉片、咽立爽口含滴丸、喉症丸等），由于含有较多清热解毒利咽的寒性中药，因此并不适合长期用于肺肾阴虚型的慢性咽炎患者。如果仔细看这些药品的说明书，也会发现其在【功能主治】中一般都写着"急性咽炎""急性咽炎见上述证候者"，或"慢性咽炎急性发作"的字样，也就是说，在不表现为急性咽炎发作证候时，不适合使用。

从药物配伍组成角度看，治疗急性咽炎的中成药一般含有薄荷脑等挥发性成分，或者含有冰片、蟾酥等毒烈性成分，这些药物成分本身的刺激性会比较强，如果长期服用或不对证含服，可能会对咽部黏膜造成一定的有害刺激。实际上，西医的激光或射频治疗也存在加重咽部黏膜损伤的可能。长期含服这些中成药，尤其是治疗急性咽炎的中成药，一定要谨慎。

简单地说，慢性咽炎的选药用药是有讲究的，长期含服以治疗急性咽炎为主的中药可能是不合适的，会有引发不良反应或加重咽部黏膜刺激的风险，一定要谨慎。当然，在慢性咽炎的急性发作期，适度适量选用这些中成药是没问题的。

胃不好，这些药物应慎用

如果患有老胃病，例如胃溃疡、十二指肠溃疡、萎缩性胃炎、反流性胃炎等，胃黏膜保护机制就会降低。这时，除了需要注意日常饮食之外，在使用以下药物时也需提高警惕。

止痛：阿司匹林、布洛芬、双氯芬酸、吲哚美辛

口服此类药物会引发上消化道不良反应，包括上腹部疼痛、消化不良，严重时还会引起溃疡穿孔和消化道出血。因此，胃病患者应该尽可能减少服用此类药物。如果既往发生过消化道溃疡，或是患有幽门螺杆菌感染，或是患有冠心病等心血管疾病，或是正在使用华法林、糖皮质激素等一些药物时，服用此类药物应更加慎重。因病情需要必须服用时，则应尽量选择其中较为安全的品种，例如塞来昔布、布洛芬等，且应在医师指导下调整用法、用量。同时，可以联合使用奥美拉唑、泮托拉唑、

米索前列醇等抑制胃酸分泌的药物，保护你的胃肠道。

/// 降血压：含有利血平成分的降压药

一些降压药中含有利血平，能够促使胃酸过多分泌，诱发或加重胃溃疡出血。因此，曾经患有老胃病的患者在选择降压药时，应避免选用含有利血平的减压药，例如利血平片、复方利血平片、北京降压 0 号（复方利血平氨苯蝶啶片）等，这些药品的说明书上也明确标注"胃及十二指肠溃疡患者禁用"。

/// 补钙：含有碳酸钙和维生素 D 的补钙制剂

目前常用的补钙制剂主要含有碳酸钙和维生素 D 等成分，此类制剂会引起嗳气、便秘、腹胀、腹痛、胃肠胀气、恶心、呕吐等胃肠道不良反应，长期过量服用碳酸钙还会引起胃酸分泌的反跳性增高。因此，如果患有老胃病，服用以上药物时应注意调整用法、用量，并密切关注胃肠道功能。

/// 缓解哮喘：泼尼松、强的松等肾上腺皮质激素类药物

研究表明，糖皮质激素能够延缓组织愈合，还可使胃酸及胃蛋白酶分泌增多，使胃黏液分泌减少，如此一来便降低了胃黏膜的抵抗力。对于患有老胃病的人来说，糖皮质激素可能会诱发或加重胃、十二指肠的溃疡出血，甚至造成消化道穿孔。因此，胃病患者在使用糖皮质激素类药物时应慎重，并告知医师原有的胃部疾病，遵循医师或药师的建议用药。

/// 清热解毒通便：具有苦寒之性的中药制剂

很多上火或者便秘的患者会选用具有清火或通便作用的中成药治疗，而这类药物多是由具有苦寒之性的中药组成，例如大黄、黄连、黄芩、石膏、人工牛黄、栀子等。中医理论认为，长期或大量服用此类苦寒之品会损伤"脾阳"，引起胃肠道的不适，例如食欲减退、腹胀腹痛等。因此，如果患有老胃病，同时又属于脾胃虚寒的证型，在服用此类中药制剂时应格外注意。

如果患有老胃病，在服用以上药物时应提高警惕，不要自行用药，并密切关注自己的胃肠道功能；必要时，还可以加用一些胃肠道保护药物，减少此类药物对胃肠道功能的损伤。

为什么有的通便中药不能长期吃

相信很多人都有便秘的经历，并且尝试过服用中药来解决。那么，你服用过的复方汤剂、中成药或保健品中是不是含有大黄、番泻叶、芦荟这样的中药？如果有，就需要注意了，因为这些中药不宜长期吃。

为什么这些通便中药不能长期吃

从中医学角度讲，不同患者出现便秘的原因不同，有些因为体内有积热，有些则因为运化无力，每一种证型的治疗方法和中药选用都不同。而上面提到的大黄、番泻叶、芦荟等中药属于苦寒类中药，主要用于治疗实热型便秘。在治疗其他类型的便秘时则不宜使用，即使用也应该居于次要位置，并不作为主要药物使用。如果不属于实热型便秘，长期服用此类中药属于"药不对证"。

从现代医学角度看，大黄、番泻叶、芦荟等中药的有效成分含有蒽醌类化合物，长期服用这些成分与结肠黑变病的发生（一种以结肠黏膜黑色素沉着为特征的非炎症性肠病）有关系。临床经验显示，患者长期服用此类成分可能导致结肠黑变病，并有恶变风险；尤其对于60岁以上老年人，发生这种疾病的风险更高。据统计，长期服用蒽醌类泻药的患者，其结肠黑变病的检出率近70%。如果长期服用这些含有蒽醌类成分的中药，可能会增加患结肠黑变病的风险。

不能长期服用的通便中药具体有哪些

实际上，以蒽醌类成分为活性成分的苦寒类通便中药均不宜长期服用，除了以上提到的大黄、番泻叶和芦荟，还包括决明子和何首乌（表4-1）。这些中药一定要在医师辨证指导下使用，并且需要特别注意用法、用量和疗程，绝对不要自行长期使用。当然，在病情需要的情况下，短期使用是可以的，但当便秘情况在服用这些药物得到改善后，就应该及时停药或减量，转而通过饮食、生活习惯等方面的措施来确保顺利排便。

表 4-1 含蒽醌类成分的通便中药一览

序号	中药	基原	功效	所含蒽醌类成分
1	大黄	蓼科	泻下攻积，清热泻火，凉血解毒，逐瘀通经，利湿退黄	大黄素，大黄酚
2	番泻叶	豆科	泻热行滞，通便，利水	番泻苷，大黄素
3	芦荟	百合科	泻下通便，清肝泻火，杀虫疗疳	芦荟大黄素
4	决明子	豆科	清热明目，润肠通便	大黄酚，大黄素甲醚
5	何首乌	蓼科	解毒，消痈，截疟，润肠通便	大黄素，大黄酸

来源：《中国药典》2010 版

便秘后应该怎样选用中药

便秘有很多原因，一般可分为器质性和功能性两类。对于器质性便秘，应该采取针对原发疾病的治疗措施，建议尽早就医规范诊治。对于功能性便秘，可以选择中药治疗，但需要分清证型（表 4-2），建议在第一次用药时向医师或药师咨询。

需要特别说明的是，老年人肠胃推动力不足，容易发生便秘，而一旦发生便秘，也多为虚证而少有实证。如果老年患者时常出现排便少、排便无力或几天无便意的情况，而不伴有口干、口臭、腹痛、腹胀的症状时，不宜选用清火通便药，而宜选

表 4-2 便秘常见中医证型

中医证型	主要症状和体征	常用中药	常用中成药
实热便秘	大便干结，口干口臭，舌苔黄燥	大黄，枳实，厚朴，芒硝，芦荟	麻仁润肠丸，牛黄上清丸，一清胶囊
气滞便秘	腹痛腹胀，排便困难，苔白脉弦	槟榔，乌药，枳壳，木香	木香槟榔丸，四磨汤口服液
气虚便秘	便干便难，排便无力，神疲乏力，舌淡脉弱	人参，黄芪，白术，陈皮，柴胡	补中益气丸，四君子丸
阳虚便秘	少腹冷痛，少有便意，畏寒怕冷，苔白脉沉	肉苁蓉，牛膝，泽泻，党参，锁阳	金匮肾气丸，苁蓉通便口服液
阴虚便秘	大便干结，口干口渴，舌红少苔	麦冬，熟地黄，当归，白芍，柏子仁	六味地黄丸，当归补血丸

用补虚通便药。

最后用三句话总结一下。

★便秘原因很多，如果为器质性便秘需要治疗原发疾病，请前往医院就诊。如果为功能性便秘，可以服用西药，也可以对证选用中药。

★无论如何，不宜长期服用含有蒽醌类成分（大黄、番泻叶、芦荟等）的复方汤剂、中成药或保健品来通便，否则会增加结肠黑变的风险。

★治疗便秘的非处方中成药和保健品很多，一定要选择适合自己的那一类。第一次选择时，最好能听听医师或药师的意见。

 ## 排便难就吃牛黄解毒片？错了

很多患者在便秘时都吃牛黄解毒片、牛黄上清片、一清胶囊等清热泻火类中药来帮助排便，应该说效果不错，服药后肯定会排便，很多时候还都是稀便。那为什么要说这种做法错了呢？主要还是从两方面说起。

便秘 = 排便难？非也

有人说，排便难不就是便秘吗？非也。根据 2013 年《中国慢性便秘诊治指南》的说法，便秘可能出现的症状包括：①排便感到费力；②排便为干球粪或硬粪；③排便有不尽感；④排便有直肠堵塞感；⑤排便量少；⑥缺乏便意等。其中就包含我们所说的排便难的情况，这主要是指"排便感到费力"或"缺少便意"的情况，这种情况与"排便为干球粪或硬粪"的情况不同。虽然都叫作便秘，但是以排便难为主要表现的便秘和以大便干为主要表现的便秘，二者的发病机制和治疗方法均不同。

从中医理论上看，排便难或缺少便意，而大便软硬程度尚可的情况，主要为脾气虚或脾阳虚的情况，而大便干则主要为胃肠实热的证型。一个是虚，用补虚法治疗；一个是实，用祛邪法治疗。针对这种脾虚证型的治疗方剂是济川煎和黄芪汤，也可以选用芪蓉润肠口服液和苁蓉通便口服液。所以，便秘，不一定是火热证型的表现，尤其是出现几天不大便，大便难但形状尚可的患者，一定要听医生或药师的建议合理选药，切不可随意找来牛黄解毒片等清热泻火药就吃。

/// 排便难时，吃了牛黄解毒片又能怎么样

从症状表现上看，排便难时，服用清热泻火类中成药，一般都会出现稀便的情况，有时可能还伴有不同程度的腹泻。但是，这种稀便坚持不了几天，等停药后，过段时间又会再次出现便秘的情况。再次用药后缓解，过几天又不行了。如此反复，症状一直不能得到根本解决。这是因为，排便难属于脾虚证，而清热泻火类药物本身苦寒伤胃，会加重脾虚；虽然短期能够通便，但是长时间看还是属于不对证用药。

另外，长期使用含大黄、芦荟、番泻叶等中药通便，还会增加大肠黑变病的风险。

当你出现便秘时，还是应该规范选药用药，不宜随意服用牛黄解毒、牛黄上清丸等清火通便药。这是因为，如果属于脾气虚、脾阳虚或阴血虚造成的便秘，使用这些药物可能会"雪上加霜"。

 请记住那些可能导致肝损伤的中药

中药与西药一样，属于有明确适应证和用法、用量的药品，也具有一定的副作用，或称"偏性"。传统中药自古就包含毒性意识和毒性分级概念，不同偏性或毒性药物的使用方法是不一样的。所以，不恰当地使用中药，自然会发生不良反应，其中就包括肝损伤。而认为中草药无毒副作用是一种误区。

/// 为什么会出现肝损伤

目前认为，中药所致肝损伤主要包括两种：一种是与过敏体质相关的肝损伤，这种肝损伤发生在那些具有特定体质的患者身上，即易感人群；另一种是与肝毒性成分相关的肝损伤，这种肝损伤主要与药物有关，如果错误地服用了含相应毒性成分的中药，就可能诱发肝损伤。

另外，导致肝损伤发生的因素很多，除了上面提到的患者体质和毒性成分，从中医理论角度来看，是否辨证用药？是否超量、超疗程用药？药材的炮制和配伍是否规范？药品的真伪和质量等均为可能的影响因素。

/// 哪些中药制剂曾经出现过肝损伤报道

目前已知出现过肝损伤报道的中药包括何首乌、土三七、雷公藤、千里光、川楝子、鸦胆子、青黛、苍耳子、黄药子、五倍子、朱砂、雄黄等，中成药包括消核片、仙灵骨葆胶囊、牛黄解毒片、复方青黛胶囊、昆明山海棠片等。

怎样避免中草药所致的肝损伤？

不可否认，中药治疗符合我国国情和文化认知，在一些疾病治疗上也具有独特优势。在选择中药治疗时，应该注意以下几点：

★ 改变中药"绝对无毒"的错误观念，正确认识中药的药物属性。

★ 不宜自行盲目地选药、用药，应遵循医师或药师的建议。

★ 不应随意更改药品服用的剂量、时间和疗程。

★ 应去正规经营场所购买合格的药材、饮片或药品。

★ 不同药物联合使用时，应咨询医师或药师的建议。

★ 如果在服药期间出现乏力、恶心、皮肤变黄、腹部不适等症状，应立即停药并就医。

★ 如果本身患有肝、肾疾病，用药时需更加谨慎，应在医师或药师指导下用药。

一个真实的中药肝损伤案例

有一次外出开会时，突然接到同事的电话，开门见山地问我是否了解一个以千里光为主要成分的中成药。我虽然觉得有些突然，但是联想到前段时间单位组织的体检，马上反问她是不是肝功能指标的问题，没想到真是这样。她服用这个中成药刚满1周，同时服用的只有一个安全性较高且以往服用过多次的抗菌药，但在单位组织的体检中抽血发现肝功能异常，转氨酶、碱性磷酸酶均大幅度升高，她很疑惑，不知道是什么原因造成的，便来问我有关这个中药的情况。这时，我告诉她，千里光是已经证实的能够引起肝损伤的中药之一，并嘱咐她立即停药，定期复查肝功能，暂时不需要用其他药物。

这就是发生在我们身边真实的中药不良反应事件。

请大家一定要注意，中药也是药，有些安全性高，但也有些安全性并不高，在不严谨使用时就会造成药害事件。认清这个基本事实，是合理使用中药的前提。其实，不太安全的中药并不多，只需要稍微留心，便可在日常用药过程中避免这些不良反应。那么，究竟哪些中药不太安全呢？

传统毒性中药：朱砂、雄黄、川乌、马钱子、斑蝥、细辛等。

现代研究证明具有一定损害性的中药：马兜铃、关木通、千里光、番泻叶、土三七等。

对于千里光这种菊科植物，在前面我们已经对其安全性进行过阐述。有书记载其有小毒，且不是一个现代常用中药，在一般病症的治疗时，可以用其他更为安全的中药来代替，避免这些不必要的药害事件。看完这篇文章，请记住这个有些时候不太安全的中药：千！里！光！不要随意使用它。

何首乌的悲剧，究竟还要有多少

某天，在浏览新闻时，发现了这样一条消息："男硕士为治脱发服6斤何首乌肝衰竭身亡。"据报道，患者在半年内先后服用含有生何首乌、制何首乌的中药汤剂治疗脱发，单付剂量包括了10g（制何首乌）到12g（制何首乌），15g（生何首乌）到20g（生何首乌）不等。但是患者脱发情况未见好转，却出现了明显的肝功能损伤，最终因肝衰竭不治。这里不想再讨论肝损伤究竟是不是何首乌引起的，或者究竟是生何首乌还是制何首乌。这里想说的是，究竟是什么原因，让这么多人，甚至是医务工作者，对于国家食药总局发布的"口服何首乌肝损伤风险"置若罔闻？对于一个又一个真实的临床惨案毫不在意？

最根本的原因，恐怕还是人们对于中医药的有效性和安全性缺少客观、合理的认识。真的有人相信无论什么中药，怎么用、用多少都是无毒无害的吗？理性一些吧！无论出于什么原因力挺中医药，请真正地了解它、尊重它，再力挺它。而真正推动中医药发展的人，一定会辨证地看问题，中医药绝对有其治疗优势，这毫无疑问。但同时，有些问题尤其是中药安全性问题，是以往缺少认识的。只有弥补了这些不足，中医药才能真正的继承和发展。如果你真正热爱中医药，就请辩证地看问题，承认并接受它的不足。

说到本案例，还有一个不能忽视的原因，就是医务人员对于中药安全性风险的忽视，让患者长期、大量服用何首乌制剂，而且，除了制何首乌，还有生何首乌。学过中药的都知道，制何首乌具有补益肝肾的作用，而生何首乌的主要功效是解毒消痈和润肠通便，长期使用生何首乌的安全性风险也更高。同时，一个疗程14付，连服8个疗程的用法、用量远远超过安全阈值。这种药物治疗方案绝对是有问题的，也请院方不要急于推卸责任，好好反省一下自己的问题。因为如果真如其所讲的"是治疗脱发的常用方子"，岂不是还要有更多的人遭殃！

实际上，何首乌并不是什么生僻药，反而是很常用的中药，它的安全性问题已经进入 LiverTox（美国国立卫生研究院 2012 年 10 月推出基于循证信息的肝损伤相关药物免费数据库），影响力和知名度还是很高的。但就是这样的中药，还是出了如此严重的安全性事件。可见，很多重要的安全合理用药信息并未及时传递到基层医疗机构，老百姓更是不知道。宣传安全合理用药理念，一直是医药自媒体人的重要职责。其实，在吃药治病这件事上，患者真的可以了解更多、参与更多。请记住何首乌这个中药，它不是不好，也不是不能用，而是不应该为了一个本不严重的病症，大量、长期地使用，甚至滥用生品，这会显著增加引起肝损伤的风险，在本案例中更是导致了极为严重的后果。当然，辨证合理地使用何首乌，就会把这种安全风险尽量降低。

有人说，当前是中医药学发展的历史机遇期。希望中医药得到真正的传承与发扬，真正的去粗取精与去伪存真，能够真正地帮助患者缓解痛苦和病患，而不是狂热、误解和曲解。

仙灵骨葆可能导致肝损伤，那究竟吃不吃

2016年12月8日，国家食药总局发布了一则药物不良反应信息通报，提醒消费者和医务人员"警惕仙灵骨葆口服制剂引起的肝损伤风险"。这个时候，很多人会问，既然国家明令发文提醒我们注意这个药物的肝毒性风险，那我到底还能吃吗？或者说，如果正在服用仙灵骨葆片或胶囊，应该怎么办？

从简单的逻辑角度看，吃，有肝损伤风险；不吃，没有肝损伤风险。尽管这种不良反应仅仅是一种风险，并非会发生在所有服用这个药的患者身上。但是，规避这种风险的最好方式仍然是，不吃。如果服用仙灵骨葆是因为病友推荐或者自己想保健，而缺少医生的诊疗，那么，建议你最好立即停药。

除此之外，如果是在医生指导下用药，或者以后如果医生给我开这个药，我应该怎么办呢？实际上，这就涉及仙灵骨葆引起肝损伤的易发人群和高危因素问题。也就是说，有些人服用这种药容易出现肝损伤，而另一些人则不容易出现。具体来看，长期连续用药（超过30天）和老年患者用药（超过65岁）容易出现这种风险。所以，如果你已经超过65岁，或者已经服用仙灵骨葆超过1个月，建议你尽快去医院检查一下肝功能，并听从医生的意见来决定是否继续服用。

从科学研究的角度看，药物性肝损伤的深层次机制很多，很多具体问题至今都没有完全弄明白。也就是说，服用这种药物后，是否出现不良反应、何时出现不良反应都是不能精确预测的，而只是一个概率大小的问题。但是，从目前的临床表现来看，无论是个体敏感性，还是患者年龄与疗程的问题，似乎都说明：这种肝损伤一定与某种有害物质的累积效应有关，而患者个体化差异、老年患者肝功能的生理性减退和服药疗程都直接影响着这种有害物质的累积速度。在服用这些有肝损伤风险的中药时，尽量不要联合使用其他对肝脏有影响的药物，尽量避免增加肝脏的工作负担，这样一定是有益处的。

很多药物肝损伤都是可逆的，也就是说，吃药时出现肝损伤，而停药后肝功能会恢复至正常水平，所以，对药物性肝损伤也莫惊慌。但是，了解药物性肝损伤的症状还是非常必要的，包括肝生化指标异常、全身乏力、食欲不振、厌油、恶心、上腹胀痛、尿黄、目黄、皮肤黄染等。出现这些症状时，应尽快停药并联系医生。

最后需要提醒的是，仙灵骨葆口服制剂的最常见不良反应并不是肝损伤，而是消化系统症状（超过一半的人服用时会出现这种症状），例如恶心、呕吐、腹痛、腹泻、腹胀等，用药时也需要注意。

处方中含麻黄时，不能和这些药一起吃

麻黄是一味很古老的中药，在现存最早的本草专著《神农本草经》里就有关于麻黄的记载，在医圣张仲景的成名作《伤寒杂病论》里也常出现麻黄，至今，麻黄仍然是一味重要的中药。但是，要想用好这味药可有很多讲究，否则的话会带来很多副作用。

看看中药学对于麻黄的介绍。麻黄，辛温发散，归肺与膀胱经，功效为发散风寒、止咳平喘、利水消肿。现代常用于治疗感冒、支气管炎、肾炎、咳嗽等病证。同时，在实际临床工作中，会碰见有患者说吃了含有麻黄的中药复方或中成药后不舒服，或者对麻黄过敏。所以，麻黄的运用一定要用对人、用对量。其中，最关键的几点注意事项如下。

警惕过度发汗

由于麻黄属于发汗峻剂，也就是说，麻黄的发汗作用很强。所以，表虚多汗的患者不适用麻黄，夏季用麻黄要调整用量。同时，如果在感冒时，除了服用含麻黄的中药，还服用一些西药退热药（对乙酰氨基酚、布洛芬等）时，一定要注意，因为这种药物的叠加作用可能会让你因发汗太多而虚脱。

警惕心脏过度兴奋

麻黄中含有麻黄碱和伪麻黄碱，这两种成分都会对心脏的正常功能产生一定影响。当麻黄用量过大，或者患者本身体质虚弱，或者对麻黄过敏时，服用麻黄制剂就会出现心慌、心悸、血压升高、失眠等不良反应，需要提前加以注意。如果在服用麻黄的同时再服用兴奋类药物（如咖啡因，或含咖啡因的饮料和药品等），出现

这种心脏毒性的可能性就更大了。另外，伪麻黄碱本身就是很多复方感冒药的成分（例如白加黑、新康泰克等）。一般情况下，麻黄制剂也不宜与这些复方感冒药同用。

/// 注意肝损伤可能性

很多教科书和文献也提醒我们，麻黄可能还会造成肝损伤，所以不宜长期大量服用。实际上，作为一味解表峻剂，也不应该长期大量服用。

综上所述，以上三点是使用麻黄制剂时需要重点关注的，在你或身边的家人、朋友服用这一类药物时，记得提醒他们。

多吃了几片中成药，竟然会这样

52 岁的张阿姨身体挺好，除了患有关节炎，就是有时会烦躁、盗汗，这也难怪，更年期总会给人带来一些麻烦。天气转暖后，她来到医院看中医，希望能够服用一些中药治疗。根据张阿姨的病症特点，医生给她开了两种中成药，一种是缓解更年期综合征的更年安片，一次 6 片，一日 2 次；另一种是治疗关节炎的虎力散片，一次 1 片，一日 2 次，并叮嘱按时、按量服用。

张阿姨退休较早，目前生活的主要任务就是帮着儿子、儿媳带孩子，从换尿布、冲米粉到做辅食，还得陪着爬、跟着玩，一天忙活下来身心俱疲。等到晚上儿子、儿媳下班回来，张阿姨才想起来药还没吃。于是，她就拿出这两种药，急忙服用。忙乱之中，她吃错药了，吃了 1 片应该服用 6 片的更年安片，却吃了 6 片应该服用 1 片的虎力散片。等到儿媳关心地询问并拿起说明书时，药已下肚。

儿媳："妈，你吃错药了，虎力散片应该吃 1 片，更年安片应该吃 6 片。"

张阿姨："哦，是嘛，没事吧，中药没关系的。"

儿媳："妈，我觉得还是去医院吧，万一有副作用呢。你看说明书上写的不能多吃。"

张阿姨："哦，没事吧，下次我注意就是了。"

儿媳："那我还是问问吧。"

于是，我的电话响了。

没错，这就是发生在我同事妈妈身上的真实案例。当她向我描述完整个过程时，距离张阿姨吃错药已经 10 分钟了，而且她目前还没有什么特殊的感觉。这时，我快速告诉我的同事，她妈妈有中毒的风险，嘱其在 1 个小时内（尤其是前 30 分钟）密切监测以下症状：是否出现头晕、头痛、唇舌麻木、心慌、心悸、恶心、呕吐、呼吸急促等，以及一般体征和精神状态。如果只是出现轻微的唇舌麻木和头痛，并无其他不适，则休息静养即可；如果在唇舌麻木之外，还有恶心、呕吐、呼吸困难等，则需立即就医。

幸运的是，张阿姨并没有出现严重的中毒症状，在持续了几十分钟的轻度唇舌、四肢麻木和头晕之后，慢慢缓解并恢复正常了。但是，这次经历还是给她上了深刻的一课，她终于明白了，中药原来也有这么强烈的作用，不该多吃的绝对不能多吃。

让我们看看导致张阿姨中毒的中药究竟是什么？从这个不良反应事件的因果关系来看，可以推定主要原因是过量服用虎力散片。虎力散片含有制草乌———一种毛茛科植物块根的炮制品。制草乌是毒性中药，现代研究发现其含有一系列有毒生物碱，其中以乌头碱为最。据报道，乌头碱的中毒量仅为 0.2 mg。所以，乌头类中药饮片（包括川乌、草乌、附子）的临床应用是很谨慎的，不仅在内服时多用炮制品，而且在煎煮时也有先煎久煎的传统。同时，含有以上中药组成的中成药也属于含毒中成药，也需要严格遵守用法、用量服用。

实际上，由乌头碱造成的中毒反应是很多的，让我们看一看（表 4-3）。

表 4-3 中国知网关于乌头碱中毒的部分文献

序号	作者	题名	来源
1	安莹波, 董叶子, 张新颜, 杨澈, 王成浩, 冯霞	急性重度乌头碱中毒致电风暴 4 例及文献复习	疑难病杂志, 2015(6):623-625
2	刘明艳	43 例急性乌头碱中毒的心电图及临床检验分析	国际检验医学杂志, 2014(17):2296-2297+2300
3	何益平, 郭航远, 裘宇芳, 杨芳芳	乌头碱中毒致心律失常 19 例临床分析	岭南心血管病杂志, 2014(2):155-157

续表

序号	作者	题名	来源
4	张阳,沈丽娟,王长谦	乌头碱中毒 92 例临床分析	心血管康复医学杂志,2012(5):548-549
5	宋昆,李长罗,何芳	急性乌头碱中毒 63 例的心电图表现和临床分析	中国当代医药,2012(18):23-24
6	史国华	乌头碱中毒致心律失常 38 例临床分析	内蒙古中医药,2011(19):17-18
7	李春侠	急性含乌头碱药酒中毒致室性心律失常 38 例分析	中国误诊学杂志,2011(13):3213
8	王迎春,周桔红,郑宏	36 例乌头碱中毒致室性心律失常的临床研究	现代生物医学进展,2010(13):2549-2551
9	韩文,熊刚	乌头碱中毒 132 例诊治分析	现代临床医学,2009(4):290-291
10	熊英	急性乌头碱中毒 56 例临床分析	医学信息(内、外科版),2009(6):563-564

中也有涉及虎力散片的不良反应报道（表 4-4）。

表 4-4 中国知网关于虎力散口服制剂不良反应的报道

序号	作者	题名	来源
1	邵佳希,黄晓英,孔飞飞	同时服用虎力散片、痹祺胶囊致不良反应 1 例	中国医药指南,2013(4):304-305
2	吴慧英,杜贯涛	虎力散片致乌头碱样反应 1 例	中国药师,2011(4):548
3	刘致珍	虎力散胶囊致不良反应 5 例报告	贵州医药,2006(7):648

一句话，有毒中药需要严格按照用法、用量使用，对于含有乌头碱类成分的中药（川乌、草乌和附子）以及含有这些成分的中成药尤其如此。请记住以上这些中药的名字。看到处方或说明书上有这些中药时，请一定谨慎用药，不要超量用药。

什么是药物性肾损害，哪些药物容易导致肾损害

药物性肾损害，简单说就是吃药后，药物原因造成的肾损害。学术说法为"暴露于具有毒性或潜在毒性的药物以后，造成双肾或之一损害，出现尿检异常（表现为血尿、蛋白尿和管型尿）、肾脏病理结构异常（肾小管上皮细胞变性、水肿、坏死）和肾功能异常（血肌酐升高或肾小球滤过率降低）的疾病"。药物性肾损害是体现药物"双刃剑"特征的代表性事件之一。

那么，为什么会发生药物性肾损害？这是因为，肾脏是很多药物的排泄器官，药物需要通过肾脏排泄出体外，如此一来，药物就要不可避免地与肾脏细胞发生交换、转运等一系列细胞活动。而肾脏细胞对于这些"外来之物"并不太熟悉，两者交流时就会产生不匹配的信息，影响肾脏细胞的正常生理功能。这就好像是在地铁出站口，很多首次乘坐地铁的乘客不会使用出站闸机，要么不会打卡，要么在错误的位置出站，导致大量乘客滞留在闸机前，影响地铁出站功能。根据学术界的说法，造成药物性肾损伤的原因主要分为三类：一是药物本身的毒性作用，二是药物作为抗原引起的过敏反应，三是药物影响肾脏正常血流量而造成损伤。

那么，哪些药物容易导致肾损伤，需要我们在用药时加以注意呢？

/// 抗生素

抗生素在各类能够造成肾损伤的药物中居榜首，也就是说，由抗生素引起的肾损伤出现得最为频繁。能够引起肾损伤的常见药物如下：

★ 头孢类抗生素：头孢拉定、头孢哌酮、头孢曲松、头孢呋辛等。

★ 氨基糖苷类抗生素：庆大霉素、阿米卡星、依替米星等。

★ 青霉素类：阿莫西林、氨苄青霉素、哌拉西林舒巴坦、阿莫西林克拉维酸钾等。

★ 大环内酯类：阿奇霉素等。

★ 其他：万古霉素、克林霉素、亚胺培南西司他丁等。

解热镇痛药

解热镇痛药即平时说的退热药和止痛药，也属于经常使用的一类药物。较常见引起肾损伤的药物包括阿司匹林、对乙酰氨基酚、氨基比林等。

抗肿瘤药物

抗肿瘤药物也即化疗药物，可引起肾损伤，常见的药品有铂类烷化剂、环磷酰胺、甲氨蝶呤、丝裂霉素等。

一些中药

随着"马兜铃酸肾病"的曝光，中药安全性问题也越来越受到瞩目。一些中药诸如关木通、广防己、雷公藤、苍耳子等，也有可能引起肾损伤，在使用时需要谨慎考察用法、用量，并定期监测。

药物性肾损伤是真实发生在身边的药物副作用之一，尤其当用量过大、疗程过长、老年人用药、联合用药时，药物性肾损伤的发生概率会高很多。所以，药物是一把双刃剑，谨记谨记！

吃他汀后这个指标升高 10 多倍，罕见但需警惕

他汀类药物包括阿托伐他汀、瑞舒伐他汀、辛伐他汀、普伐他汀等，是一类用于高脂血症的药物，准确地说是用于以胆固醇升高为主要表现的高脂血症患者。因为高血脂通常被认为是心脑血管意外事件的诱发因素，所以很多疾病包括高脂血症、冠心病等患者都在服用这一类降脂药。

他汀类药物的安全性基本良好，但也不排除出现副作用的可能性，而这种副作用的表现中，肝功能和肌功能首当其冲。肝功能大家都好理解，那肌功能是什么呢？别急，让我们先来看看下面的真实案例。

66 岁的赵大爷因高脂血症一直在服用他汀类药物，算起来已经 3 年了，这 3年他都按照医生的要求服药和定期检查，没有发现异常情况。但是这次检查后，

赵大爷的磷酸肌酸激酶（英文简写CK）这个指标升高到3 000多（正常值为20～190），同时乳酸脱氢酶和转氨酶也有所升高。据赵大爷讲述，他这段时间一直有特别乏力的感觉，觉得没有力气，浑身不舒服。

实际上，赵大爷出现的就是肌功能损伤，而监测肌功能的指标就是这个CK，也就是磷酸肌酸激酶。它是给肌肉供能过程中的催化剂，主要分布在骨骼肌、心肌、脑、甲状腺、肺组织、胃肠平滑肌中，以骨骼肌含量最高。CK为肌病诊断中最有诊断价值和最敏感的检查方法之一。不同疾病的CK值升高的幅度不同。一般分轻度（正常值的5倍以下）、中度（6～10倍）、重度（10倍以上）升高。由此可知，赵大爷的肌功能已经受到了严重损伤。一般情况下，患者服用他汀类药物过程中出现肌无力或肌痛症状，同时伴随着CK值升高超过正常值上限10倍以上时，应立即中断他汀治疗。

请各位服用他汀的患者注意，一定要定期（1个月或3个月）去医院做血常规检查，看看自己的肝功能和肌功能是否正常。如果CK这个指标值升高10倍以上，应立即停止治疗。

老年糖尿病患者最需要警惕的事

上午9:30，一位老大爷和他的女儿急匆匆地走进用药咨询诊室。

老大爷：大夫你好，有没有治疗肺纤维化的特效药？

药师：你好！患者来了吗？多大年龄，什么时候诊断的肺纤维化？还有没有什么其他基础疾病？

老大爷：就是我老伴，现在在家呢，半年前诊断的肺纤维化，还有糖尿病和冠心病，不过时间长了。

药师：噢，肺纤维化的西医治疗一般是激素和免疫抑制剂两种方法。患者现在精神状态怎么样？每天生活有规律吗？

老大爷：哎，自从确诊为肺纤维化以来，她的精神头是一天不如一天，不愿意吃饭，人虚弱得很。现在她从卧室走到厕所，就头晕、心慌得厉害，走不了路，还会出大量的汗，有的时候手还会抖。哎，她原来不这样，肺纤维化以后就变成这样了。

大夫，你赶紧给我们推荐一个治这个病的药吧。

药师：嗯，那每次她心慌、出汗的时候，你们怎么处理的？她是怎么缓解的？

老大爷：给她吃速效救心丸吧，也没啥用，她自己在马桶上坐一会起来就好了，但是这种心慌、出汗的情况每周都要来 2 ~ 3 次，实在是害怕啊。你说肺纤维化怎么这么厉害？我们问了医生说现在没有效果特别好的药。

药师：……

到此为止，如果你是糖尿病患者，或者家里有糖尿病患者，应该就能够明白，这个老大爷所描述的老太太的症状，很可能不是肺纤维化症状，而是典型的低血糖反应。为什么这么说呢？三个主要原因："糖尿病""不愿意吃饭""心慌出汗手抖"。通过进一步询问得知，老太太在知道自己得了肺纤维化以后就心情不好，饭量也越来越少，但是每天注射的胰岛素用量并没有减少，空腹血糖监测也不及时，这不，发生低血糖反应了。

这位老太太目前最主要的问题，不是找治疗肺纤维化的特效药，而是调整降血糖药物的用法和用量，并保持充足饮食。家里人不要总想着降血糖，而是应该对血糖控制保持适当的宽松，减少出现低血糖反应的概率。同时，要在患者身边放几个糖块，下次再出现这种症状时，不是吃速效救心丸，而是迅速含糖块。

很多时候，老年人会患有多种疾病，服用多种药物，而恰恰老年人的药物代谢能力会减退，对于药物不良反应的耐受能力会下降，也就更容易出现药害事件。所以，如果家里吃着多种药的老年人出现不舒服的症状时，一定不要忘记考虑药物不良反应的可能性！对于老年糖尿病患者来说，低血糖反应一定要警惕！

 左氧氟沙星、莫西沙星，下次再用这些熟悉的抗生素时要注意了

如果用过抗生素，就一定听说过氧氟沙星、左氧氟沙星、莫西沙星这些"沙星"类药物的名字。没错，它们是一类很重要的抗生素，学名叫作氟喹诺酮类抗生素。由于抗菌谱比较广，临床上很多感染都可以使用，例如呼吸系统感染、泌尿系统感染、生殖系统感染、皮肤软组织感染、肠道感染等。但是，随着这类药物的广泛使用，它们暴露出的安全性问题也越来越多。作为患者，有些信息一定要知道。

目前认为，氟喹诺酮类药物的安全性主要集中在以下方面：

本类药物可能会造成关节病变和肌腱断裂，用药期间应密切观察。同时，由于在 18 岁以下的未成年人身上出现此类副作用会严重影响骨骼和肌肉的正常发育，因此 18 岁以下的未成年人尽量避免使用。同样，妊娠期和哺乳期妇女也应尽量避免使用，防止影响到孩子。

本类药物可能会引起抽搐、癫痫等严重中枢神经系统不良反应。既往有中枢神经系统疾病史的患者避免使用。由于肾功能减退患者使用本品时不能及时将其排出体外，所以会增加这种中枢神经系统不良反应的发生率。肾功能不好的患者使用时，除了要减量，还要注意此类不良反应。

本类药物可能引起皮肤光敏反应，即暴露在阳光下会出现荨麻疹或红斑。

需要警惕的是，2016 年 6 月 30 日国家食药总局转引了美国 FDA 对氟喹诺酮类药物的安全警示，更是强调了上述不良反应的致残性和严重性，原文为"氟喹诺酮类药品（包括片剂、胶囊和注射液）全身用药时，致残性和潜在的永久性严重不良反应可同时发生，这些不良反应累及肌腱、肌肉、关节、神经和中枢神经系统"，甚至将其在急性鼻窦炎、急性支气管炎和单纯性尿路感染治疗的地位直接定义为"无其他可选途径的最后选择"，可见对此类药物安全性风险的重视。

下次再因为鼻窦炎、支气管炎和尿路感染而使用抗生素时，如果医生给你开了左氧氟沙星、环丙沙星或莫西沙星等"×× 沙星"，请友好地问一下，是否有其他治疗替代选择？如果你是 18 岁以下的未成年人，或者是妊娠哺乳期妇女，或者患有癫痫、神经性疼痛等神经系统疾病，或者患有关节和肌肉病变，请及时告知医生并更换治疗药物，把用药风险降到最低。

 肚子胀、消化不良，这个药不要再吃了

你知道多潘立酮这个药吗？如果没有听说过，那么它的另一个名字你一定知道，那就是：吗丁啉。对了，就是这个能够治疗腹胀和消化不良的药物，相信很多人都知道或者吃过吧。但是，关于这个药的副作用，也许你并不十分清楚。

坦率地讲，在物质生活水平大幅改善的今天，吃饱饭已经不是问题。但与此同时，另一个与吃饭有关的问题却越来越严重，那就是吃得太多、太杂。由于我们的脾胃功能是有限的，我们的消化能力是相对固定的，所以，吃得太多、太杂直接导致腹胀、恶心、打嗝等不适，尤其在节假日、亲朋好友聚会时容易出现这些消化不良的症状。这时，多潘立酮应运而生，并且成功地在消化不良的治疗上占据一席之地。

但是，很多人并不知道，其实多潘立酮（吗丁啉）这个药存在较为严重的不良反应风险，而且全世界很多国家都对其临床使用进行了限制。据报道，欧洲药品管理局认为这种药与严重心脏风险相关，建议限制其适应证，仅用来治疗恶心和呕吐，而不再用来缓解腹胀、胃部不适等症状。加拿大卫生部门建议该药应以尽可能小的剂量用药，疗程越短越好。甚至美国一直没有将其批准为人用药上市使用。实际上很多国家认为，至少在一些适应证上，多潘立酮的治疗风险高于收益。

那么，究竟是多潘立酮的什么副作用，让这些国家采取如此严格的限制措施？很简单，就是心脏风险，也就是对心脏不好，可能出现严重的心律失常、室性早搏、房颤等，甚至是猝死。当然，多潘立酮还会引起其他内分泌系统、泌尿系统、神经系统的不良反应，但是心脏毒性是最为重要的。

综合以上几方面观点，可以得出以下结论：

★ 在国外一些国家，由于安全性问题，多潘立酮（吗丁啉）的适应证已经被缩小了，它不再适用于治疗一般的消化不良和腹胀，而应该是恶心和呕吐。

★ 由于安全性问题，临床使用多潘立酮应以尽可能的最小量为宜，疗程也不应太长。那种当作家中常备药，有事没事吃一次的做法，很不可取。

★ 使用前，应明确患者是否有心脏病史，以及同时使用的药物是否有类似针对心脏的作用，如果有，应格外注意并加强监测。

 ## 服用这六类药物时，饮酒需当心

春节到，很多团圆宴都少不了酒，无论是白酒、红酒（葡萄酒）、啤酒还是黄酒，虽然喝起来烈度不一样，但同样含有乙醇。根据百度百科的数据，白酒的乙醇含量（体积比，即白酒的度数）一般不超过 65%，红酒为 10% ~ 30%，黄酒为 14% ~ 20%，啤酒通常为 2% ~ 5%。这些乙醇进入人体后，就可能会改变很多药物的吸收和代谢方式，造成对于特定器官或组织的异常高强度作用，引起药物性损害。

那么，哪些常用药物会受到饮酒的显著影响呢？

/// 头孢类消炎药（先锋霉素）

这几年，头孢类抗菌药与乙醇联合使用后出现的药害事件层出不穷，实在需要提高警惕。这种药物性损害是头孢类消炎药抑制了肝脏中一种代谢乙醇的酶，乙醇代谢的中间体（乙醛）在体内大量蓄积所致。因此，使用此类药物或者在停药 7 日内，均应禁止饮酒。为了让你有些印象，下面列出这些常见药物的名字，请务必记住。它们有头孢氨苄（先锋四号）、头孢拉定（先锋六号）、头孢克洛、头孢美唑、头孢米诺、头孢哌酮、头孢曲松、头孢西丁、头孢孟多等。需要注意的有两点：①由于药物完全清除需要时间，所以停药 7 日内都不能饮酒；②虽然不是所有的头孢类抗菌药都能影响乙醇的代谢，但是为了便于老百姓提高安全用药意识，还是一起记忆吧。

/// 对乙酰氨基酚（扑热息痛）、布洛芬等解热镇痛药

对乙酰氨基酚、布洛芬属于解热镇痛药，是很多复方感冒药的主要成分，它们主要用于感冒发热时的退热和缓解头痛等。而乙醇增加对乙酰氨基酚和布洛芬潜在的肝毒性，还会增加这类药物对消化道的不良反应，引起恶心、呕吐，严重时可致胃溃疡和胃出血。所以，在服用能够退热的感冒药时，其中很有可能含有此类解热镇痛药，应避免饮酒。

/// 苯海拉明、马来酸氯苯那敏（扑尔敏）、西替利嗪等抗过敏药

苯海拉明是第一代抗过敏药，用于缓解荨麻疹、湿疹或者晕车、晕船引起的恶心、呕吐；马来酸氯苯那敏和西替利嗪属于第二代抗过敏药，主要用于季节性或常年性过敏性鼻炎、荨麻疹和皮肤瘙痒等。乙醇可以增强这些药物的中枢抑制作用，如果服用以上药物时大量饮酒，可引起头痛、头晕、嗜睡、惊厥等中枢中毒症状。在服

用治疗荨麻疹、过敏性鼻炎等过敏性疾病的药物时，应避免饮酒。

胰岛素、二甲双胍、格列本脲、格列喹酮、瑞格列奈等降血糖药

这几种降糖药都是糖尿病患者管理血糖的有效药物，但是，这些药物都会受到酒精的影响。例如，乙醇可能会减少胰岛素的需要量，或者通过加重和延长胰岛素引起低血糖的作用。乙醇会加强二甲双胍对乳酸代谢的影响，导致患者出现乳酸性酸中毒。而服用格列本脲、格列喹酮、瑞格列奈和那格列奈的同时饮酒可引起低血糖反应，出现头晕、呕吐、平衡失调、昏迷等。所以，糖尿病患者饮酒需谨慎。

氢氯噻嗪、普萘洛尔、硝苯地平、贝那普利、替米沙坦等降压药

氢氯噻嗪属于利尿剂，乙醇可增加其利尿降压作用，增加发生直立性低血压的风险。对于普萘洛尔，乙醇增强其肝脏的代谢和清除，减弱其药效。硝苯地平属于钙离子通道拮抗剂，贝那普利属于 ACEI 类降压药，替米沙坦属于 ARB 类降压药，临床经验显示，服用它们时均应避免饮酒，以减少发生低血压的风险。同时需要注意的是，目前很多降压药复方制剂中同时含有上述几个成分，例如氢氯噻嗪 / 替米沙坦、氨氯地平 / 贝那普利、卡托普利 / 氢氯噻嗪、氢氯噻嗪 / 美托洛尔等，选用这些复方制剂也需要避免饮酒。

地西泮（安定）、艾司唑仑（舒乐安定）、咪达唑仑、劳拉西泮、苯巴比妥等治疗失眠的药物

这些药物均是作用于中枢神经系统的镇静催眠类药物，假如在服药期间饮酒，会通过类似协同作用，加强这些药物对中枢神经系统的抑制作用，出现头痛、嗜睡等不良反应。所以，服用上述安眠药的同时，应避免饮酒。

看看以上这六大类常用药物，务必提高警惕。在春节团圆宴时，请提醒身边正在服用这些药物的家人和朋友，应避免饮酒。如果吃药的同时饮酒后出现所描述的症状，应及时就医并告知医生存在服药的同时又饮酒的情况，便于快速诊治。如果正在服用其他药物，也请再次认真阅读一下说明书，看看是否适合在服药时饮酒，做到有备无患。

药酒中有这些药材时，服用要小心

很多人都有泡制药酒的习惯或经历，在一些地方，诊所或医院里也会给患者推荐一些自制的药酒。不可否认，药酒作为一种特殊的中药剂型，具有吸收起效迅速、药力分布作用广、方便储存等特点。传统理论也认为酒性升提，药材泡药酒后可以借酒势上行。但是，有一些中药泡的药酒可能很危险，容易造成患者中毒，不可不知。

那么，哪一类中药会出现这种问题呢？对了，就是含有毒性成分的中药材，尤其以含有乌头碱成分的中药最为值得警惕。为什么呢？因为从理论上讲，中药材浸泡药酒后有效成分溶出率一般要高于水煎剂，这样就会造成泡制药酒后，毒性成分更容易被人体吸收，也就更容易出现不良反应。从实际情况看，服用含有乌头碱中药的中毒事件层出不穷，而且其中至少75%的患者是因为饮用了药酒。所以，服用前需要注意一下药酒的成分。

含有哪些中药的药酒可能会含有乌头碱成分呢？最常见的中药有川乌（生川乌、制川乌、草乌（生草乌、制草乌）、附子（附片、黑附片）和雪上一枝蒿，治疗关节炎、风湿病的药酒中很可能含有上述成分。如果你的药酒中含有上述成分，请一定注意用法、用量，在使用前一定要向医师或药师咨询。很多情况下，患者会自己泡制药酒，这时就容易出现不知道该放多少药材在酒里，也并不清楚该用多少酒，基本上靠自己感觉。最终这就会造成药量超出治疗所需，引起中毒（表4-5）。

那么，含有这种成分的药酒究竟喝多少是安全的呢？从以往中毒的经验和数据统计来看，造成患者中毒的药酒量从10 ~ 150 mL不等。也就是说，因为不知道药酒的浓度是多少（1mL药酒中含有多少毫克乌头碱），所以基本上不能判断究竟喝多少是安全的。因此，一定要购买有含量标示的药酒。如果是自己泡制的药酒，一定要明确泡制方法（多少克药材放在多少毫升酒里），初始服用的剂量一定要越少越好。少喝点无非是效果不好，喝多了则会中毒，甚至有生命危险。

希望大家注意，有些药酒中含有一些特殊成分（例如草乌、川乌、附子、雪上一枝蒿），实际上也就是毒性成分乌头碱，购买这些药酒要认真阅读说明书，服用

表4-5 中国知网关于含乌头碱中药药酒中毒的文献举例

序号	作者	题名	来源
1	杨汝奔，陈贤，叶晓新，徐剑	一起误服外用药酒致乌头碱群体性中毒事件调查	预防医学，2016(8):844-845
2	刘亚梅	一例药酒中毒致心律失常病人电复律17次的救治与护理	中国卫生产业，2011(25):49
3	李春侠	急性含乌头碱药酒中毒致室性心律失常38例分析	中国误诊学杂志，2011(13):3213
4	徐邦夫，王春光，刘亚伟，胡建功	乌头碱药酒中毒致快速室性心律失常的电复律治疗	实用心脑肺血管病杂志，2010(4):442-443
5	李开平，颜仕玲	急性乌头碱类药酒中毒50例治疗体会	中国社区医师(医学专业)，2010(9):115
6	秦景新，唐嘉，廖传新，蒙晓辉	一起误服乌头碱药酒致2人中毒死亡的调查	职业与健康，2009(8):849-850
7	卢勇	一起由自制雪上一枝蒿药酒引起的乌头碱食物中毒	现代预防医学，1997(4):90+111
8	崔志高，丁洋	误服含乌头碱药酒中毒16例	中国药学杂志，1995(5):300

这些药酒时一定要严格控制用量，宜少不宜多，否则会中毒。服用后一旦出现口唇麻木、心慌、头痛、呕吐、憋闷等情况，请立即就医，并告知医生你曾服用过含乌头碱成分的药酒。

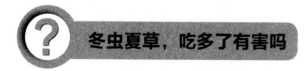

冬虫夏草，吃多了有害吗

近日，国家食药总局的一则通告显示，冬虫夏草及其制剂中砷含量超出国家保健食品限量要求（1.0mg/kg），达到4.4～9.9mg/kg。

近期，食品药品监管总局组织开展了对冬虫夏草、冬虫夏草粉及纯粉片产品的监测检验。检验的冬虫夏草、冬虫夏草粉及纯粉片产品中，砷含量为4.4～9.9 mg/kg。

冬虫夏草属中药材，不属于药食两用物质。有关专家分析研判，保健食品国家安全标准中砷限量值为 1.0 mg/kg，长期食用冬虫夏草、冬虫夏草粉及纯粉片等产品会造成砷过量摄入，并可能在人体内蓄积，存在较高风险。

也就是说，抽检的冬虫夏草制剂中砷含量超标 5 ~ 10 倍。由于砷属于重金属，超过一定含量即可对人体造成损害。因此，长期服用含有过量砷的冬虫夏草绝对是有害的。

那么，为什么冬虫夏草会有砷超标的情况？

实际上，类似砷的重金属广泛存在于空气、水源、土壤中，植物生长过程中会富集这种重金属，同时，中药制药过程中也可能会引入重金属。因此，对中药材的重金属监测一直都是中药材质量管控的重要环节。但从监测结果来看，情况不太乐观。对于冬虫夏草来说，重金属砷的含量一直容易超标。表 4-6 显示了 17 批不同

表 4-6 冬虫夏草药材中重金属残留测定结果

产地	编号	重金属残留量 /（μg/g）				
		铅	镉	砷	汞	铜
青海	1	0.58	0.04	9.97	0.02	13.08
	2	0.87	0.04	5.44	0.06	15.64
	3	0.68	0.05	7.50	0.05	13.52
	4	0.94	0.04	5.78	0.02	13.47
	5	0.50	0.04	3.78	0.00	12.15
	6	1.63	0.05	8.80	0.04	15.79
	7	1.25	0.06	4.70	0.03	12.86
	8	0.53	0.05	5.44	0.04	9.30
	9	0.70	0.03	7.95	0.03	13.28
	10	0.64	0.03	3.68	0.02	11.22
西藏	11	0.40	0.03	4.16	0.04	15.12
	12	1.08	0.16	2.65	0.08	10.70
	13	0.60	0.04	2.10	0.16	9.39
	14	0.78	0.03	3.76	0.03	11.92
	15	1.14	0.09	3.46	0.02	12.22
	16	0.74	0.05	4.40	0.07	13.98
	17	1.35	0.07	1.16	0.01	14.79

应不超过 2.0μg/g

产地冬虫夏草的重金属监测结果，可见只有砷含量超标严重。

近些年，冬虫夏草的临床使用十分火热，不断被证明对于诸多疾病具有改善作用，包括急性脑梗死、糖尿病肾病、乙型肝炎、慢性支气管炎、心律失常、遗精、恶性肿瘤等。但是与此同时，"冬虫夏草胶囊致药疹1例""冬虫夏草致肾功能不全恶化1例报告""冬虫夏草致过敏反应1例"的报道也见诸报端，提醒我们需要注意冬虫夏草的不良反应。

实际上，除了重金属砷含量的超标和其他一些可能由于动物蛋白而造成的过敏反应之外，因冬虫夏草本身较为昂贵，也就存在很多造假和掺假的情况，而这些造假和掺假又会反过来引入不安全的因素。据报道，冬虫夏草的常见掺假手段中，使用水泥、铁粉、铅粉、锡粉或其混合物掺入增重，造成潜在的危害。

大量服用冬虫夏草可能会摄入过量重金属，造成一定程度的机体损害，所以服用还需适度和适量，也不宜将它当作药食两用食材。另外，"物以稀为贵"的盲目崇拜也有将冬虫夏草功效炒作到虚高的嫌疑，但其砷含量超标却是实实在在的。请多一份理性的选择，少一些盲目的崇拜！

 有人对含穿心莲的药品过敏？没错！你也要注意

穿心莲，一种爵床科植物，炮制后就是一味常用中药，性味苦寒，能够清热解毒、凉血消肿，用于感冒发热、咽喉肿痛、泄泻痢疾、痈肿疮疡等。经过现代科学手段的开发，穿心莲成为很多中成药的主要成分，除了穿心莲片、穿心莲内酯滴丸、穿心莲内酯注射液等单组分产品之外，感冒清片、清火栀麦片、金鸡胶囊、康乐鼻炎片等多种中成药都含有穿心莲成分。

随着临床应用的增加，有关穿心莲的副作用报道也越来越多。2016年1月份，国家食药总局转发了澳大利亚关于含穿心莲产品的严重过敏反应风险的警示。

澳大利亚医疗产品局（TGA）于2015年10月8日发布消息，称经对穿心莲的安全性评价后发现其存在潜在的过敏反应风险，包括严重的过敏反应，警示消费者和医护人员使用含中药成分穿心莲相关产品的过敏反应。

2002 年 12 月至 2014 年 4 月期间，TGA 共收到与含穿心莲产品相关的 43 例过敏反应报告和 78 例其他过敏样反应报告。TGA 经过安全性评估认为，穿心莲可能导致这些不良反应或在这些不良反应中起促进作用，包括用于多成分制剂时。

穿心莲在一些营养补充剂中作为一种草药成分使用，属于爵床科，穿心莲传统上用于缓解发热、缓解感冒症状、缓解咽喉痛、缓解胃肠道紊乱和急性腹泻、辅助轻度呼吸道感染的恢复。

含穿心莲的产品列于澳大利亚治疗用品登记册（Australian Register of Therapeutic Goods, ARTG），适应证比较宽泛。目前在澳大利亚，将穿心莲用于药物尚无限制或在标签上进行警示。TGA 目前正在考虑是否需要进一步采取措施，与此同时将继续监测含有穿心莲的产品。

据报道，澳大利亚医疗产品局在 2002 年 12 月至 2014 年 4 月期间，收到与含穿心莲产品相关的 43 例过敏反应报道和 78 例其他过敏样反应报道，并认定穿心莲是其中重要的致敏组分。如果这种相关性得到进一步的确证，将有可能在此类产品的包装和标签上增加警示信息。

既然已经有其他国家对穿心莲的致敏反应进行警示，那么中国呢？使用穿心莲药品，在中国知网（CNKI）上简单检索可以得到的信息是，含穿心莲的药品导致过敏的不良反应始终存在，其中包含很多口服制剂（表 4-7）。过敏反应的表现主要是皮肤过敏（过敏性皮炎、荨麻疹、多形性红斑等），但也包括口服穿心莲药品致休克和死亡的严重过敏反应案例。另外，穿心莲提取物的注射剂型的副作用也很

表 4-7 中国知网关于穿心莲过敏反应的报道举例

序号	作者	题名	来源
1	孙桂莲	穿心莲内酯滴丸致过敏性皮炎 1 例	求医问药（下半月），2013(2):647
2	刘文丽，于鲁海，李红健	口服穿心莲内酯滴丸致过敏性休克 1 例	实用药物与临床，2013(1):90
3	杨利华，赵颖	穿心莲内酯滴丸致过敏性皮炎 1 例	临床荟萃，2010(5):382
4	任东平，汪荣华，钱崇付	穿心莲注射制剂致 48 例不良反应分析	安徽医药，2009(3):321-322
5	张弨，谢茜	穿心莲内酯注射液致急性肾衰竭 2 例	药物不良反应杂志，2008(6):435-436

续表

序号	作者	题名	来源
6	杜兴，尚菊，曲永娟	穿心莲内酯磺化物致变态反应 3 例	医药导报，2006(10):1034
7	刘为仁，胡晓林	穿心莲片致药疹 1 例	南京军医学院学报，2003(2):95
8	童湘谷	口服穿心莲片致急性荨麻疹及血尿 1 例	中国中药杂志，1998(9):58
9	覃学清	服穿心莲片致过敏反应 1 例	中国中药杂志，1993(7):442
10	徐菊美	顿服穿心莲致过敏性休克 1 例	浙江医学，1991(4):54
11	梁启精，尹连生	口服穿心莲片所致皮肤过敏性药疹 1 例报告	新药与临床，1985(3):170
12	王世海	穿心莲片致过敏反应 3 例	医师进修杂志，1982(11):46

多，无论是肌内注射还是静脉注射。

综上所述，穿心莲药物制剂可能确实具有与其他中药不同的一些致敏可能，在临床使用时，要密切监测患者服药后的表现，尤其对于首次服药的患者更应如此。

中成药里含有樟脑，宝宝能用吗

大家都知道十滴水吧。十滴水是一个常用的健胃祛暑中成药，治疗因中暑引起的头晕、恶心、腹痛等症状，说明书用法、用量为"口服。一次 2～5 mL，儿童酌减"。也就是说，儿童是可以口服用药的。但是，由于十滴水含有樟脑，网上一直有人对十滴水用于婴幼儿的安全性有疑问。那么，这个问题怎么看呢？

需要先说明一下，樟脑与樟脑丸是不一样的。理论上樟脑丸应该使用樟脑，也就是从樟科植物樟树的枝叶蒸馏得到的天然提取物，但是由于成本问题，现在市面上的樟脑丸大多使用合成樟脑，或者含有萘、对二氯苯等化学物质，但是名称仍然沿用"樟脑丸",其实里面的物质已经不是樟脑了。我们所讨论的内容,是真真正正的樟脑,不是樟脑丸(多含有萘、对二氯苯等其他物质)。樟脑丸远离孕妇和婴幼儿是必须的。

那么,樟脑用于儿童是否安全呢?或者说,长期给婴幼儿使用含有樟脑的中成药(例如十滴水)是否安全呢?关于这个问题,我们可以从以下几个方面分析:

首先,从传统记载和现代研究方面。传统本草记载,樟脑有小毒(《品汇精要》),传统用法不入煎剂,气虚者及孕妇禁用。现代研究表明,樟脑有兴奋中枢神经系统和循环系统的作用,外用于皮肤,有温和的刺激和防腐作用,超剂量使用可中毒。据《中药大辞典》记载,内服 0.5 ~ 1.0g 可引起眩晕、头痛,2.0g 以上即可引起呼吸衰竭、癫痫样痉挛等严重的不良反应,4.0g 以上即有致死风险。所以,樟脑应该被认为是一种毒烈性中药。

其次,关于樟脑用于儿童的毒性问题。有国外天然产品研发网站做出指导意见,强调宜"避免应用于儿童,因为在使用后有中毒和肝毒性的报道,中毒症状包括恶心、呕吐、心率加快、头痛、惊厥、嗜睡等",同时"避免使用时靠近儿童和婴儿的鼻子"。国内相关综述也指出"儿童樟脑中毒较常见的表现是心动过速",并且已经观察到长期小剂量摄入樟脑(包括经皮肤、口服或吸入)导致中毒的病例。

再次,从既往的不良反应报道来看。十滴水应用于儿童有不良反应的报道。例如,有报道显示,1 岁 2 个月的幼儿涂擦十滴水(原液)治疗痱子时,出现瘙痒、红肿等过敏反应,治疗后缓解。也有报道,12 岁的儿童外用十滴水洗浴(稀释液)后出现皮肤干裂的情况,十滴水误滴入眼后造成眼结膜和角膜的损伤。还有多例服用十滴水后出现药疹的案例等。总之,十滴水用于儿童的不良反应案例是有的,即使是外用于洗浴也有可能发生不良反应。

最后,从估算中毒量和致死量的角度。像十滴水这样的中成药,到底给儿童用多少量就不安全呢?由于目前十分缺少相关证据和资料,我们只能推算。

根据《中国药典》的十滴水配方含量公式,单次最大量(5 mL 十滴水或 2 粒十滴水软胶囊)的樟脑摄入量约为 150mg,超量 3 倍后接近中毒量(0.5 g)(表4-8)。

根据维基百科标示的 50 ~ 500 mg/kg 体重的成人口服致死量(图 4-1),不合理地将其用于儿童（没有儿童的数据，只能这样估计），得到 15 kg 体重的儿童危险量为 750mg，是十滴水说明书单次最大量的 5 倍，但实际危险值应该更低。

表 4-8　十滴水与十滴水胶囊之比较

	十滴水	十滴水胶囊
【成分】	每 1 mL 含樟脑（$C_{10}H_{16}O$）应为 20.0 ~ 30.0mg；含桉油以桉油精（$C_{10}H_{18}O$）计，不得少于 6.3mg	每粒含樟脑（$C_{10}H_{16}O$）应为 53.0 ~ 71.8mg；含桉油精（$C_{10}H_{18}O$）不得少于 15.7mg
【功能与主治】	健胃，祛暑，用于因中暑而引起的头晕、恶心、腹痛、胃肠不适	健胃，祛暑，用于因中暑而引起的头晕、恶心、腹痛、胃肠不适
【用法与用量】	口服，一次 2 ~ 5 mL；儿童酌减	口服，一次 1 ~ 2 粒；儿童酌减
【注意】	孕妇忌服。驾驶员和高空作业者慎用	孕妇忌服

Dosing

Adults (18 years and older)

- There is no proven safe or effective dose of camphor in adults. The German Commission E recommends a general dose of 30-300 milligrams taken by mouth as the average daily dosage of liquid or solid preparations of camphor. For application to the skin, Commission E recommends a general dose of 10-20% in semisolid preparations of camphor, or 1-10% in camphor spirits.

Children (under 18 years old)

- There is no proven safe or effective dose of camphor in children.

⊙Top

图 4-1　维基百科标示的成人口服致死量

综合来看，十滴水用于儿童，超量3倍后就有中毒危险。当然了，这只是理论推测，实际应用于儿童时，强烈建议根据病情和患者体重减量，而不要按照说明书常规量服用。

樟脑和含樟脑的中成药虽然不是严格禁用于儿童，但是使用时一定要密切注意用法、用量和安全性问题。无论是内服还是外用，减量和稀释都是必须的，同时，也不宜采取长期小剂量用药（包括内服和外用）的方式。使用过程中，应注意观察有无恶心、发热、心动过速的症状，如果出现此类症状，请立即停药。

服用胶囊后出现胃部不适的原因

胶囊作为最常用的现代药用辅料之一，已经成为很多药品采取的包装形式，它能够掩盖不良气味，避免药物成分与空气和水的接触，从而增加药物的稳定性和服用的便捷性。实际上，胶囊剂一直是国际上普遍采用的药品呈现和包装形式之一。但是，临床有不少患者反映，吃了胶囊以后会出现胃部不适，似痛非痛，似胀非胀，以至于有些患者因此而希望选择片剂、口服液等其他剂型的药物。那么，出现这种情况的可能原因有哪些呢？

我们先来看一看胶囊是什么。胶囊的主要成分是明胶，成分以蛋白质为主，也含有水和无机盐。明胶的用途很多，可以用于食品（增稠剂、乳化剂），也可以用于医药（胶囊），还可以用于化工产业（材料）。但是，这些不同用途明胶的来源是不一样的。根据《中国药典》的记载，胶囊用明胶是"动物的皮、骨、腱与韧带中胶原蛋白不完全酸水解、碱水解或酶降解后纯化得到的制品，或为上述三种不同明胶制品的混合物"，同时，这些动物"应来自于非疫区。应来自于经有关部门检疫为健康的动物，不应来自于经有害物处理过的加工场，不应使用苯等有机溶剂进行脱脂"。也就是说，药用明胶的生产标准还是蛮高的。

说到此，就不能不提"毒胶囊"事件。2012年，央视曝光了一些企业用皮革废料做原料生产工业明胶，最终卖给药用胶囊生产厂家的违法经营活动。这种皮革制成的胶囊往往重金属铬含量超标，服用后可能会造成重金属中毒。从新闻报道的情况来看，2015年仍然有此类案件被揭发和查处。

有了这些基本知识，我们来看一看，胶囊剂造成患者胃部不适的可能原因是什么。

与毒胶囊和重金属铬有关吗

众所周知，铬是人体必需的微量元素之一，很多微量元素补充剂中都有铬。但是铬的存在形式包括三价铬和六价铬，三价铬几乎无毒，而六价铬是确定的致癌物。如果过量摄入六价铬会对身体造成危害，主要包括呼吸道刺激、消化道刺激、皮肤刺激、致癌反应，还包括肝肾毒性和生殖毒性等。需要注意的是，"毒胶囊"事件出来后，许多学者表示，因为毒胶囊中含铬有限，胶囊作为药物的摄入总量也有限，所以"一般不会引起人体铬急性中毒和慢性铬蓄积"。综合这些资料，加上不能确定患者服用的是否为"毒胶囊"，所以我们认为，服用胶囊后引起胃部不适症状的原因，可能首先并不考虑铬中毒。

与患者自身胃肠功能有关吗

实际上，患者的胃肠功能可能是一个需要考虑的因素。因为我们在用药咨询过程中发现，服用胶囊后出现胃部不适的患者，大多本身服用好多药，或者因为慢性病而需要终身服药。这种情况下，多种药物对患者胃部的刺激就是一个不能不考虑的因素。同时，如果患者本身患有老胃病，或者曾经有消化道溃疡病史、萎缩性胃炎病史等，出现胃部不适的概率会加大。当然，这种胃部不适并不是针对胶囊的，只是在服用胶囊时表现得更明显罢了。

胶囊的溶解是不是一个因素

实际上，我们认为，胶囊的溶解应该是一个需要考虑的因素。虽然《中国药典》对于胶囊的溶解时限都有明确的要求，但是胶囊溶解本身会受到太多因素的影响，例如内容物的成分、水分、胶囊质量、锁口规格、储藏等因素，甚至是明胶分子中一种自发的所谓的"交联反应"，都会影响胶囊溶解时长。而胶囊溶解不完全的话，可能会增加引起胃部不适的风险。所以，即使都是合格的胶囊，也会因一些生产工艺或储存上的差别而造成溶解差异，最终在患者服用后的感觉上体现出来。

还有什么原因

实际上，虽然胶囊是一种现代药物剂型，但是从传统中医的角度，胶囊的原材料明胶是一种动物皮制成的胶原蛋白类产品，本质上与传统中药胶剂（例如阿胶，为驴皮煎煮浓缩形成的固体胶）很相似。而传统中药胶剂一直就有"滋腻碍脾"的作用，脾胃虚弱患者应慎用，以防更加中伤脾胃。所以，如果患者长期服用胶囊，也可考虑是否也会有类似的作用倾向。

综上所述，服用胶囊后引起胃部不适的原因可能很复杂，目前来看至少与患者自身脾胃功能和胶囊溶解差异有关，而与铬超标的关系不密切。当然，中医对于这种胶原蛋白类（胶剂）的认识也可以参考。因此，如果遇到此类问题，我们建议可以更换剂型，因为无论如何，保护自身脾胃功能也很重要。

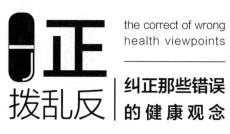

正

拨乱反

the correct of wrong
health viewpoints

纠正那些错误
的健康观念

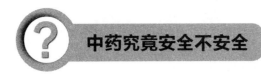

中药究竟安全不安全

"中药究竟安全不安全",很多人一定有这样的疑问。产生这种疑问的原因,大概来自两方面。其一,无论是专家学者,还是街坊邻里,不同人对于此问题的认识不尽相同,你也不知道该信谁。其二,如果你使用过中药的话,多多少少会有一些对于中药安全性的主观体验,但你可能并不确定。所以,关于中药的安全性问题实在有必要好好说一说。

无论你认为中药是安全还是不安全,请耐心阅读下去,相信一定会有额外的收获。因为这个问题问得不好,其中隐藏着大量误区。下面就为你梳理一下。

误区 1:中药那么多,说的是哪个中药

中药的范围很大,很安全的药材和很不安全的药材都叫"中药"。从卫生部2002 年公布的《既是食品又是药品的物品》来看,至少有 80 余种可以药食两用食材——"正常食用未发现对人体健康造成任何急性、亚急性、慢性或其他潜在性危害",包括山楂、枸杞子、海带、姜、山药、菊花等,这些药材的安全性应该是比较高的。因为一般没有人在吃冰糖葫芦之前咨询医生的意见。但是,中药里也有很多毒性中药,包括朱砂、雄黄、草乌、马钱子等,这些中药吃多了、吃错了都很危险,甚至会有生命危险。可以这样讲,基本上所有中药就是分布在这样一个安全轴上,有些离山楂、海带、菊花(安全性高)近一些,有些离朱砂、雄黄、草乌(安全性低)近一些(图5-1)。你在回答"中药究竟安全不安全"这个问题时,一定要想想,自己心里代表"中药"的那个药材具体是什么,在安全轴上离哪一类更近些?这样才更有意义。

误区 2:书上记载"无毒"就一定无毒吗? NO

书上记载的比较安全的中药,真正使用起来也可能会变得不安全。原因很简单,中药从栽培、采收、炮制到最后直接供临床使用的饮片,其中经过很多环节,均可能造成药材变化。栽培环节农药化肥狂用、采收环节好坏掺和、炮制环节偷工减料,

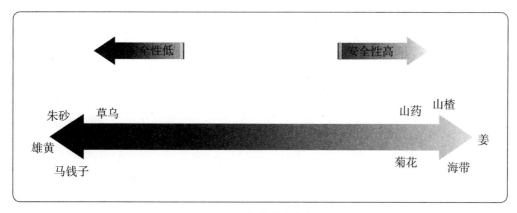

图 5-1　中药的安全轴

这样生产出来的中药的安全性又有多少保证呢？想想牛奶和胶囊就知道了。所以，虽然书上说三七无毒，但是你买到的三七可能就有"毒"，因为它可能掺有伪品土三七，也可能携带了生长环境中的化肥农药，还可能在不当储藏中霉变。总之，并不能说一定无毒。当然，国家的质量监管和过程控制越来越成熟和规范，相信将来可以避免这些。

除此之外，还有一个原因。随着中药现代化的发展，中药传统功效的现代阐释越来越多，现代研究也会揭示一些新的不安全信息。比如，一些中药（例如土三七、千里光、款冬花等）含有一种成分叫作"吡咯烷类生物碱"，它可能引起肝小静脉闭塞病，造成肝损伤。所以，现代研究也逐步揭示了一些中药的未知风险。

误区 3：使用中药就一定有安全风险？关键在于怎么用

中药历来讲究"以偏纠偏"，即利用药物的"偏性"纠正机体的"偏性"。所以从理论上看，所有中药均具有一定的"偏性"，而"偏性"与"毒性"在一些情况下可能只是轻重程度不同而已。所以，采用中药治病是一个绝对需要专业知识的工作，不仅要选好药，还要设计好用量和疗程，恰到好处地让药物的"偏性"发挥它应有的作用。打个比方，采用中药治病就相当于做红烧河豚而不是红烧排骨，这其中对于专业技术的需求不言而喻。所以，使用中药是否安全，关键在于怎么用。

因此，对于普通大众，选用中药要谨记三点：

（1）尽量减少养生保健用药；

（2）尽量减少自行选药用药；

（3）尽量减少长期不间断用药。

很多时候，中药是否出现安全问题的主动权完全取决于自己，"合理＋适度＋针对性"的用药就能规避风险；反过来，自以为是地用药就比较危险了。

简而言之，中药究竟安全不安全？

中药品种众多，有药食两用的，也有一招毙命的，有些安全性高，有些安全性低。即使是书上标明"无毒"的中药，化肥农药、掺假掺伪、储存不当、炮制失准等，也会使得实际买到的药材会变得"有毒"。所以要在正规销售机构购买中药饮片，选择大品牌当然更好了。中药就是以"偏性（毒性的近义词）"治病，但"以偏纠偏"绝对是个专业技术活，不要自行用药，多听听医师和药师的意见。

是不是中药的不良反应比西药少

在门诊用药咨询时，很多患者都会问这样的问题："大夫，中药的不良反应比西药少，是吗？"那么，这种想法正确吗？有一定道理吗？

首先，这种说法体现了大家对于中药不良反应和西药不良反应的一般性、总体性认识。为什么会有这种认识呢？除了很多国人对中医药自然的亲切感之外，与中药里本身有很多药食同源的品种不无关系。也就是说，当你意识到天天接触的山楂、山药、陈皮、大枣、桂圆等食材也是可以治病救人的中药的时候，心里就会觉得安全，觉得不良反应少。其实，除此之外，还有很多你不了解也接触不到的中药，例如大黄、麻黄、赤芍、熟地黄，甚至雄黄、朱砂、附子、马钱子等也是中药，这些中药就没那么安全了，相反有些中药还有剧毒。很多患者对于中药"不良反应少"的误区，是因为他所听说和了解的中药，很多是养生保健的药食两用之品（安全性高），而不是临床常用的治疗用药（偏性和毒烈性强）。

其次，一般而言，中药的疗效没那么快，都是慢慢调理的。自然而然的，中药不良反应的症状也不会那么急、那么重。而且，从目前中药材的质量现状来看，很多时候药物疗效不够，不良反应也就不会那么明显。但实际上，如果中药应用得当，对于某些疾病也会有效如桴鼓的表现，疗效反应和起效时间不会亚于西药。中药属于"慢慢起效"的这种误区，也会让人觉得其不良反应也会表现为"慢慢来"，显得比较安全。

实际上，中药是完全不同于西药的治疗体系，其对药物的认识和药物起效的方式都与西药有很大不同，其中，中药强调药物的"偏性"，请注意，不是"疗效"或"毒性"，而是一个中性词——"偏性"。正因为这样，中药治疗时始终强调辨证论治的重要性，在合适的患者身上表现出疗效，而在健康人或不合适的患者身上就会表现出不良反应。在处方用药过程中，也会通过各种方式（炮制、配伍、饮食等）努力让这种偏性表现为治疗作用而不是毒性作用。所以，要想让中药安全，让中药的不良反应少，那么在中医药理论指导下，辨证论治地使用是必须的前提条件。

最后，来看看国家食药总局怎么说：

"中药的使用讲究辨证论治、合理组方、一人一方、随证加减，中药也是以化学物质为基础的，有时还存在讲究道地药材、如法炮制等。严格地说，在这样的情况下服用中药，有助于减少和避免不良反应。但是如果不遵守辨证论治的原则或者辨证不当，组方不合理，中药材质量有问题，也能引起许多不良反应。现在许多中成药、中药新剂型在使用过程中，不良反应也很多，应该引起重视。"

中药的不良反应比西药少吗？不是。中药里面有毒烈性很强的，西药里面也有安全性很好的。怎样才能避免中药的不良反应？那就是，严格遵循中医药理论服药，遵循中医师或中药师的建议用药。自行用药、盲目用药、养生用药都会增加发生不良反应的概率。

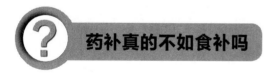 **药补真的不如食补吗**

很多人都听说过"药补不如食补"的养生观念，这种说法主要是从药物和食物的安全性（偏性）和易获得性角度出发的一种认识，有其合理性成分。但是，这种说法也有一些不合理之处，或者说是在理解这句话时的认识误区，都有哪些呢？一起来看看吧。

/// 为什么只是"补"

从一开始,"药补不如食补"的观点就只谈到补的问题。实际上,如果这里的"补"更靠近于中医的补法而不是泛泛而谈的吃饭填饱肚子的话,这种补法应该用于虚证或具有虚象的人群,不具有虚象的人群或者具有实证表现的人群,显然不适用于补法。所以,在想要"药补"或者"食补"的时候,请首先想一想,自己是否属于虚证或虚象体质,如果不是或不确定的话,就没有必要考虑到底是采取药补还是食补,因为根本不需要补。

/// 药补的效力不如食补吗

如果单纯从补的效力角度出发,一般来讲,药补的效力应该强于食补。为什么呢?因为从偏性角度看,药物的偏性一般要大于药食两用药材,更是大于食物,而偏性代表了药物能够治疗某种病症的能力。药物的可能作用效力一般要强于食物。需要注意的是,不是说作用效力强的就一定好于作用效力弱的,但是,如果你的病情程度或治疗需要作用效力强一些的药物呢?那这个时候是不是药补会更适合?所以,在你想要"药补"或者"食补"的时候,请再想一想,自己究竟是亚健康状态,还是已经进入疾病阶段并且需要规范的药物治疗呢?如果是后者,也就不要再考虑药补还是食补了,最好使用药物。

/// 食补究竟包括哪些方式

很多人会觉得,食补就是采用平时的食材进行养生保健就行了,于是乎在饮食中加入大量的单一食材,希望通过这种方式食补。也有一些患者可能会将保健品也纳入食补的范畴,因为保健品毕竟也是食品的一种。还有一些患者可能会将食补理解为一些"珍禽异兽"的作用,吃一些平时吃不到的好东西就会得到食补的效果。实际上,这些认识都是不对的,单一食材、保健品或"珍禽异兽",都不是食补的正确内容。

药补不如食补,只对特定条件下的特定患者适用。不存在虚证的患者不需要补,超过亚健康状态的疾病患者不应该食补,单一食材、保健品或"珍禽异兽"也不是食补的内容。而食补所能够带来的均衡膳食和防微杜渐的意识,才是药补不如食补的真正核心价值。

量出来的血压高，就一定是高血压病吗

高血压病是国人最常见的慢病之一，很多人都在不知不觉间，比如体检时或眩晕、头痛时测量血压后，发现自己血压有些高。也就是说，决定你是否是高血压患者的依据，就是那次测量的血压值。那么，测量出来的血压高，就一定是高血压病吗？

答案是否定的。也就是说，测量出你的血压高，并不代表你一定就患有高血压病。

原因很简单，测量 1 次的血压并不能代表你的正常血压。你可能有这样的经历：在较短时间内先后测量 2 次血压值，往往是不一样的，而且往往第 1 次测量的血压值要高于第 2 次测量的血压值。为什么会出现这种现象呢？根据专家的研究，人体的血压波动受到很多因素的影响，其中有一个因素特别重要，称为"即时波动"。意思是说，在你测量血压的那一刻，血压值就变化了，通常会升高。也就是说，你测量出来的那个血压值不是正常血压值。

所有人都会发生这种血压的"即时波动"吗？是的，所有人都会有这种情况。但是，根据科学研究的结果，大约 2/3 的人在先后测量 2 次血压时，血压值的差异会大于 5mmHg，即出现较为明显的"即时波动"，而余下 1/3 的人虽然也会有波动，但是波动幅度比较小。仅仅靠一次测量的血压值来判断是否患有高血压病，是不合理的。

当你在家里自测血压时，如果发现自己先后 2 次测量的血压值差异较大，大于 5mmHg，可能你就属于"即时波动"比较大的患者。这个时候，你还需要测量第 3 次，如果第 3 次测量的血压值与前一次相比差距减小（<5mmHg），就可以停止测量，计算平均值即可。如果第 3 次与前一次相比仍然差距较大（>5mmHg），就需要继续测量第 4 次。如果 4 次测量的血压值仍然波动较大，建议就医并请医务人员帮忙测量，或进行 24 小时血压动态监测。

量出来的血压高，并不代表你日常血压真的高，可能存在"即时波动"的应激性增高情况。从经验来看，大约 2/3 的人会出现这种"即时波动"现象。所以，量血压时应该测 2 ~ 3 次，测量值取最低的那次，或者测量值最低的那 2 次的平均值，可能更加符合真实情况。

 长效降压药究竟能不能晚上吃

我们讨论过长效降压药的服用时间，现在，我们再从其他学者的研究角度来看一看，长效降压药究竟能不能晚上吃？

首先，需要认识到，长效降压药的服药时间其实是一个有争议的问题，并没有得到最终的权威共识，或者说，一直有学者质疑早晨服用长效降压药的合理性。如果你不承认争议，而认为凭借理论推测或者电视节目就已经给这个问题下定论的话，后面的文字就不用看了。因为戴着有色眼镜，有些颜色永远看不到。

其次，我们来看看中国知网（CNKI）上已经发表的关于降压药服用时间的文章究竟持哪些观点。通过关键词的搜索，我们找到了一些探讨降压药服药时间的文章。其中确实有一些文章（小口径统计约占 30%）提出降压药在晚上服用的弊端，但是其中很多文章会提出这个结论并不是适用于所有高血压患者。为数不少的文章实际上是在论述晚上服用降压药的合理性，例如北京协和医院徐南图主任医师的文章《降压药可以晚上服用吗？》不仅论述了传统晚上不服药观点的推测性质，而且从多个角度明确指出了晚上服用长效降压药的优势（图 5-2）。 徐南图认为"凡是夜间血压负荷异常增高或凌晨觉醒高血压患者，不管正在服用的是长效、中效还是短效制剂，不管是构型、非构型、反构型还是锯齿型波动分布的高血压患者，都应该在晚间或睡前加服适量降压药，以达到 24 小时平稳控制血压的效果。"

除了国内的学者，国外是怎么样的情况呢？根据中南大学湘雅二医院的专家学者对国外研究的翻译，Hermida 等学者 2011 年在 Diabetes Care 上的研究显示，采用睡前服用降压药的时间疗法能更好地控制高血压合并糖尿病患者的血压，减少出现心血管事件的风险（图 5-3）。 其他持相似观点的研究还有很多，在此不逐一列举。

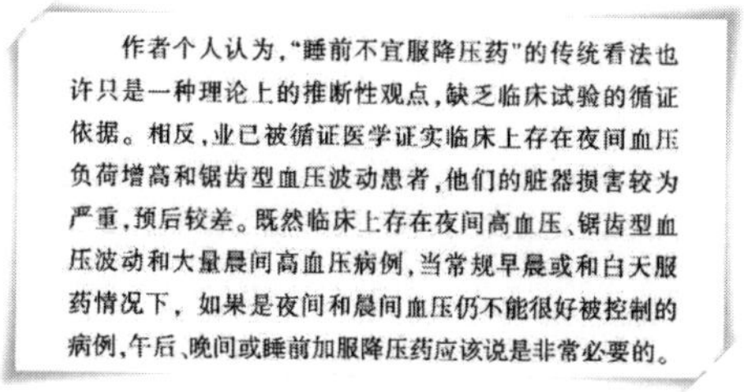

作者个人认为，"睡前不宜服降压药"的传统看法也许只是一种理论上的推断性观点，缺乏临床试验的循证依据。相反，业已被循证医学证实临床上存在夜间血压负荷增高和锯齿型血压波动患者，他们的脏器损害较为严重，预后较差。既然临床上存在夜间高血压、锯齿型血压波动和大量晨间高血压病例，当常规早晨或和白天服药情况下，如果是夜间和晨间血压仍不能很好被控制的病例，午后、晚间或睡前加服降压药应该说是非常必要的。

图 5-2 北京协和医院徐南图
医师文章截图

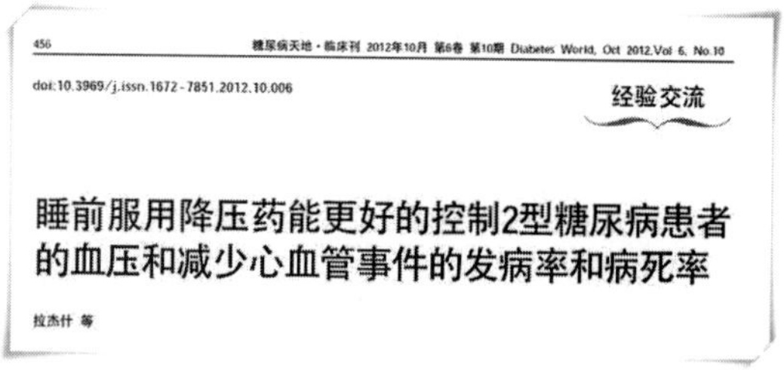

456　糖尿病天地·临床刊 2012年10月 第6卷 第10期 Diabetes World, Oct. 2012, Vol 6, No.10

doi:10.3969/j.issn.1672-7851.2012.10.006

经验交流

睡前服用降压药能更好的控制2型糖尿病患者的血压和减少心血管事件的发病率和病死率

赫杰什 等

图 5-3 国外 Hermida 等学者的研究
译文截图

通过这些研究，我们可以看出，至少有一类高血压患者（例如，具有非杓型血压，具有晨峰现象，或者合并有慢性肾病、糖尿病的患者），晚上服药比早上服药效果好。那么，余下的那些患者究竟能不能晚上服用呢？其实也不是一定不行。试想，如果一个药物服用时间的早晚差异就足以引起明确的疾病防治最终效果的巨大改变的话，那么这个服药时间应该明确写在药品说明书上，以最大限度减少心血管事件风险，但实际情况并非如此。

长效降压药究竟能否晚间服用？这从来就是一个难下定论的问题。但是可以肯定的是，目前来看，对于非杓型高血压患者、具有晨峰现象的高血压患者、高血压合并慢病肾功能不全患者、高血压合并糖尿病患者，建议在晚上睡前服药，这样可以最大限度地保护心血管。对于普通患者来说，最好是在做完 24 小时血压动态监测后，在医师或药师的指导和帮助下，确定或调整用药时间。

自己买点三七粉吃，究竟好不好

在门诊用药咨询时，很多人都来问，自己吃点三七粉行不行？其实，这个问题，说好答也好答，说不好答也不好答，为什么呢？

说好答是因为三七属于中药，中药饮片没有明确区分处方药和非处方药，但是除了药食两用中药之外（三七不是药食两用中药），其他的应该都属于处方药范畴，也就必须要由医生处方才能开具。所以，只要不是医生开给你的，自己不要轻易吃药，即使是中药也不应随意服用。严格意义上看，如果需要三七治病，应该在医生或药师的指导下进行，自行服用是不妥的。

但是，事情没有这么简单。很多人服用三七是养生保健的需要，而且三七不是一个毒性中药，安全性较好。现代研究也发现了三七对于心脑血管疾病的良好保护作用，很多治疗心脑血管疾病的中成药也含有三七。同时，很多临床患者服用三七后有症状或感觉上的改善，通过病友或电视节目的口口相传，形成一个"三七保健潮"。

那么，怎样看待这个"三七保健潮"呢？其实，即使用三七保健，也是服用一味药，因为药物发挥预期的药效是有条件的，所以至少需要注意以下几个方面：

中药材真伪质量。三七属于较为名贵的中药，市场上掺假、掺伪的比较多，白及、莪术、土三七等均是曾经出现过的伪品，三七粉的掺、假掺伪就更多了。所以，如果想要服用三七粉，首先要选择在正规药店或医院购买。

适应证。传统三七讲究活血止血、散瘀止痛，用于治疗跌打瘀肿、胸痹心痛、血瘀经闭、疮痈症瘕等。总体来看，从证型上讲，还是以"血瘀"为主。所以当准备服用三七粉，尤其是长时间服用三七粉时，最好先确认一下自己是否属于血瘀型。

禁忌证。从目前口服三七的不良反应报道来看，有过敏性紫癜，有腹痛、腹泻，有过敏性药疹，有头晕、呕吐，甚至还有过敏性休克。所以，如果对三七、人参或含有三七、人参的制剂过敏的患者，不应服用三七粉。如果服用三七粉后出现上述症状，应立即停止服用。

用法、用量。《中国药典》明确写着，三七研末冲服，1～3g。不要吃太多了。

疗程。疗程是一个很重要的问题，但是很遗憾，现在没有三七粉口服保健的明确疗程推荐意见，从相关中药新药临床试验和中成药说明书上看，血瘀证的疗程一般是 4 周。也就是说，在没有禁忌证和不良反应的情况下，服药 4 周是可以接受的，4 周后就应该评价药效。

注意事项。首先，正确服用，避免不良反应，粉末状药物服用不慎可能会引起消化道损伤，最好溶于水后冲服，而不是干吞。其次，注意与其他药物的不良反应，如果还同时服用其他中、西药物，还要考虑相互作用的问题。最后，不适随诊。

三七毕竟是一味中药，有其自身的适应证、禁忌证和用法、用量，如果想要长期服用，最好能在医师或药师的指导下进行。

中药和西药究竟能不能一起用

很多患者都会问医生，中药和西药究竟能不能一起使用呢？不会有什么不好的作用吧？实际上，这个问题可能让医生真的很难办，不回答是不礼貌的，但即使简单回答了"可以"或者"不行"，也不能打消患者的疑虑。所以，这个问题绝对是一个棘手的问题。下面就尝试从另一个角度，分析并回答一下这个问题。

为什么总要提这个问题？因为它很重要

了解中华文化的人都知道，社会上一直流传着"相生相克"的思维逻辑。例如，一些食物之间"相克"的说法很多，诸如"这个不能和那个一起吃"之类的知识你一定知道几个。而在中医药领域，中药"十八反""十九畏"也是药物配伍联合使用需要遵守的原则之一。老百姓大多有这样的认识，就是说一定有一些药物不能在一起吃，否则会出现类似"相克"的坏作用。仔细想来，这种认识也有可取之处，几种药物在一起吃的话，谁知道会发生什么？但是，理论设想不代表全部实际情况，更不意味着适用于所有药物。实际上，从临床经验来看，很多患者同时吃着各式各样的中药和西药（当然，在吃药具体时间上可能需要间隔一段时间，一般为30分钟），也确实存在一些严重甚至危及生命的不良反应。

为什么这个问题会让医生为难？因为不好回答

一般来说，西医开西药（也可开具部分中成药），中医开中药（也可开具部分西药），而中西医结合专业的医师处方范围会宽一些。但是，即使能够开具中成药，西医对于中医药辨证论治理论的了解是比较少的。同样，虽然能够开具西药，中医对于西药药理毒理的了解也不会太多。如果你向中医咨询有关西药的事，或者向西医咨询有关中药的事，多半不会得到明确的答复，原因很简单，跨界的知识不懂。而且，药物治疗方案都是个性化的，不同患者患有同一疾病，治疗方案也是不一样的。如果想要咨询的中药和西药不是出自同一位医生之手，多半也不会得到明确的答复。原因很简单，别人的决定自己不好干涉。除非出自同一位医生之手，否则这种询问是难以得到预期回答的。当然了，既然是同一位医生开出来的药，当然能一起吃了。是的，如果你真的想通了以上这些事，你还应该做的是：不管是看中医还是看西医，在医生开药前，把自己现在正在吃的药（包括中药和西药）和吃药后的感觉都告诉他，供本次处方用药时参考。相信我，医生的经验是强大的，也许他就遇到过吃某个中药和某个西药后出现不舒服的患者，这样他就会避免给你开出类似的处方。

/// 究竟能不能一起吃呢？说实话，主观经验认识远大于客观实证资料

说到底，中药和西药究竟能不能一起吃呢？或者说，哪些药物能一起吃，哪些药物不能一起吃呢？目前的状况是，要回答这个问题，多半根据医生的主观经验，而不是客观的科学资料。客观资料没有吗？有，执业药师和执业中药师的教材里面就有很多中、西药间"坏"的相互作用的案例，比如含朱砂的中药不宜与溴化物合用、抗酸中成药不宜与阿司匹林和青霉素联合使用、含呋喃香豆素成分的中药不宜与地西泮联合使用等。但是，这些案例存在缺陷，一是涉及的一些药物平时很少用到，二是这些案例分散而没有规律，三是有些案例纯属理论推测而没有实际意义。很多时候，对于这个问题的回答大多还是依靠医生的主观经验。

/// 我们该怎么办？记住 4 个原则

★ 尽量在同一家医院或同一位医生处开具所有药品。如果不能，一定要在看病时告诉医生自己正在服用的其他地方开具的中药和西药。如果有不能一起吃的，医生一般会马上告诉你。

★ 尽量不要自己加药或停药，因为有些药不能擅自加，有些药不能马上停。

★ 吃药前仔细阅读药品说明书，特别关注【不良反应】和【注意事项】里面的内容，如果吃药后出现里面所说的症状，要及时停药。

★ 很多医院都设有"用药咨询中心"，那里负责对患者的全部用药（包括中药和西药）进行整理，并提供建议。如果有机会，最好去那里问问。

那些全盘否定中医药的声音，错在哪儿

每天浏览各种医药类新闻时，总会看到一些否定中医和质疑中医的言论。其实，中医药作为一门传统医学，在继承传统理论和实践精髓的基础上不断改进和完善自己，并无太大问题。批评和自我批评也是必要的。但是，如果仔细阅读这些言论，就会发现个别声音与其说是在质疑，不如说是在"声讨"，充满了作者或者评论者心中强烈的憎恶感，这一点使我大为不解。于是我认真阅读了近期的几篇否定和质疑中医的文章，发现其中确实有一些评论有些武断。现在以我们粗浅的认识补充说明一下，仅供参考。

/// 中药安全性有大问题，例如中草药肾病、中药注射剂不良反应高发

补充说明：无论是西药还是中药，药物的安全性是讨论药理、药效和临床使用的前提，很多药物在临证治疗时都需要权衡有效性和安全性，中药也不例外。同时，中药也分安全性高和安全性低，有些药食两用食材的安全性一般较高，而传统毒性饮片的安全性一般较低，这是客观事实。如果不分清讨论对象，直接说中药安全性有大问题，似乎有些笼统。同时，中草药肾病的问题，除了药材基源的错位之外，还有很重要的原因就是指导如何用药的理论与方法不同。国内使用中药是在中医药辨证论治理论指导下进行的，合理、恰当地使用时一般不会出现问题；而有些药不对证的情况、药量过大的情况、不合理联合使用的情况，则有可能造成药害事件。国外使用中草药时缺少这种理论指导，以至于用小柴胡汤保健、用麻黄提取物塑形，当然可能出问题。另外，中药注射剂不良反应高发的问题是事实，原因可能是在中药现代化剂型的开发过程中存在急功近利的情况，将一直以口服、外用等形式给药的中药盲目开发成静脉用注射剂，这其中可能缺少必要的安全性准备。但是，这应该属于中药现代化新制剂的安全性问题，而非整个中药的安全性问题。

/// 中医药界完全不认同中药的毒性，国内中药毒性研究领域是空白

补充说明：可以肯定地说，中医药界不是完全不认同中药的毒性，而是完全认

同中药的毒性，或称偏性。真正完全不认同中药毒性的人，除了不懂中医药学，就是盲目崇拜，当然还有一些别有用心之人。只要你找一个接受过中医药教育或者了解一些中医药的人，可以问问他，现存最早的本草专著《神农本草经》有没有提到中药的有毒无毒？答案是肯定的。而且，国内中药毒性研究也开展很多年了。当然，有没有给出明确的科学结论是一回事，但至少，中医药界对于中药毒性的认识是明确的，绝非空白。

/// 中医药理论的玄妙性和意象性，缺少科学价值

补充说明：这一点是很多反对中医的人所坚持的证据之一，认为中医药的理论根本站不住脚。在此，我就想说明两点：第一，中医药理论体系十分庞大，确实存在演绎和取类比象的成分。所以，有些中医理论确实具有历史局限性，例如十八反十九畏理论、妊娠禁忌药理论等。中医药界的很多有志之士正在提出并解决这些问题。但是，这不是中医理论体系的全部，很多在临床发挥重要作用的治疗学精髓，也蕴含在诸如脏腑理论、药性理论之中，只不过外表都被哲学和文化外衣所包裹，不那么容易被认清罢了。看不到就说没有，似乎不合理。第二，现代科学也是在不断的否定与自我否定中发展的，现在被证实的理论，可能多少年后就不那么"正确"了。这说明，未来究竟怎样认识和改造世界，并无最终定论。在这个时候，就这么着急地全部否定中医的世界观和认识论，似乎也有些太"绝情"了，就那么缺少包容心态吗？

/// 很多中成药掺有西药成分，也说明中药没效

补充说明：好吧，这也很简单，在中成药中非法添加西药，只是个别制药企业的技术性违法行为，与中医药的治疗特点有关系，但不是中医药的正途。其实，这种事情很可能是学习过现代药学、懂得监管漏洞的人干的，而不是中医干的。实际上，大部分中成药并未添加西药成分，也在合适的地方默默地发挥着自己的疗效。

不可否认，中医药的发展目前处在瓶颈期，除了临床有效性的部分缺失和层出不穷的安全性事件之外，药材资源的质量控制和可持续发展问题，充斥着全社会的庸医、假医和别有用心之人，以及传统治疗学理论的现代阐释和未来发展的疑惑等，均是中医药现代化的阻碍。但是，这种状态并不等同于中医药未来没有

发展而一定要被废止。原因就在于，现代医学也存在很多问题有待完善，而中医确实可以从一个独特的视角缓解一些病证，帮助患者克服疾病困扰，这些不应该被完全否定。

如果你没有自以为是地自我用药，如果你遇到了负责任、有经验的中医，如果你使用了质量有保证的可靠药材，如果你按照医生的用法、用量规范治疗和停药，如果你按照医生的要求调整了生活饮食习惯，那么，中药一定会带给你疗效和改善。反过来，如果你曾经在看中医或使用中药时有不愉快的经历，请仔细想想是哪个环节出了问题，因为这个问题很可能不是中医药理论体系本身的问题，而是具体的医生行医的修养和医术问题、药商售药的真伪和质量问题。

哪些偏方一定不能信

近日，看到一则《南方都市报》转载《扬子晚报》的消息，2016 年 2 月 23 日晚，苏州市湖东派出所接到报警，称在一个 10 个月大的女婴体内发现毒品成分！随后的调查发现，造成这种情况的原因是孩子的祖母偏信民间偏方，给孩子喂食罂粟籽油治疗咳嗽！

好吧，我们都知道，民间偏方、验方一直存在，很多人都服用过老辈们口口相传的偏方，而随着互联网的普及，偏方、验方也有了新的传播方式，让更多的人有机会接触到这些"非主流"的药方。我相信，很多人都尝试过偏方、验方，不少情况下都会获益。但是，随着信息真假混乱和自我用药风险的不断增加，应用偏方的实际风险是在增加的。为什么这么说呢？

第一，偏方的概念。一般认为，偏方是没有被医药典籍正式收录，却又行之有效的中药复方。所以，很多说自己是偏方的偏方，其实不是偏方。例如某偏方网站说自己治疗咳嗽的偏方是用麻杏射干汤治疗实证咳嗽，用七味都气丸治疗虚证咳嗽。如果说自拟随证加减的麻杏射干汤有一点偏方意思的话，那么七味都气丸可是《中国药典》收录的品种。

第二，偏方的来源。很多偏方秘方并不标明来源，会写"根据民间及网络流传整理而成"或者来自于"某某偏方大全"。其实，有些偏方是你抄我、我抄你而来的，还有些偏方可能就是某个患者的处方，也许因为服用后效果比较好而成为偏方，等等。总之，现在流传偏方的来源较为混乱，其中很多来源是不可信的。

第三，偏方所用的中药。根据偏方所含的中药本身的特点，可以有两种分类方法：①按照安全性来分类，有些偏方主要是由药食两用的药材组成，统称为"食疗偏方"，安全性较高。另一些偏方则含有毒烈性中药，例如雄黄、朱砂、罂粟壳、细辛、水蛭、附子、川乌、大黄、肉桂等，安全性风险较高。②按照药材是否可以得到来分类，有些偏方说得很好，可是所列中药根本不是常用中药，甚至不知为何物，此类偏方的安全性也有待谨慎考察。实际上，除特殊原因之外，所有偏方应用的药物均为常用或不常用的中草药及其炮制品，这些药物的安全性是已知的，应该在使用前给予关注。

理解了上述内容，不难发现，绝对不能信的偏方往往具有以下特点：

★ 叫作偏方，实际上却为常用经方或时方。经方或时方是临床治疗的主力军，疗效也得到大量验证，但是需要在正规医院就诊后选用。因为即使为同一个疾病，不同中医证型的选药是不同的，这其中需要临床医师提供指导。

★ 不标明任何来源的偏方。偏方一定有来源，只是谁能说清楚这个来源呢！对于抄来抄去的偏方，肯定说不出来源。为什么要知道来源呢？因为在传抄的过程中可能会误解原有的功效，或者丢失某一些药物。所以，不明来源的偏方最好不用。

★ 标明"能治愈高血压、糖尿病、肿瘤"等西医疾病的偏方。这种偏方的问题在于，用中药缓解某些西医疾病的不适症状是完全可以的，甚至对于轻症或浅症有治愈的可能。但是需要注意的是，这种治疗也是在辨证论治理论下进行的，用一个偏方治愈所有高血压患者，显然是不可能的，但对于某些高血压患者会有缓解和治疗作用。至于适用于哪些患者，还得询问医师或药师。

★ 含有毒烈性饮片的偏方。含有毒烈性饮片的偏方不是一定不能用，但是因为这种偏方的安全性风险很高，需要在严谨的辨证和严格的用法、用量下使用，绝对不适合作为偏方让老百姓自己使用，所以，不建议选择这种偏方。本篇开头提到的罂粟籽，就与毒性中药罂粟壳同源，属于毒性中药。

需要注意的是，在使用偏方之前，可以问问自己，除了偏方之外，有没有更好的选择？实际上，对于一个10个月大的婴幼儿咳嗽来说，绝对有许多种比罂粟籽油更有效、更安全的治疗方法。偏方绝对不是治疗疾病和缓解症状的首选。可以这样说，现在网络上流传的很多偏方，其实都不适合作为偏方使用。那么，什么样的偏方可以用？个人意见，如果要自己用，最好选择那些以药食两用药材为主的偏方；对于其他偏方，最好在中医指导下使用，最大限度避免药害事件。

 ## 自煎还是代煎？细数代煎中药的利与弊

很多医院都有中药代煎服务，方便那些不能自己煎药和不愿自己煎药的患者。这种代煎服务通常是一次将全部药量煎好，然后分成一个一个的小袋，患者在每次服用前，只需要拿出一小袋药液，加热一下即可服用，十分方便。但是，从一定程度上看，这种方便也是以牺牲一部分疗效为代价的。下面就来说一说中药代煎的利与弊，让你心中有数。

利：节省患者时间

代煎中药的最大优势就是方便，这种方便不仅让不太懂得煎药或不愿煎药的患者省下很多麻烦事，而且大幅度地节省了时间成本。以最常见的1付中药煎2次来计算，浸泡1次需要30分钟，第1煎需要20～30分钟，第2煎需要15～20分钟，再加上中间放冷药液、倾倒药液和换水的步骤，以及冷水煮开的时间，怎么都得2个小时。如果处方中有先煎的饮片，或者有患者需要多煎煮1次的情况，时间就会变得更长。每天花连续的2～3个小时煎药，对很多人来说真的很难。

利：免除煎药之苦

煎煮中药除了耗费时间之外，对于煎药人员的注意力和精力也是考验。其一，煎药需要的2～3个小时是连续时间，在这段时间内，你不能左顾右盼，也不能三心二意，稍不注意就有可能出现药液溢出、煎干糊锅、水凉不沸等各种情况，影响煎药质量。其二，煎药过程中，加水量、加水时间、火力大小、煎煮药液的量等等一系列问题，都需要经验，而且需要随着锅里中药的不同随时变化。这对于一个有经验的厨师尚且有难度，更何况不擅长厨艺的年轻人。例如，你是否觉得每次煎出的药液太多或者太少？如果有，证明还需要改进煎药手艺。

/// 利：方便储藏和服用

代煎后的中药，以小袋包装的形式交付患者，不仅方便服用而且方便储藏。只需要将一小袋一小袋的中药放在冰箱里就可以，下次服用前热一下就好。如果是自己煎煮的中药，便没有这种袋装的方便，只能放在玻璃瓶里，下次服用时可能还得重新寻找容器来加热。如果是上班族的话，小袋的包装自然要比玻璃瓶的包装要更方便，也更时尚。说的再俗一些，如果用自己家的玻璃瓶盛中药，用完还得洗。代煎后用塑料袋包装的话，喝完扔掉就可以。

/// 弊：影响药物疗效

代煎中药的最大弊端就是对于疗效的影响。为什么这么说呢？因为有很多环节都可能出现不利于疗效的操作，而且你不知道也不能控制。其一，代煎中药的最终煎出量并不能准确地控制在你需要的那几袋里，但是最后却不能少给你，所以代煎中药的最终煎出量一定是大于给你的那几袋，也就是说，一部分煎出液最终倒掉了。至于这部分究竟有多少，患者并不知。但是，如果自己煎煮过中药，也代煎过中药的话，一定会发现代煎后的中药药液要稀得多。其二，中药处方中经常有先煎、后下的药材，这需要煎药时特别处理，虽然很多代煎的机器都已经有先煎和后下的功能，但是它们究竟有没有被特殊处理呢？顺便说一句，目前代煎中药仍然缺少有效的质量监管措施。诸如此类，还有药材质量、提前浸泡、机器清洗、药液核对等环节，都有可能出现一些影响疗效的问题。临床经验显示，很多患者都反映，自煎中药的疗效确实比之前代煎的要好。

/// 弊：改变养病心理

除了影响药物疗效之外，代煎中药的另一个弊端就是改变了人们的养病心理。中医认为，疾病乃阴阳失衡所致，而治病除了吃药之外，休息与放松也是十分重要的，更何况有很多病证需要"养"甚过需要"药"，有很多人需要"养"甚过需要"药"。药片和胶囊确实方便，快速消除症状确实重要，但是，这种治病的思路是不是会破坏机体让你休息的本意呢？与代煎中药相比较，自己煎煮中药的那些麻烦事绝对会让你觉得以后真的需要注意身体了（或者是再也不吃中药汤剂了）。有学者研究认为，中药之所以大多具有苦味，与这种心理暗示与心理提示作用多少有些关系。

好了，代煎中药的利弊都在这里了，看看你忽略了什么？那么，看病后究竟是代煎还是自己煎？其实还是取决于你的时间和精力。

不合理使用抗生素会损伤人体阳气？真相是这样的

曾在一本发给老百姓的合理用药宣传册上看到一句中西医结合式的宣传语，叫作"不合理使用抗生素会损伤人体阳气"，起初觉得有些道理，可后来觉得不太妥当，就此说说。

诚然，抗生素一定是需要合理使用的，不合理使用抗生素会带来很多问题。例如，在没有感染指征的情况下盲目使用抗生素，不仅对疾病没有治疗作用，还会增加不良反应和耐药性的风险。又如，不遵循抗生素的药物代谢动力学而随意更改使用剂量和次数，也会令疗效大打折扣。诸如此类，都是抗生素不合理使用的不良后果。

问题是，不合理使用抗生素与人体阳气之间有什么联系？

我们试着从持有此类论述的原意出发理解。一般而言，如果把抗生素看成中药，给它们一个药性的话，可能很多学者都会认为抗生素是苦寒性的。为什么呢？这是因为，抗生素一般用于治疗急性炎症性疾病，这些疾病通常表现为红肿热痛，而用于治疗此类红肿热痛的清热解毒类中药，往往都是苦寒的。以此类比，抗生素可能是具有苦寒之性的中药。而苦寒之性的中药过度使用，会损伤人体阳气。

但是，仔细想来，似乎还是有很多问题。

首先，损伤人体阳气的原因一般是过量使用苦寒药，或者不对证地使用苦寒药。但是这种过量或不对证并不是不合理使用抗生素的全部内容，用量偏低、给药频次不适宜、联合用药不适宜等情况，仍然属于不合理的抗生素使用。如果接受抗生素的药性苦寒的说法，应该只有过度使用或不对证使用才会损伤人体阳气，而其他合理使用的情形，不太会损伤人体阳气。

其次，损伤人体阳气的途径，除了过度使用苦寒药之外，大量使用耗散气血的辛味走窜的药物也是可能的原因。另外，将抗生素简单归类为苦寒性的清热解毒剂，这本身似乎就不科学。毕竟中药药性的产生并不完全是功效反推法的结果，取类比象、简单口尝、五行推测等方法也是确定中药药性的重要环节。总之，中药与西药的融会贯通可能没有那么简单，简单地把抗生素的使用与损伤人体阳气联系起来，缺少确凿依据。

第三，不可否认的是，在老百姓看来，这句话与其说是在警告大家合理使用抗生素，不如说是容易让人将"抗生素"与"损伤阳气"链接起来，而忽视其中所强调的不合理用药部分。也就是说，这句话传达给人的信息，更多是在强调一种从中医角度看到的西药副作用，而不是一个客观的专业医学问题。于是，中西药物治疗策略之间的对立由此形成，这显然不利于中西医结合医学的未来发展。

类似"不合理使用抗生素会损伤人体阳气"这样的表述，更多是理论推测而非客观实证，也缺少逻辑上的严密性，更容易引起人们对于抗生素本身的不良反应的误解，可能并不是一个很好的合理用药的表述形式。

 降压药会导致心肌肥厚吗

这是一个真实的案例：张大爷，老年男性，患有高血压10余年，期间坚持服用降压药氨氯地平，冬天时会加用缬沙坦，血压控制良好。近期复查时，发现自己出现了心肌肥厚，他前来用药咨询中心询问，服用的降压药会导致心肌肥厚吗？如果会，他考虑换药。

其实这个问题并不难回答，只要具有一些心脑血管疾病知识的人就知道，导致老大爷出现心肌肥厚的原因不是降压药，可能是高血压。但我们还是从说明书和文献角度给老大爷认真解释了一番。

高血压与心肌肥厚存在密切相关性。传统观点认为，心肌肥厚是高血压最常见的并发症之一，它是高血压时心脏负荷过大而引起的代偿性增生的结果。所以，对于长期高血压患者，如果某天发现自己出现了以往没有的心肌肥厚的话，一般考虑的是高血压引起的并发症。

可能你会问，既然张大爷血压控制是良好的、达标的，那为什么还会进展出心肌肥厚呢？实际上，从现在很多临床研究的认识来看，心肌肥厚越来越成为一个心血管事件的独立危险因素。也就是说，一些高血压患者尽管血压长期得到控制，但肥厚的心肌难以恢复正常，甚至还有增加之势。从药物治疗的角度看，一些降压药可以恢复正常血压，但并不能缓解心肌肥厚；另一些药物虽然可以抑制心肌肥厚的发生，但对血压的改善不理想。还有一些患者在确诊高血压之前就已经存在心肌肥厚的情况。关于高血压与心肌肥厚的深层次机制还有待进一步阐明。所以，对于血压一直控制得不错的张大爷，也是有可能出现心肌肥厚的。

从药品说明书的记载看，找不到氨氯地平导致心肌肥厚的支持证据，而缬沙坦反而具有能够抑制或逆转心肌肥厚的作用，所以，张大爷的心肌肥厚应该不是药物引起的。我们建议张大爷还是规律服药，如果需要更换或加用对心肌肥厚效果更好的药物，可以就医规范诊治。

儿童能吃六味地黄丸吗

六味地黄丸是很经典的滋阴补肾的中成药，很多中老年人在出现腰膝酸软等肾虚表现时都会选用它。但是，你可能并不知道，六味地黄丸最初并不是这么用的，它其实是一个治疗儿科疾病的中成药。

也许你会有疑问："什么！没听错吧！六味地黄丸是治疗儿科疾病的中成药！治疗儿童肾虚吗？"呵呵，关于这个话题，听我慢慢道来。

六味地黄丸首载于宋代钱乙的《小儿药证直诀》，单从这个本草著作的名字来看，这个药最开始就是用于治疗儿科疾病的（图5-4）。在《小儿药证直诀》中，六味地黄丸叫作"地黄圆"，主要用于肾虚的治疗，表现为"肾怯失音，囟开不合，神不足，目中白睛多，面色㿠白"等证候。基本上在儿科疾病辨证为肾虚或需要补肝肾的时候，都是采用"地黄圆"来治疗。

> **地黄圆** 治肾怯失音，囟开不合，神不足，目中白睛多，面色㿠白等方。
>
> **熟地黄** 八钱 **山萸肉** **干山药** 各四钱 **泽泻** **牡丹皮** **白茯苓** 去皮各三钱
>
> 上为末，炼蜜圆，如梧子大，空心，温水化下三圆。

图 5-4 《小儿药证直诀》中地黄圆的组方及功效

从现状来看，六味地黄丸用于儿科疾病治疗的情况也很多，例如在早产发育不良、儿童脾肾两虚腹泻、儿童哮喘、儿童支气管肺炎、儿童肥胖、儿童原发性肾病、儿童乳房异常发育、儿童反复上呼吸道感染、儿童原发性夜间遗尿症等疾病的辨证治疗上，都可以看到六味地黄丸单用或者联合其他中西药物治疗的案例，甚至还有用六味地黄丸预防儿童反复外感的成功案例。所以，六味地黄丸用于治疗儿童疾病，不仅自古至今一直如此，而且大有作为（表5-1）。

表 5-1 六味地黄丸在儿科应用示例

序号	作者	题名	来源
1	陈尚鑫	儿童支气管肺炎辨证应用六味地黄丸辅助治疗的效果分析	中国医药指南，2016(28):205，207
2	王昕红，王斌	辨证应用六味地黄丸辅助治疗儿童支气管肺炎的临床效果观察	中国现代医药杂志，2012(04):81-82
3	李峰	联合应用六味地黄丸治疗儿童支气管哮喘的疗效观察	中国中西医结合儿科学，2011(1):26-28
4	洪宋贞，赵虹	六味地黄丸加味治疗儿童乳房异常发育症60例	新中医，2005(8):86
5	黄德友	六味地黄丸儿科临床验案举隅	黑龙江中医药，2003(2):27-28
6	邹世昌	金锁固精丸合六味地黄丸治疗儿童遗尿症43例	吉林中医药，1998(5):39
7	王锡安	六味地黄丸加减治疗儿童轻微脑功能障碍综合征疗效观察	中医研究，1997(3):33-34
8	徐学良，张梅	六味地黄丸治疗青少年牙周炎的疗效观察	江西医学院学报，1996(3):80-82
9	张建秀	六味地黄丸的儿科临床应用	甘肃中医，1996(1):13
10	徐桂芳	六味地黄丸防治儿童外感	中医临床与保健，1991(2):64

六味地黄丸并不是中老年人的专利，很多儿童疾病在表现为肾虚或先天不足的情况下，均可以通过六味地黄丸治疗获得很好的疗效。这不仅是六味地黄丸最初的创方目的，而且符合中医和西医的理论认知，理应得到重视。

 关于六味地黄丸你不知道的 10 件事

1 六味地黄丸最初是用于治疗儿童肾虚病证的方药，原名为"地黄圆"，首载于宋代钱乙的《小儿药证直诀》。但是，六味地黄丸并不是钱乙首创的，他应该是在汉代张仲景《金匮要略》中的肾气丸基础上进行了加减。

2 从某种意义上看，六味地黄丸其实是个"残方"，它是在张仲景肾气丸（8味药）的组方基础上，减去附子和桂枝而来的。张仲景的肾气丸主要用于补肾气，而六味地黄丸主要用于滋肾阴。

3 在六味地黄丸的本源方肾气丸中，使用的不是熟地黄而是干地黄（生地黄的干燥品），宋代钱乙将干地黄换成熟地黄后，后世医家均本于此而形成诸多衍生方。

4 六味地黄丸是迄今为止衍生方最多的中药复方，包括桂附地黄丸、杞菊地黄丸、知柏地黄丸、麦味地黄丸、金匮肾气丸、济生肾气丸、明目地黄丸、归芍地黄丸等。但这些衍生方的性效特征各不相同。

5 国产药品中，仅"六味地黄丸"的国药准字记录就有647条，如果算上片剂、口服液、胶囊、膏剂等其他剂型，六味地黄口服制剂的国药准字记录有813条。

6 从临床文献来看，六味地黄丸单独或联合其他药物后能够治疗的疾病类型非常多，除了腰膝酸软之外，至少还包括上呼吸道感染、失眠、痤疮、哮喘、咳嗽、便秘、糖尿病、高血压、再生障碍性贫血、牙周炎、月经不调、股骨头坏死等等。

7 不少人自行服用六味地黄丸之后反而会出现腹痛、腰酸的症状，这一般是因为未辨证论治，肾阳虚患者、脾胃功能虚弱的患者不宜长期服用六味地黄丸。

8 有效性方面，不同厂家生产的六味地黄丸的有效成分和药物释放有一定差异；安全性方面，多个产地的六味地黄丸在正常服用时摄入重金属铅的量接近人体安全水平线，值得警惕。

⑨ 在感冒期间请停服六味地黄丸，原因是中医理论认为，六味地黄丸的滋补之性可能会妨碍感冒的治疗。

⑩ 据估算，在自行服药的患者当中，有70%的人属于不对证用药，服药后症状改善不明显或出现新的不适症状，长期使用存在安全风险，建议请中医师或中药师判断后再行服用。

 儿童能用含罂粟壳的中成药吗

近期在用药咨询中心出诊时，有孩子的父母前来咨询，自己购买给孩子用的中成药里面有"罂粟壳"这个成分，不知道能不能用。起初，我们建议他们仔细阅读中成药说明书的禁忌证内容，如果有"禁用于儿童"的提示，则不应用于儿童。该药说明书并未明确提示这种禁忌证，但是患儿父母仍然担心，于是，我们需要寻找更多的资料来说明这个问题。

说起罂粟壳，相信大家都想到了罂粟，这是一种能够用来制造毒品的植物。这种植物的干燥成熟果壳就是罂粟壳，也叫米壳，是一味毒性中药，具有止咳、止泻、止痛的作用。罂粟壳在临床比较常用，而且很多中成药里也有这个成分。那么，这种中药究竟能否应用于儿童呢？实际上，从我们目前掌握的资料来看，关于这个问题其实还有一些争议。也就是说，不同资料给出了不同的结果。

从《中国药典》收录的内容来看，罂粟壳不能用于儿童。在2015版《中国药典》"罂粟壳"项下的使用注意标明了"本品易成瘾，不宜常服；孕妇及儿童禁用；运动员慎用"。从这种观点出发，罂粟壳以及含有罂粟壳的中成药应该禁用于儿童。

但是，临床实际情况可能没这么简单。第一，罂粟壳传统上就是可以被应用于小儿疾病治疗的药物，在《普济方》中就有专门治疗小儿吐泻、不思乳食的罂粟散，由罂粟壳、陈皮、诃子、缩砂仁、甘草组成。第二，目前存在很多以罂粟壳为主药来治疗小儿腹泻和小儿咳嗽的报道。例如，炒山药、炒鸡内金与醋炒罂粟壳共同研末，做成稀粥加糖食用，用于治疗小儿腹泻。又如，炒苍术、焦山楂、车前子和罂粟壳共同研末，口服治疗小儿腹泻。第三，很多小儿专用中成药也含有罂粟壳成分，例如小儿止泻片、小儿止泻灵颗粒等。实际上，临床上还是存在有罂粟壳应用于儿童的情况。

更进一步说，罂粟壳的毒性主要还是因为其中含有少量的吗啡、可待因、罂粟碱等阿片类成分，儿童使用罂粟壳的风险也是因为儿童机体对于这些阿片类生物碱的敏感性和反应性与成人不同。但是，作为纯体物质，吗啡不仅可以用于儿童，而且在儿童疾病中使用广泛。根据《马丁代尔药物大典》（原著第35版）的记载："在婴儿和儿童中，阿片类一直就是最主要的镇痛药物"。从这个意义上看，罂粟壳其实不是不能用的问题，而是怎么用的问题。

但是，无论如何，儿童因为使用罂粟壳出现严重不良反应甚至致死的药害事件很多（表5-2）。

表5-2　中国知网关于罂粟壳引起婴幼儿中毒的部分报道

序号	作者	题名	来源
1	贺荣莉, 唐甜甜	纳洛酮救治新生儿罂粟壳煎剂中毒1例	中国新生儿科杂志,2010(4):207
2	袁夏	小儿罂粟壳煎剂中毒15例临床分析	中国工业医学杂志,2006(4):211
3	王喜娥, 赵桂繁	婴幼儿腹泻服罂粟壳中毒5例	小儿急救医学,2004(6):423
4	张庆民	新生儿罂粟壳中毒1例	中华儿科杂志,2001(9):23
5	阿日根, 刘春华	新生儿、婴儿罂粟壳中毒4例报告	急诊医学,2000(3):214
6	董泽启, 郭瑛	婴儿罂粟壳中毒12例报告	急诊医学,1997(4):243
7	吴彩萍	3例新生儿罂粟壳中毒的急救及护理	护理学杂志,1995,(03):171
8	夏玉华	罂粟壳引起新生儿中毒1例	现代应用药学,1994(5):49
9	丁喜祥	罂粟壳致小儿急性中毒3例报告	中国农村医学,1994(9):45-46
10	李锐钦	婴儿罂粟壳中毒10例报告	实用医学杂志,1994(6):591
11	谭峰, 郑淑芳	婴儿急性罂粟壳中毒并交界性逸搏1例	实用儿科临床杂志,1987(2):101
12	屈大坤	新生儿罂粟壳急性中毒1例报告	临床儿科杂志,1983(3):143

从这个角度看，罂粟壳用于儿童的安全性存在很大问题，理应禁用于儿童。但是也有一些有待讨论之处，例如："儿童"概念的年龄范围跨度太大，1岁和15岁都是儿童，但身体条件和药物敏感性显然不一样，应该区别对待。同时，从这些报道的用药方法上看，很多不良反应案例都是民间验方、偏方用药，或者说是患者自

己购买罂粟壳使用，而且很多中毒的人群都是未满1岁的婴儿。也就是说，在整个用药过程中，基本上没有专业医生的参与，而患者的年龄也确实太小了。罂粟壳虽说是按照麻醉药品管理的，但是由于其同时也是一味调料，经常被违规添加在火锅、麻辣烫等食品中，甚至成为招揽顾客的行业潜规则。据说在很多调味料销售点就可以买到罂粟壳，非常容易获得。因此，儿童使用罂粟壳后的中毒事件是有很多背景原因的，容易获得、自我用药、民间偏方等都是不可忽视的重要因素，而如果作为麻醉药品规范地在医院使用，则安全性也未必不可控。

我们认为，儿童是否能用罂粟壳这件事要分开看。一方面，《中国药典》确实明令禁止罂粟壳用于儿童，但临床传统也确实存在使用的情况。另一方面，怎么用是关键问题。强烈建议不要自行购买使用，强烈建议3岁以下的婴幼儿不要使用，强烈建议不要大量使用或小量长期使用。如果要用，一定要在正规医疗机构的医生指导下使用，并且严格控制用法、用量，对于18岁以下的未成年人，在有替代选择的情况下，建议不要选用罂粟壳或含罂粟壳的中成药进行治疗。

最需要警惕的一类药品竟然是它

请问，哪一类药品最值得我们在使用时警惕？

也许你会说，是抗生素，因为抗生素滥用已经成为世界难题。也许你会说，是治疗肿瘤的药物，因为化疗药物对人的打击是很大的。也许你会说，是吗啡，因为吗啡本身就是一类毒品，滥用后会导致成瘾性……但是，真实的答案可能会出乎意料，因为从种种信息来看，最值得我们警惕的药物应该是中西药复方制剂！

为什么这么说呢？

2016年10月19日，国家食药总局发布了一则药品安全警示信息，提醒我们关注新复方大青叶片的用药风险。

"监测数据及文献报道分析显示，新复方大青叶片长期、大量使用，或与其他含同类组分的药物合并使用时，可能导致重症药疹等严重过敏反应，以及肝损伤、消化道出血等严重不良反应，也有导致药物依赖的个案报告。"

这个新复方大青叶片就是一个中西药复方制剂，由复方大青叶提取物（含大青叶、羌活、拳参、金银花、大黄）及对乙酰氨基酚、异戊巴比妥、咖啡因、维生素C四种化学药物成分组成。其实，除了新复方大青叶片之外，还有很多中西药复方制剂都曾因不良反应问题而引起关注，例如感冒清片、鼻炎康片等。

为什么中西药复方制剂是最需要警惕的一类药物？原因主要有以下三点：

根本不知道其中含有西药成分。从药品名称上看，中西药复方制剂与中成药的药品名称较为接近，而与西药的药品名称较为不同。对于上述的"新复方大青叶片""感冒清片"等名称，一般人很容易将其误认为中成药。即使是从组方配伍的角度看，中西药复方制剂说明书标注成分项时，写在最前面的仍然是中药，而西药成分往往写在最后面。这样一来，如果不是耐着性子把说明书上的成分看完，根本就不知道其中含有西药成分。如此用药时，一些并不适合使用其中所含西药成分的患者，就会因为根本不知道此类信息而造成错误用药，增加出现不良反应的风险。

误将其与西药进行配伍。不知道中西药复方制剂的实际成分组成所带来的第二个问题，就是会将其与西药进行联合使用，造成实际成分的超量。例如，新复方大青叶片里面含有解热镇痛的对乙酰氨基酚，如果患者在服用该药的同时，再另外加服一种治疗感冒的西药，例如白加黑、泰诺等，就会因为这些西药中也含有对乙酰氨基酚而形成超量服用的情况，增加出现不良反应的风险。

误将其认为是安全无毒副作用的中药。如果将中西药复方制剂误认为是中药，除了带来以上两个安全风险之外，还有另一个更为深层次的原因。一般而言，人们往往认为中药更加安全无毒副作用，所以，患者在服用中药时往往会觉得比较放心，多吃一些、吃的时间长一些都无所谓。而不是像服用西药那样小心翼翼，生怕吃多了出现副作用。出于这种认识来使用中西药复方制剂的话，肯定会增加出现不良反应的风险。

一句话，中西药复方制剂是最值得警惕的药品，因为，很多人很多时候压根不知道它是一个含有西药成分的复方制剂。在使用中成药时，一定要看看成分组成，可以的话，从最后一个开始往回看。

怀孕了就一定不能吃活血的中药吗

很多人都会说，怀孕了以后不能吃具有活血化瘀功效的中药，否则会导致胎动不安，甚至有流产的危险。那么，这是真的吗？

让我们来看看这种想法是怎么来的。很久以前，有一本中药本草专著叫作《神农本草经》，这是迄今为止发现最早的本草专著。在这本书中，记载了一种名为"堕胎"的功效，比如说牛膝、瞿麦这两味药，就有这个功效，具有这种功效的中药当然不能给孕妇服用。与此同时，这两味药还具有另一个功效，那就是活血化瘀通经。自此之后，很多类似的例子不断出现，活血、破血、化瘀、通经的中药也就与堕胎变得密切相关了。

但是，中药与中药不同，此中药的活血与彼中药的活血不同，此人吃药的反应与彼人吃药的反应不同。所以，有这种意识是好的，但是这种情况也有例外。如果孕妇的病症特征是血瘀，适当地服用一些活血化瘀药是可以的，有时甚至是必要的。从文献报道的角度来看，活血化瘀之法在治疗孕妇疾病，甚至是安胎和治疗先兆流产方面都是存在的，不仅有临床报道，还有基础实验研究（表5-3）。所以，关键不是能不能用，而是用什么和怎么用。

表5-3　中国知网采用活血法保胎的文献举例

序号	作者	题名	来源
1	潘芳	活血化瘀在保胎治疗中的应用体会	陕西中医,2013(11):1567–1568
2	赵艺,姚美玉,李芸芸,吴效科	活血以安胎	光明中医,2012(11):2206–2208
3	王鹭霞	活血化瘀安胎进展	中华中医药学会.第十一次全国中医妇科学术大会论文集,2011:4
4	王唯迪	补肾活血安胎法治疗复发性流产1例	吉林中医药,2011(3):248–249
5	姜向坤,姚吉龙,古衍	补肾活血安胎方联合地屈孕酮治疗早期先兆流产合并绒毛膜下血肿40例	山东中医药大学学报,2009(2):137–139

续表

6	黄玲,陈智铨,黄修志	活血化淤中药保胎 10 例观察	实用中医药杂志 ,2000(2):10
7	崔晓萍	补肾活血安胎初探	陕西中医学院学报 ,1999(1):4-5
8	赵美凤	活血消癥·安胎无殒——仲景桂枝茯苓丸法的启迪	上海中医药杂志 ,1998(7):27-28
9	刘贻民	活血逐瘀法安胎治验 2 则	安徽中医临床杂志,1998(1):41-42
10	袁惠霞 ,王惠萍	补肾活血安胎法治疗胎漏、胎动不安 63 例临床观察	陕西中医学院学报 ,1993(3):10-11

再举一个极端的例子，有一个中药方子叫"桂枝茯苓丸"，出自《金匮要略》，由桂枝、茯苓、牡丹皮、赤芍、桃仁组成，从功效上看，这是绝对的活血化瘀之方。但是，正是这样一个方子，原文记载其能够治疗孕妇因血瘀癥瘕而造成的胎动不安和漏下不止。当然了，这个方子现在经常用于药物流产而不是保胎，可最开始并不是这样的。

活血化瘀之法并非一定不能用于孕妇，服用过活血化瘀中药的孕妇也并非一定要放弃这个孩子，关键还是要看这些药是什么和怎么用。甚至在目前不孕不育的治疗中，活血化瘀之法具有其独特和不能替代的作用，在患者表现出血瘀征象时，适当合理地使用活血化瘀法很有益处。当然了，孕妇属于高风险人群，任何用药，无论西药还是中药，均应在医生和药师的指导下使用，西药找西医，中药找中医，自己多留意一些，方为上策。

最后需要提醒大家的是，孕妇一定不要服用以下中药：

（1）自行用药，自己给自己开药。

（2）西医开的中药或中成药。

（3）说明书明确写着"妊娠禁用"的中成药。

（4）属于妊娠禁忌的毒烈性中药。

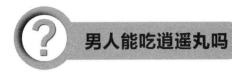

男人能吃逍遥丸吗

逍遥丸由柴胡、当归、白芍、炒白术、茯苓、炙甘草、薄荷、生姜组成，功效为疏肝健脾、养血调经，用于肝郁脾虚所致的郁闷不舒、胸胁胀痛、头晕目眩、食欲减退、月经不调，是一个常用的妇科中成药。那么，男性患者可以吃吗？

也许你会说，逍遥丸是一个养血调经的中成药，主要治疗月经不调等妇科疾病，当然要给女性患者服用。但是，逍遥丸治疗月经不调，并不意味着它只能治疗月经不调，实际上，任何肝郁脾虚型的病证它都能治，除了月经不调之外，还包括失眠、抑郁症、更年期综合征、肠易激综合征、脂肪肝等疾病。在治疗这些疾病时，当然应该包括男性患者。

从逍遥丸的组方上看，柴胡、当归、白芍、炒白术、茯苓、炙甘草、薄荷、生姜，无论哪一味中药，都是男女皆可使用的中药。也就是说，虽然配伍后的成方是一个常用于治疗妇科疾病的中成药，但从单味中药角度看，并不存在只能用于女性患者的中药。同样，也不存在只能用于男性患者的中药。中成药的功效主治特征是在临床诊疗过程中形成的经验总结，并不代表药品的全部功效，一个常用于治疗妇科疾病的中成药，同样可以治疗证型相符的其他疾病。

更进一步，根据文献报道，逍遥丸不仅能够用于失眠、脂肪肝、更年期综合征等男性患者，还可以专门用于慢性前列腺炎、勃起功能障碍、遗精等男科病。当然了，这些男性患者都是符合逍遥丸所治的"肝郁脾虚"证型，不符合这一证型的患者是不适合使用的。实际上，目前有很多专家认为，工作生活压力不断增加，同时全社会缺少心理疏导的氛围，导致很多男性会出现焦虑或抑郁状态，心理健康不佳，即所谓的"肝郁"状态，完全可以用逍遥丸来治疗。

只要病证相符，男人完全可以服用逍遥丸。实际上，不仅是逍遥丸，乌鸡白凤丸、调经促孕丸等治疗妇科疾病的中成药，同样可以用于证型相符的男性患者。同样，前列安通片、前列舒通胶囊等治疗男科疾病的中成药，也可以用于证型相符的女性患者。

中医看病必须要分清寒热吗

很多人都认为，中医看病必分寒热，如果连患者所患疾病的寒热属性都分不清楚，那么处方开药必然会出问题。然而，事实果真如此吗？

分清寒热属性确实是区别疾病类型用药的重要方面，根据"寒者热之、热者寒之"的基本治疗大法，分清寒热之后，就可以选择使用对应性的药物来进行治疗。例如，患者感冒后，根据鼻涕和痰液的颜色和性状，就可以进行基本的寒热属性划分。简单地看，清鼻涕和白痰意味着风寒感冒，需要辛温解表药；而黄鼻涕和黄痰意味着风热感冒，需要辛凉解表药。

但是，在某些时候，对于某些患者来说，寒热属性的区分似乎并不那么明显。也就是说，按照寒热属性区分的标准，患者似乎既未出现寒证表现，也未出现热证表现，或者既有寒证表现，也有热证表现。例如胃痛，且没有明显的喜热饮或冷饮的患者。又如感冒，但在头痛、发热之外，并不表现出明显的寒热证候的患者；或者既有受凉史、流清鼻涕，也有较为明显的咽痛和舌质红的患者等。对于这些患者，似乎采取明显的寒性药或热性药的治疗都有潜在不适宜的可能性。这时，最好选用一些药性平和的药物，或者说是寒热属性不明显的药物。也就是说，有些患者所患病证的寒热属性不明显，临床用药时也就适合选用药性更为"中立"的药物，以取得最佳的治疗效果。

与此同时，还有一个问题，寒热属性并不是区分疾病类型的唯一因素。实际上，寒热属性只是属于八纲辨证里面的一组，除此之外，还有虚实辨证、脏腑辨证、卫气营血辨证、六经辨证等辨证分类治疗法。例如，少阳病口苦、咽干、目眩时，选用小柴胡汤治疗，虽然也与寒热表现有关，但其实更多的是想表达治疗半表半里之邪的意思。另外，从中药功效的角度看，有些中药功效与寒热密切相关，例如清热药、温里药、补阳药等，但是也有很多药并无明显的寒热属性倾向，例如理气药、活血药、止血药等。所以，当患者的证型表现以气滞、血瘀、血虚、痰湿为主的时候，虽然也会考虑寒热属性，但是更多还是考虑在具体功效上。

最后,《中国药典·临床用药须知》也提示我们,对于证候属性区分度不强的病症,可以直接根据西医疾病诊断来选择中成药治疗,例如糖尿病选用消渴丸、高脂血症选用血脂康胶囊等,这是不辨寒热用药的典型案例。

总而言之一句话,中医看病必须分清寒热? 未必! 但是,不辨寒热不代表提倡自行用药,因为即使不辨寒热,也要分辨其他要素,所以还是应该在中医师或中药师的指导下服药。

 ## 惊蛰、冬至节气需要吃安宫牛黄丸吗

冬至临近时,有一些患者会咨询安宫牛黄丸的问题。大致意思是,有些药店建议患者在四个节气(惊蛰、夏至、霜降和冬至)服用几次安宫牛黄丸来防病健体,尤其是预防脑血管疾病。这些患者不知道这样是否合适,于是前来询问。那么,这样的用药方式合适吗?

理论上,如果从药物治疗的角度看,安宫牛黄丸从诞生起就是一个急危重症的治疗用药,不是疾病预防用药。那么,如果将其用于健康人或者说高风险人群的疾病预防,而且只吃1次或者3次的时候,是不是可以呢?

我们可以先看一下网上对于这个问题的看法。在网友们抛出这个问题的时候,有人赞同有人反对,例如:

---

⑦ **正常情况下的老年人每年吃一丸安宫牛黄丸是否有益**

中西拌餐   浏览 3280 次

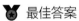 最佳答案   发布于 2012-08-21 20:42

我晕,这药怎么能当保健药来吃,这是救急的药,大凉,没事的话少吃。牛黄有毒性晓得不,水牛角
粉性太凉,如果是热症的救急可以,寒症的不能用。
有问题的话一天吃一丸,没病就别吃。

也有这样的：

> ? 老年人服食"安宫牛黄丸"，从强身，保健，预防的角度，每年什么时候吃最好？听说是冬至，其他节令呢？
>
> song1939　浏览 9106 次　　　　　　　　　　　　　
>
> 🏅 最佳答案　　　　　　　　　　　　　　　　　发布于 2011-02-16 11:03
>
> 每年惊蛰和霜降时各吃 1 至 2 丸，为保健用。

或者这样的：

> [已解决] **安宫牛黄丸卖药的人为什么说一个季度只吃一丸**
>
> 月下水　|　来自：江苏省 常州市　|　浏览 0 次　|　提问时间：2016-04-25
>
> 基本信息：男　64 岁
>
> 病情描述：
>
> 安宫牛黄丸卖药的人为什么说一个季度只吃一丸
>
> 希望解决的问题：
>
> 应该怎么办

回答列表（2）

华中科技大学同济医学院附属协和医院　　　　　　　　　💬 立即咨询

　　　　　　　　　　　　　　　　　　　　　　　　TA 帮助了 2786 人

病情分析：

安宫牛黄丸，清热解毒，镇惊开窍。而且价格不菲，并不是所有人都适用的

回答时间：2016-04-27

福建省立医院　　　　　　　　　　　　　　　　　　💬 立即咨询

　　　　　　　　　　　　　　　　　　　　　　　　TA 帮助了 2302 人

病情分析：

你好，这个就是这么吃的。吃吧。最多吃上 2 合。

回答时间：2016-04-26

从这些网友简短的回答来看，基本上都是直接说行或者不行，而没有说清楚原因。但是，能用或者不能用，原因最重要。下面我们从几个不同角度，尝试分析这个原因。

安宫牛黄丸到底是什么药

安宫牛黄丸首载于清代吴鞠通《温病条辨》，《温病条辨》是温热病学说的代表性著作，而安宫牛黄丸又是其中"温病三宝"之一。简单来说，安宫牛黄丸是治疗温病的最经典中药复方之一，用于温热病热入心包证，出现高热惊厥、神昏谵语等。现代医学上的中风昏迷、脑炎、脑膜炎、中毒性脑病、脑出血及败血症等疾病的患者，表现为高热惊厥、神昏谵语时即可使用。也就是说，这原本就是一个急危重症用药。

急危重症用药意味着什么？用一个不太恰当的比方，急危重症用药意味着这一服药里面，有很多虎狼之药，也就是毒烈性中药。我们来看一看安宫牛黄丸的组方：牛黄、水牛角浓缩粉、人工麝香、珍珠、朱砂、雄黄、黄连、黄芩、栀子、郁金、冰片。其中，不仅有走窜开窍性烈的麝香、牛黄和冰片，还有苦寒性强的水牛角（原方用犀角，药性更强）、黄连、黄芩和栀子，更有含汞和砷的矿物药朱砂和雄黄，一句话，力强效猛。也只有这样的药物，才能挽救人于危重之际。

安宫牛黄丸到底怎么用

根据《温病条辨》的记载，安宫牛黄丸的用法如下：

"脉虚者人参汤下，脉实者银花、薄荷汤下，每服一丸。兼治飞尸卒厥，五痫中恶，大人小儿痉厥之因于热者。大人病重体实者，日再服，甚至日三服；小儿服半丸，不知再服半丸。"

可以看出，安宫牛黄丸有一个很明显的根据病情改善情况逐渐加量的过程，也就是说，如果病情改善达到预期，就不应该继续服用。"中病即止"的意思非常明确。因此，长期使用、随意使用的方法，绝非安宫牛黄丸原本的用药方法。

安宫牛黄丸的说明书上也标明："寒闭神昏不得使用。孕妇慎用。不宜过量久服。肝肾功能不全者慎用"等内容，别说是没有神昏谵语的患者，即便是有，如果不是热闭神昏，也是不适合使用的。所以，安宫牛黄丸的适应证人群是明确的，用药方法也是有基本原则的，任何超出这些既定内容的用法只能算是具有风险的临床尝试。

就算不对证，就吃 1 丸有什么关系吗

在回答这个问题之前，我们查阅了 CNKI 网站中关于安宫牛黄丸不良反应的报道。结果显示，这种公开发表的内容并不多。但是，即使在仅有的这几篇报道中，不少副作用就是发生在仅仅服用 1 次之后，或者是在病症已经好转却擅自多服药 1 次之后。

基于此，我们认为，尽管安宫牛黄丸只服用 1 次，但是峻猛的药性仍然会形成较高的不良反应风险，如果患者体健正气足，或者体质偏向于实热内蕴伴气郁，则可能不会表现出什么。但如果患者素体脾胃虚寒或者正气不足，那么就很容易出现不适。即使是服用 1 次，也是不合时宜的，更不适用于所有人。更何况，如果已经确认不会发挥治疗作用，那么即使没有副作用，本质上也是不推荐服用的。

两年前擅自购服安宫牛黄丸 1 粒，诱病此，

其家属认为安宫牛黄丸药效卓著，又自购 1 粒服之。同日下午患者头额、四肢发冷，四肢乏力，精神萎靡，嘱切勿再服安宫牛黄丸。

惊蛰、夏至等节气服用安宫牛黄丸的依据

我们来看一看这种保健式的服药方法有哪些依据。根据我们搜索到的资料，关于四个节气服用安宫牛黄丸的说法，最完整的内容来源于网络的一些文章。其中提示我们，惊蛰服用有助于"开泄体内痰浊闭阴，提振阳气"，夏至服用能"平衡阴阳，为阴气萌生扫清障碍，重整阴阳秩序"，霜降服用能"荡涤痰浊阴邪，为冬令进补扫清障碍"，冬至服用能"为阳气萌生扫清障碍，重振阴阳纲领"。这种说法也许有理，但至少从药学角度看，这些内容里缺少基本的药学专业描述，也没有完整的闭环推理逻辑。换句话说，像"扫清障碍"和"重整秩序"这种词语，根本就不是药学专业词汇。而且，如果说惊蛰服用是因为需要其中的芳香开窍药来"开泄痰浊闭阴"，夏至服用是需要其中的清热解毒药来"清火平衡阴阳"，那么气候变化刚好相反的霜降和冬至又怎么解释呢？含有诸多苦寒咸寒中药的安宫牛黄丸怎么就"提振阳气"了？至少在我们看来，很多说法太模糊、太笼统。当然，也不排除

这是民间局部地区存在的针对特定人群的秘而不传的养生秘籍的可能性。

同时,我们也在CNKI网站上进行了相关内容的全网搜索,在以"安宫牛黄"和"惊蛰"为主题词时仅得到1篇文章,内容为某生产企业对于安宫牛黄丸产品的介绍。

安宫牛黄丸绝对是治疗高热、神昏、谵语这种危重症的好药。但是,对于在惊蛰、夏至等四个节气预防性服用安宫牛黄丸的这种方法,我们还是持保留和谨慎态度的,至少它并不是对所有人都适用,而且很多人不对证或擅自服用安宫牛黄丸造成的副作用表现也是有客观报道的。所以,尽量不要自行购买并保健式服用。如果实在想服用,最好找中医师诊断过后再决定。

口服朱砂后究竟能摄入多少汞

中药里有一类药很特殊,它们都是矿石,主要成分也是一些无机化合物,但是,在很多疾病的治疗过程中却发挥着重要的作用。例如石膏,主要成分就是硫酸钙;芒硝,主要成分就是硫酸钠。当然,除了这些比较安全的成分之外,也有一些矿物类中药含有比较危险的成分,例如主要成分是硫化汞(HgS)的朱砂,主要成分是硫化砷(AsS)的雄黄。因为汞(常温即可蒸发)和汞的许多化合物都有剧毒,而砷的化合物三氧化二砷(As_2O_3)也有剧毒,所以朱砂和雄黄的安全性问题一直为临床和学术界所关注。我们就简要看一看,口服朱砂后究竟会不会摄入汞,会摄入多少。

说理就需要数据,很庆幸,由于朱砂这个药太特殊了,在太多重要的中药复方里都有,所以一直被各种学者研究。根据这些研究结果,我们可以大致得出想要的信息。

口服朱砂后会不会摄入汞,能摄入多少

也许你会说,朱砂含汞是事实,那吃进去当然就等于摄入了啊!其实不是这样的,据研究,由于朱砂中的硫化汞(HgS)极难溶于水,所以朱砂中的汞只有一部分微量的可溶性汞会被吸收进入人体,而大部分汞都不会被人体吸收,这一点与其他汞制剂(例如氯化汞、甲基汞等)都不一样。所以,吃进去的朱砂,只有一部分

会进入人体，其他的都会随着粪便排出体外，类似"穿肠过"的意思。也就是说，口服朱砂后会摄入汞，但是只会摄入其中微量的可溶性汞。那么，这个微量的可溶性汞究竟有多少呢？根据学者的研究，朱砂在模拟胃消化环境中的溶出率为 0.011%，在模拟肠消化环境中的吸收率为 0.0033%，很低吧。简单来说，就是只有微量的汞会溶出并可能进入人体。

/// 被吸收的汞去了哪里

即使是微量的汞，被人体吸收后也会在各个脏器蓄积。根据研究结果，长期给药后，最容易蓄积汞的 3 个脏器为肾脏、肝脏和脑组织，其中尤其以肾脏的蓄积程度最高。也就是说，如果患者有肾功能损伤，或者肝功能损伤，那么长期应用朱砂就一定要注意，甚至在有替代选择的情况下应禁用。当然，长期服用后脑组织可能受累的情况也应该考虑。

/// 会不会存在其他中药成分促进汞吸收的情况

其实，这个问题如果我不说，也许你也想不到。但是，中药复方研究从一开始就是复杂体系的研究，相互作用和影响的情况很常见。那么，这种相互作用会发生在朱砂身上吗？实际上，从目前现在已经发表的很多文献来看，这种情况是存在的。例如，安宫牛黄丸含有黄芩，黄芩的有效成分黄芩苷就有可能与朱砂中的硫化汞反应形成黄芩甘汞而被吸收。其他含朱砂的复方，例如朱砂安神丸、万胜化风丹也有类似增加朱砂中硫化汞吸收的实验结果。因此，如果在服用上述中成药时，切勿擅自服用，并严格控制用法、用量。

我们要认清朱砂的两面性。一方面，它和其他汞制剂不一样，单品口服时只有极微量的汞被吸收。另一方面，这些被吸收的汞会蓄积在肝、肾和脑组织，同时中药复方中其他成分也可能会促进汞吸收。所以，不要擅自选用含朱砂的中成药，不要超量服用，也不要小量久服。

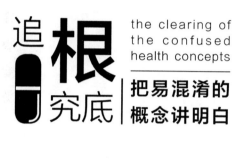

追根究底 究底

the clearing of
the confused
health concepts

把易混淆的
概念讲明白

❓ 究竟什么是"上火"

　　"上火"应该是中国老百姓用得最多的医学俗语之一，我们喜欢用"上火"去概括一系列诸如咽喉肿痛、口舌生疮等不适症状。那么，究竟什么是"上火"，为什么我们总会"上火"，下面让我们从另一角度给你讲讲。

///　"上火"是什么

　　一般认为，"上火"就是机体阴阳平衡失调产生的热证表现，有些学者称为"轻浅热证"，是一种疾病前期的亚健康状态。那么，哪些症状是上火的表现呢？有些人认为，"上火"主要泛指邪火由下上窜而带来的头面部症状，包括口舌生疮、咽喉肿痛、口干口苦、唇干唇裂、目赤涩痛、鼻干鼻衄、头痛目眩、面部痤疮、心烦失眠等症状。但也有很多人认为，除了以上这些症状之外，大便干燥、小便黄赤、胃部灼热等非头面部症状也属于"上火"的范畴。目前，一般认为的"上火"实际上包括了身体各个部位的"轻浅热证"，主要为头面部的症状，但不限于此。

　　于是问题来了，既然"上火"可以代表这么多症状，那以口舌生疮为主要表现的"上火"和以大便干燥为主要症状的"上火"，在治疗用药时一样吗？理论上看，如果从更为针对性的角度，用药绝对不一样。对于口舌生疮为主的"上火"，宜用黄连清心火，外用即有效；对于大便干燥为主的"上火"，宜用大黄荡涤胃肠积聚。但是，清热泻火药大黄也能用于口舌生疮，清热解毒药黄连也具有一定的泻火通便功效，两药互有交叉。如果再让一个中药复方将各式各样清热药配伍在一起，就形成了对于多种"上火"均适用的中成药，例如牛黄上清丸、牛黄清火丸、牛黄解毒丸等，大同小异。因此，"上火"的症状不同，治疗药物应该不同，但由于中药多功效和复方配伍的原因，单个中成药（由多味中药配伍而成）也可以适用于不同类型的"上火"。

　　同时，需要注意的是，"上火"一词更多描述的是一组症状，而非暗指一个病因。为什么这么说，因为口舌生疮、咽干咽痛的症状不一定是由"实火"引起的，也就不一定用清火药进行治疗。气虚、阴虚、阳虚均可以造成这些"上火"症状，但是这种"上火"显然不能用苦寒清火药进行治疗。因为苦寒清火药攻伐作用太过，会使得原本的气虚更加气虚、阴虚更加阴虚、阳虚更加阳虚，如此一来，"上火"症状会更严重。即使暂时消失了，也会更加容易复发。所以，不能看到"上火"症状，就推测一定是由"实火"引起进而服用清火中药。对于多次反复"上火"的人，建议请医师帮忙诊断一下。

/// 为什么我们总会"上火"

一般认为，导致"上火"的原因很多，包括体质因素、饮食因素、气候因素、情志因素、药物因素、社会因素等等，不同致病因素的致病机制不同，简述如下：

体质因素。热性体质容易出现"上火"的症状，寒性体质则不容易出现"上火"的症状。体质可以遗传，子女会不同程度地继承父母的易"上火"体质。

饮食因素。有研究显示，炒制、煎炸、麻辣食品容易引起"上火"症状，原因很简单，这些食品在制作过程中丢失了很多游离水和结合水，入口后即榨取口腔中的水分补充自己，导致人体局部缺水而"上火"。

气候因素。四季气候变化也会诱导人体出现"上火"症状，根据学者的研究，春季易生肝胆火，夏季易生心火，秋季易生肺火，冬季易出现虚火上浮。

情志因素。过度的情志反应也会引发"上火"的症状，怒、喜、忧、悲等不同情志的过度反应，均可引发"上火"。

药物因素。不同中药的寒热之性不同，过度使用热性药会引起"上火"症状。当然，如果本身的"上火"就是气虚、阴虚或阳虚造成的，那么很多药都会加重这一组症状。所以，吃药不同于吃饭，还是在医师的专业知识指导下比较好。

社会因素。历代养生保健风潮都会影响全民用药，现在也不例外。古代求仙纵欲之时，药性燥热的五石散就曾经大行其道，无论病情体质一味盲目服用。"人参杀人无过，大黄救人无功"，说的也是滥补、乱补的养生风潮。所以，如今人人"上火"的情况，与当前排毒、清火、滥用补药的养生保健风潮多少有些关联。

简而言之，"上火"时不一定要用清火药，如果为气虚、阴虚或阳虚造成的"虚火"，则应该用对应的补气、养阴和助阳药。所以，最好在出现"上火"症状时请医师帮忙诊治，至少在反复上火后暂停自行用药，及时就医。另外，造成"上火"的原因很多，包括环境、饮食、情志、体质等，但是，社会养生保健风潮似乎在这其中具有一些负面作用，所以无论是排毒保健，还是大补养生，均请慎重。

 你究竟是阴虚还是阳虚呢

很多看中医的患者往往会问："医生，我是阴虚还是阳虚？"原本来说，患者询问自身的疾病或体质情况很自然，了解这些信息对于治疗有好处。但是，如果不同患者经常问出同样的问题，似乎也并不是一件自然的事。那么，这种现象背后究竟有哪些深层次的原因呢？

人们都知道，"阴阳"乃中华文化对于矛盾对立统一双方的认识，学术说法称其为"蕴藏在自然规律背后的、推动自然规律发展变化的基础因素的描述"。如果落实到具体的对立关系中，就有天为阳地为阴、动为阳静为阴、升为阳降为阴、上为阳下为阴、热为阳冷为阴等。"阴阳"自古不就是传统医学特有的概念，很多国人对于阴阳理论有一种本能的亲切感，并且可以自发地用"阴阳"观点看世界、看自己、看疾病。因此，"我是阴虚还是阳虚"问题产生的第一个内在原因就是，很多国人具有对于阴阳文化的本能亲切感。

一般而言，阴虚阳虚的概念是这样的：

★ 阴虚是指阴液不足的病证，阴虚则内热，症状表现为手足心热、盗汗、口燥咽干、尿少而黄、大便秘结等。

★ 阳虚是指阳气不足的病证，阳虚则外寒，症状表现为畏寒肢冷、倦怠乏力、自汗、小便清长、大便溏薄等。

应该说，很多不同疾病的患者都能感受到此类症状，甚至健康人在季节变换、环境变化时也能感觉到这些。但是，可能很多注重养生的人都有这样的疑惑，如果平时工作忙，少喝水，小便自然会黄些，这个属于阴虚吗？我平时很怕热，但是一到冬天又手脚冰凉得厉害，这是阴虚还是阳虚呢？实际上，虽然阴虚和阳虚有上述对应症状，但是人体是复杂的、环境是复杂的、疾病发展是复杂的，没有按照理论概念得病的患者。用阴阳理论解释和预测具体患者疾病的发展是一个专业的技术活，非一朝一夕可完全领会。因此，"我是阴虚还是阳虚"问题产生的第二个内在原因就是，用阴阳理论解释具体患者的复杂症状群需要专业知识，普通人缺少这种专业知识。

临床上，除了"阴虚阳虚"之外，很少有患者会问"医生，我是阴盛还是阳盛"，或者"医生，我是阴强还是阳强"，或者"医生，我是阴实还是阳实"。究其原因，相信很多人都有感悟。那就是，传统的补虚养生文化在当今再一次泛滥，补肾、补心、补气血、补精力，似乎任何问题一"补"了之。实际上，这绝对是错误的认识。任何病证都有虚实部分和虚实阶段，只认虚不认实是一厢情愿的想法。想想人参滥用综合征都是怎么来的呢？因此，"我是阴虚还是阳虚"问题产生的第三个内在原因就是，很多国人对于补虚养生文化的盲目追崇。

最后，对自己身心健康的关注绝对是有益的，再怎么重视都不为过。但是，"得之有道，尊之有法"，我们不应盲目补虚养生，也不宜简单根据症状自行判断后用药，而是应该了解疾病的复杂性，尊重医学的专业性，在医师或药师的指导下合理用药。

你真的明白什么是"药食两用"吗？未必

在老百姓的眼中，很多中药也是食材，例如山药、大枣、生姜等。没错，它们既能入药，也可以作为我们日常生活的饮食，所以称为"药食两用"。但是，有一个细节你可能未必注意到，那就是：这些中药作为药物应用时和作为食物时的前处理方式是不一样的，有些中药甚至相差很多。不要认为自己从市场上买回来山药，放在砂锅里和其他中药一起熬就可以哦。

为什么会这样？因为中药作为一个药物，在临床给患者使用之前需要炮制。炮制之前的一般称为中药材，基本上就是我们可以在各类市场上看到的和买到的那些。当然，如果是药食两用的药材，可能在普通的农贸市场就能买到，而其他更像"药"的药材应该是在专门的药材市场才能买到。请记住，除了个别特例，这些药材是不能直接作为药物使用的。

这些药材在专门的机构经过专门的炮制（净制、切制、酒制、蜜炙等）之后，才可以成为直接供临床使用的药物，这时候一般称为中药饮片。这些中药饮片一般不是在农贸市场或超市能买到的，而是在医院或药店出售的，例如同仁堂药店。炮制后的中药饮片的"药"性增强，一些毒烈性也会减弱，这样才能更加安全地用于临床治疗。请记住，患者治疗用的中药都应该是炮制后的饮片，而不是炮制前的药材，只有这样才能更好地发挥药力。

有了中药材和中药饮片的概念，接下来看看"药食两用"的中药，就明白多了。一方面，当它们作为食物使用时，基本上都是作为药材、食材从农贸市场或超市购入，烹饪后用于饮食或调味；另一方面，当它们作为药物使用时，必须经过专门的炮制过程，这时应该从药店购买才合理。举个例子，山药是常用的药食两用食材，食用时洗净蒸熟即可，而药用前还需要清水闷透后干燥，如果是炒山药还需要麸炒的过程。你从农贸市场买到的山药和从药店买到的山药绝对是不一样的，前者就是中药材，后者就是中药饮片，中药材和中药饮片是不同的概念。对于药食两用的中药来说，食用和药用的前处理过程也是不同的方法，药用前需要专门的炮制（图6-1）。当然，也有特例，例如大枣、生姜的食用和药用前处理就比较相近。

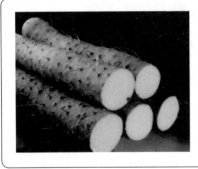

山 药

本品为薯蓣科植物薯蓣的干燥根茎。冬季茎叶枯萎后采挖，切去根头，洗净，除去外皮和须根，干燥，习称"毛山药片"；或除去外皮，趁鲜切厚片，干燥，称为"山药片"；也有选择肥大顺直的干燥山药，置清水中，浸至无干心，闷透，切齐两端，用木板搓成圆柱状，晒干，打光，习称"光山药"。

图 6-1 《中国药典》2015 版关于山药炮制的描述

从农贸市场或超市买回来的山药，并不能当作医生处方上的那个山药使用，因为二者的前处理过程不同。药用时的专业炮制会增强药力和药势，而这些都是食材无法达到的。对于药食两用的中药，如果希望食用，直接从农贸市场或超市购买就好。但是如果希望作为药物使用，我们还是建议你前往医院或药店购买，并且在医生或药师的指导下，按照一定的用法、用量合理使用。

究竟何为"肥·甘·厚·味"

一提起"肥甘厚味"或"肥甘厚腻"这样的词，相信你大概想到了一类营养过于丰盛的肉类食物。那么，究竟什么样的食物算得上"肥甘厚味"？它又与哪些疾病密切相关呢？

其一，根据网络的解释，"肥甘厚味"又称"膏粱厚味"，一般是指非常油腻、甜腻的精细食物，这类食物的脂肪和糖类含量都很高，容易造成肥胖，还会削弱消化功能，影响营养的正常吸收。至于具体的食物，有些说法认为以动物性肉类为主，有些说法认为是奶油蛋糕，也有说法认为大蒜和花椒等味重之品也算。

其二，根据《说文解字》的说法，"肥甘厚味"四个字的含义："肥，多肉也"，就是很多肉。"甘，味美也""五味之可口皆曰甘"，甘本来是五味（辛甘酸苦咸）之一，在这里范围扩大，除了甜品，其他凡是可口、味美的都可称为"甘"。"厚，山陵之厚"，白话解为山陵崇高。"味，滋味也"。在这里，"厚味"应做联解，主要是指"丰厚、多样、深重的味道"。据此可知，"肥甘厚味"主要包含两层意思，一方面是指以多肉为代表的味美食物，另一方面是指具有多种丰富味道的食物。

其三，很多疾病发生的原因与过食"肥甘厚味"的食物有关，根据中国中医药数据库的检索结果，中医病机涉及"肥甘厚味"的病证有30余种，包括肥胖症、消渴病、冠心病、短暂性脑缺血发作、动脉硬化、重症肌无力、酒渣鼻、痤疮、早泄、性早熟等，已经患有上述疾病或发病高危人群应该避免"肥甘厚味"的摄入。一般而言，在吃中药时也应该避免食用这一类食物，注意忌口。

其四，食用"肥甘厚味"的食物会增加脾胃负担，过度食用可能会妨碍脾胃正常的运化功能。这是因为人类属于杂食动物，脾胃运化功能并不能适应大量"肥甘厚味"的冲击，从而导致饮食积滞。这个时候，健脾消食的中成药有助于增加脾胃的运化功能，帮助消化饮食积滞，但也需根据自身情况选择性用药。

总之，"肥甘厚味"的食物应该具有以下特征：

★ 主要是指各种油腻、甜腻的食物，包括但不限于肉类和奶油蛋糕。

★ 泛指一切美味食物和味道丰富的食物。

★ 过量食用可能增加多种疾病的发病风险，除肥胖症外，还包括心脑血管疾病、皮肤疾病和生殖系统疾病等。

友情提醒，健脾消食中药可以减少"肥甘厚味"食物对脾胃功能的冲击。

 ## "春捂秋冻"的真正含义

春天来了，天气逐渐开始热起来，气温也有所回升。这时，开始流行一个叫作"春捂秋冻"的说法，相信你一定听说过。那么，究竟什么是"春捂秋冻"，为什么要"春捂秋冻"呢？

"春捂秋冻"是中华文化在四季养生保健方面的一个基本方法，与中医学"天人相应"和"顺应四时"的原则有关。很多资料将"春捂秋冻"的原因解释为：由于春季气温变动较大，贸然脱衣极易造成受凉感冒，所以需要稍微"捂"一点，谨防倒春寒。这种解释当然没错，如果再联系到历法误差、现代气候学的知识，春季可发生气温骤降的情况绝对是"春捂"的原因。但是，这或多或少只是一个片面的解释，因为它缺少整体性和联系性的考量。

实际上，从"天人相应"的角度看，春夏秋冬四时变化在先，人体自适应的改变在后，春季的到来意味着人体开始进入阳气从内向外的升发阶段，而"春捂"可能是为了帮助和促进这种人体阳气从内向外的升发能力。按照樊正伦教授的说法，"到了春天的时候，气血从里面向外走，毛孔从闭合向开放走，如果这时候你多穿一点衣服的话，有助于毛孔的绽开"，就是这个道理。同理，"秋冻"也是同样的目的，都是为了帮助人体去适应大自然的变化。所以，"春捂"不单单是为了预防气温骤降的变化，也是帮助人体尽快适应春季气血从内向外运动的趋势。

单独谈及"春捂秋冻"，其实存在很多困惑。例如：什么时候开始"捂"？什么时候结束"捂"？"捂"哪里？"捂"到什么程度？等等一系列问题。而对于老百姓而言，这些问题搞不清楚，真的是没法"捂"。实际上，"春捂秋冻"一直是一种经验性认识，什么时间开始"捂"、"捂"哪里、"捂"到什么程度等细节目前还说不清楚。但是，至少有以下几点较为明确：

★ 对于自适应能力完备的健康人，应树立一种观念：春天气温回升时，不要着急减衣；秋天气温降低时，不要着急加衣。

★ 对于"春捂秋冻"的时间，有学者从历法角度考量，认为"春捂"的时间应该为立春至春分这段时间，过了春分不宜"捂"；"秋冻"的时间应该为立秋至秋分这段时间，过了秋分不宜"冻"。也有学者认为，气温超过15℃时，就不易再"捂"。

★ 对于"春捂秋冻"的方式。目前多是从上下身的着衣来分开做，例如"春捂"时可以保持下身衣裤的厚度不变，而根据气温增加上身衣物。

★ "春捂秋冻"是传统农耕生活方式的经验总结，空调、暖气、居室、保暖衣裤等现代保暖措施肯定会对这种养生方式造成影响。

★ "春捂秋冻"也有度，超出人体最佳耐受范围的过度的"捂"和"冻"绝对没有好处，因为这种"捂"和"冻"不会帮助人体的自适应能力，而是直接急剧地破坏了这种能力。同样，老年人、儿童、患有心脑血管等疾病的患者，其自适应能力已经很弱了，靠"捂"和"冻"已经不能解决问题，相反还会造成伤害。

"春捂秋冻"作为传统养生文化的代表，有其合理性，也有其局限性，应辩证地看待这种养生方式，取其精华，为自我保健所用。

 ## 食物的"升糖指数"，你应该了解的健康概念

什么是"升糖指数"

食物的"升糖指数"，又称血糖生成指数，是1981年由美国人大卫·简金斯提出来的。他发现虽然食物都能升高血糖，但是有些食物升高血糖的速度很快，而另外一些食物可能含糖较高，但升高血糖的速度则比较缓慢，于是他提出"升糖指数"的概念。

"升糖指数"的高低代表什么

"升糖指数"高的食物进入消化道后消化快、吸收好，能够迅速转化为葡萄糖而升高血糖，并剧烈地激发胰岛素的分泌，容易产生血糖的剧烈波动。"升糖指数"

低的食物进入肠道后停留的时间长、释放缓慢，葡萄糖进入血液后峰值较低，需要的胰岛素也较少，血糖变化不剧烈。

/// 哪种"升糖指数"的食物比较好

一般而言，"升糖指数"低的食物容易产生饱腹感（吃饱了的感觉），引发的胰岛素水平较低，糖原、脂肪和蛋白质的反馈合成较少，能够有效控制血糖。同时，这种食物还能帮助身体燃烧脂肪，减少脂肪的储存。而"升糖指数"高的食物则恰恰相反。常见食物的升糖指数见表6-1。

表6-1 常见食物的"升糖指数"

食物	升糖指数	食物	升糖指数	食物	升糖指数
泰国香米	109	玉米面粥	68	梨	36
麦芽糖	105	蔗糖	65	藕粉	33
大枣干	103	可口可乐	63	豆腐（炖）	32
葡萄糖	100	葡萄干	64	绿豆	31
薯条	96	米粉	61	桃	28
面包（白面）	88	小米粥	61	果糖	23
馒头	88	荞麦面条	59	原味酸奶（无糖）	23
糯米饭	87	菠萝	59	冻豆腐	22
马铃薯（烧烤）	85	木瓜	59	腰果	22
白糖	84	橘子汁	57	胡萝卜（生）	16
大米饭	83	燕麦片	55	马铃薯粉条	14
面条	81	牛奶	55	花生	14
披萨饼	80	猕猴桃	52	黄豆	14
荔枝	79	香蕉	52	菜花	<15
方便面	77	巧克力	50	西兰花	<15
油条	75	山药	51	茄子	<15
南瓜	75	芋头（蒸）	48	青椒	<15
蜂蜜	74	面包（全麦）	47	西红柿	<15
马铃薯泥	73	胡萝卜（熟）	47	菠菜	<15
西瓜	72	葡萄	43	黄瓜	<15
糙米饭	70	黑米粥	42	蘑菇	<15
土豆（煮）	66	苹果	36	木耳	<15

"升糖指数"与各种疾病的关系怎样

糖尿病："升糖指数"高的食物不利于 2 型糖尿病的预防和治疗，比起"升糖指数"低的食物，它们更能快速升高餐后血糖，引起高的胰岛素水平，还会引起胰岛素抵抗。研究表明，日常饮食以"升糖指数"高的食物为主的男性，患 2 型糖尿病的风险增加了 37%。相比较而言，"升糖指数"低的食物可能更好。

肥胖："升糖指数"高的食物能够引起血糖和胰岛素的剧烈波动，诱发饥饿感，促使人们再次进食或者吃一些零食，长期下去就会造成营养过量，从而导致肥胖。而"升糖指数"低的食物则相反，不仅不会引发血糖剧烈波动，还容易造成饱腹感。研究表明，在早餐时让肥胖男孩多吃"升糖指数"低的食物，可以减少他们午餐时的总能量摄入。相比较而言，"升糖指数"低的食物可能更好。

心血管疾病：除了对维持血糖的贡献之外，多吃"升糖指数"低的食物还可以降低胆固醇、甘油三酯的水平，并且对减少心血管疾病的发生有积极作用。研究表明，以"升糖指数"低的食物为主的女性，具有较低的冠心病发病率。相比较而言，"升糖指数"低的食物可能更好。

其他疾病："升糖指数"高的饮食结构与结肠癌、乳腺癌的发生也存在相关性，但是对于这种相关性目前存在一些争议。除此之外，"升糖指数"高的饮食结构可能还会增加胆结石发病和癫痫发作的概率。

日常生活中应该怎么办

既然不同"升糖指数"的食物对于肥胖、糖尿病、高血压、冠心病等慢性病的预防和治疗具有不同的作用，我们就应该在日常生活中加以注意。

★ 了解自己的日常饮食结构中哪些食物"升糖指数"高，哪些食物"升糖指数"低。不要过度、长期食用"升糖指数"高的食物。

★ 如果自己本身是肥胖、糖尿病、高血压、冠心病等慢性病患者，或是具有容易患上述疾病的多个风险因素，那就需要适度调整饮食结构，食用更多"升糖指数"低的食物。

★ 同一食物采用不同的烹饪方法做成的食品，"升糖指数"是不一样的，要参考权威数据进行选择。尽可能选择油盐少且"升糖指数"低的食品。

需要注意的是，"升糖指数"低的食物并不是吃得越多越好，日常生活中应根据自己的情况均衡饮食，以保证营养均衡的需要。

/// 重要的注意事项

需要注意的是，虽然"升糖指数"与多种疾病的预防和治疗相关，但它只是一个指标，只代表食物的一种特征。所以，在调整饮食结构的时候，除了适度增加"升糖指数"低的食物之外，还要考虑食物种类、烹饪方法、营养均衡等多个方面综合决策。例如，虽然煎炸和烘烤不增加食物的"升糖指数"，但是糖尿病患者也不宜选用。虽然死面饼的"升糖指数"低于发面饼，但是不好消化。正确的做法是，既要把血糖、血脂控制在合适的水平上，又要保证人体营养平衡的需求。不可矫枉过正。

一句话：了解不同食物的"升糖指数"高低，并根据自己的实际情况搭配选用、平衡膳食，是健康生活的必备内容。

血脂康胶囊是中药还是西药

血脂康胶囊成分为红曲，是心脑血管和高脂血症的常用药品，其说明书【功能主治】为"除湿祛痰，活血化瘀，健脾消食"，从语言表述上来看，应该属于中成药。从批准文号来看，血脂康胶囊的国药准字为 Z10950029，也属于中药品种。这样一来，血脂康胶囊毋庸置疑是中药。

但是，事情似乎没有这么简单：

区分中药和西药的标准是什么？有人说是国药准字，有人说是组成成分。这些都是，但还有一个更为根本性的标准，即是否遵循中医药理论进行使用。就拿血脂康胶囊来说，如果是用于治疗脾虚痰瘀阻滞证引起的头晕、心慌时，在处方诊断一栏明确写明"脾虚痰瘀阻滞证"，那么它就是中药。反过来说，如果是在未辨证的情况下用于高脂血症，在处方诊断一栏仅仅写着"高脂血症"，那么它可能更像是一个西药了。

　　当然，血脂康胶囊用于高脂血症的治疗是没有问题的，也符合说明书要求。问题是，无论是患者还是医务人员，对待西药和中药的潜意识是不同的。一般而言，"中医粉"会认为中药安全性高，可以长期服用；而"中医黑"可能就会认为中药没什么用，根本不需要服用。所以，患者对于药品是中药还是西药的类别认知，可能会导致用药依从性的巨大差异。对于西药，人们的看法大致相同，需要时可以选用，但是副作用也不能忽视。

　　除此之外，药品的有效性和安全性也让血脂康胶囊用起来更像西药。2015年《血脂异常老年人使用他汀类药物中国专家共识》在介绍他汀类药物特点时，将血脂康胶囊明确描述为"主要调脂成分为洛伐他汀及他汀类同系物，1.2g 的血脂康胶囊约含 10mg 洛伐他汀""血脂康 1.2g/ 天可使 LDL-C 降低 28.5%"。由此可见，虽然说明书上写的成分是红曲，但是实际上发挥作用的有效成分还是以洛伐他汀为主的他汀类物质。你觉得这是中药还是西药呢（图 6-2）？

> 3. 他汀类药物特点：国内现有他汀类药物有洛伐他汀、辛伐他汀、普伐他汀、氟伐他汀、阿托伐他汀、瑞舒伐他汀和匹伐他汀。洛伐他汀、辛伐他汀、氟伐他汀、阿托伐他汀和匹伐他汀为亲脂性他汀类药物；普伐他汀、瑞舒伐他汀为亲水性他汀类药物。血脂康胶囊的主要调脂成分为洛伐他汀及他汀类同系物，1.2 g 的血脂康胶囊约含 10 mg 洛伐他汀。洛伐他汀与食物同服更容易吸收，瑞舒伐他汀、辛伐他汀和匹伐他汀不受食物影响，阿托伐他汀、氟伐他汀和普伐他汀与食物同服影响吸收。

图 6-2　某指南中关于血脂康胶囊的描述

　　同时，正是因为有效成分为他汀类物质，血脂康胶囊的不良反应才会集中在肝功能和肌功能方面，不仅肝病患者慎用，而且服用后需要定期监测转氨酶和肌酸激酶，这些内容是说明书上明确要求的。相比较而言，同为降脂类中成药的绞股蓝总苷片、荷丹片就没有这种特殊提示。

　　说到这里，问题似乎稍微清楚了些。从药品功效和药品管理角度看，血脂康胶囊是中药；但是从有效成分、药理作用和不良反应角度看，它可能更像是一个以洛伐他汀为主的复方西药。临床诊疗时，应该注意到这些信息，更好地使用它。

红曲和他汀类药物究竟有什么关系

　　上篇我们分析了血脂康胶囊是中药还是西药的问题，分析结论认为，从说明书组分、功能主治和批准文号来看，血脂康胶囊属于中药；但是从非辨证临床使用现状、已知有效成分和副作用角度看，似乎又更像是一个西药。很多人询问：为什么血脂康胶囊的成分红曲中含有他汀？针对这个问题，下面进行补充回答。

　　红曲是一种药食两用药材，它不仅是一味中药，而且是一种常见的传统食品和食品添加剂。作为中药，《本草纲目》记载红曲能够"消食活血，健脾燥胃。治赤白痢，下水谷"。作为传统食品，红曲可以用来酿酒（如红曲酒）、酿醋（如红曲醋）、发酵食品（如红腐乳）、腌制肉制品（如红蛤蜊酱、红鱼）等。红曲色素更是广泛作为奶制品、肉制品、水产品、饼干、膨化食品、果冻、冰棍等的天然食品添加剂。

　　这样一个传统药食两用中药是怎样与他汀类联系起来的呢？这要得益于一位日本学者。20世纪70年代，日本东京农工大学Endo教授在红曲霉菌中提取发现了一类能够抑制胆固醇合成的物质，叫作Monacolin类物质，其中的Monacolin K就是现在所说的洛伐他汀。但是需要注意的是，红曲中含有的他汀类似物很多，其中含量最高的最具有代表性的是Monacolin K（洛伐他汀），其他Monacolin L，Monacolin X，Monacolin M等也具有降血脂的作用，同时这些成分也有着不同的存在状态，有时是酸式、有时是内酯式，相互转化起来也很复杂。也就是说，红曲中可以提取得到一类天然他汀类物质，其中以洛伐他汀为主。

　　那么，高脂血症患者在两者之间该怎样选择呢？2010年一篇《红曲能否代替他汀类药物》的文章或许可以给我们一些启发。这篇文章认为，在患者出现他汀类过敏或者明显副作用不能耐受时，选择红曲制剂来降血脂是可以的，但是不建议用红曲制剂广泛地代替他汀类药物。主要原因还在于红曲制剂的有效成分和机制仍未明确，肌痛的副作用也会发生，费用也不低等。

　　理论上看，选用天然成分多的中药，应该能够达到多靶点平衡效果，表现为较好的疗效和较小的副作用，红曲用于降血脂的优势就在这里。目前也有很多研究支持这一观点。但是，这种理想的治疗情形需要饮片质量、辨证论治等一系列符合中医药理论的诊疗环节配合。从目前的红曲制剂市场情况看，有些属于药品，有些属于保健食品，还有些可能在超市和农贸市场就能买到，这些不同来源的红曲制剂的质量和疗效是参差不齐的。很多患者出于养生保健目的，长期服用红曲制剂，完全忽视了中医辨证论治的理论。这些都是不可取的。我们建议，假如需要选用红曲制剂长期用于降血脂治疗时，一定要在医师指导下选用药品，例如血脂康胶囊、脂必泰胶囊等。并且需要注意的是，尽量不要联合使用红曲制剂和他汀类药品，否则可能会增加出现副作用的风险。

中药提取物还算中药吗

中药提取物还算中药吗？对于这个问题，不同的人也许有不同的答案，也许你根本就没有关注过。但是不管怎样，从一个药师的角度看，中药提取物与中药还是有很多不同之处的。

如果你不清楚什么是中药提取物，那么请你回忆一下自己是否听说过这些药品，例如黄连素、银杏叶片、迈之灵片、康复新液等。这些就是中药提取物制成的药品，其中，黄连素是黄连中的小檗碱，银杏叶片是银杏叶提取物（主要含有银杏黄酮和萜类内酯），迈之灵片是马栗提取物，康复新液是美洲大蠊虫提取物。它们有一个共同点，都和中药（草药）有关，但都不是单味饮片直接按照传统工艺加工而成的中成药。

既然与中药有关，为什么不把它们当成中药，而是要说有很多不同之处呢？原因有以下几点：

其一，传统中药饮片讲究四气五味归经，一个中药有自己的功效特征和药性特点。但是，这种功效特征和药性特点在这味中药经过现代提取后就改变了，因为提取前后的有效成分及其组成比例发生了巨大变化。

其二，现有中药提取物制剂从说明书上来看，药品的功能主治项的记载已经基本上是按照西医学词汇描述的，而较少有传统中医理论的描述。例如黄连素（盐酸小檗碱片）的适应证是"用于肠道感染"；银杏叶片说明书描述的适应证是"用于瘀血阻络引起的胸痹心痛、中风、半身不遂、舌强语謇；冠心病稳定型心绞痛、脑梗死见上述证候者"；迈之灵片的说明书的适应证为"用于慢性静脉功能不全，静脉曲张，深静脉血栓形成及血栓性静脉炎后综合征引起的下肢肿胀、痉挛、瘙痒、灼热、麻木、疼痛、疲劳沉重感、皮肤色素沉着、郁血性皮炎、溃疡、精索静脉曲张引起的肿痛等。"由此可见，这些中药（草药）提取物的说明书适应证内容大多数是偏西医描述的。

其三，这些药品的临床应用广泛，存在很多非辨证使用的情况。从临床实际来看，这些中药提取物制成的中成药，临床需求还是比较大的。一方面，这些药品的说明书增加了方便西医阅读的适应证信息；另一方面，这种单成分组成的中药（草药）也容易被西医接受，所以很多处方是由西医开出来的，也就自然离辨证论治比较远了。实际上，"怎么用"而非"是什么"才是判别是否属于中药的最终标准，如果都不按照传统中医药理论使用了，也就自然不能称为中药。

中药提取物与传统中药并不相同，它们最终的临床性效表达可能与相关中药有所区别，也存在很多非辨证使用的情况，临床应用时应注意这一点。

"秋燥"与"防秋燥"的真正含义

很多人都会在秋天防秋燥，通过一些饮食和药物的帮助，改善在秋天出现的口唇干燥、咽干、咽痒、皮肤干裂、便秘等症状。网络上就可以搜索到很多防秋燥的食疗方，例如蜂蜜冰糖梨水、萝卜银耳羹等等。总而言之，根本大法就是通过养阴润肺来润燥。

那么，这些防秋燥的做法真的对吗？

要回答这个问题，我们还得先说说什么是"秋燥"。关于秋燥的系统论述，实际上是在明末清初才出现的，是医家喻嘉言在他著名的《秋燥论》中提出来的。在这本书中，他详细论述了"秋伤于燥，燥胜则干"的理论，并且创立了著名的清燥救肺汤。那么，明清以前呢？那时的人是如何看待这件事的？读过一些中医史的人都知道，在中医四大经典之一《黄帝内经》中记载的并不是"秋伤于燥"，而是"秋伤于湿"！也就是说，以前人们认为秋天最值得警惕的致病邪气不是"燥邪"，而是"湿邪"！

这个问题已经成为中医各家争论的问题之一，双方都有很多支持者。无论是从历史考据，还是从临床表现来看，秋燥的患者有，秋湿的患者一样有；治疗秋燥能够治病，治疗秋湿一样能够治病。为了这个问题，大家争论了很多年。直到最近，还有学者从历史、地理、人文等角度来论述"秋伤于湿"的正确性，例如有学者于2014年提出"云南秋湿"的概念等。也就是说，并不一定所有的秋季疾病，哪怕表现为口干咳嗽，都是秋燥所致，还可能是秋湿所致。

对于这个问题的正确看法，还是得回到三因制宜的中医治疗原则，也就是说，要根据具体问题具体分析。

★ 从时间上看，秋分之前应多考虑秋湿，秋分之后应多考虑秋燥。秋分之前的气候一般延续夏天的暑湿气候，以湿气为主，这段时间的疾病治疗应多考虑"秋湿"。而秋分之后的气候，一般会向寒冬的干冷发展，这段时间的疾病治疗应多考虑"秋燥"。

★ 从地域上看，我国南方应多考虑秋湿，北方应多考虑秋燥。我国南方地区气候比较潮湿，秋季多阴雨，所以此地患者的疾病治疗应多考虑"秋湿"，就像前面谈到的云南秋湿的例子。而北方地区气候比较干燥，秋季多肃爽，像甘肃、河北等地，所以此地患者的疾病治疗应多考虑"秋燥"。

★ 从患者体质角度看，体质偏阳虚的人应多考虑秋湿，体质偏阴虚的人应多考虑秋燥。体质偏阳虚的人，秋季患病易从"湿"化，即容易转变为"湿"型，治疗时需要从"秋湿"入手。而体质偏阴虚的人，秋季患病易从"燥"化，即容易转变为"燥"型，治疗时需要从"秋燥"入手。

当然，以上只是一般情况，如遇气候异常、地理条件特殊、体质复杂或本身患有其他疾病的患者，则当具体分析。总而言之，秋天不一定需要防秋燥，有些人可能不需要防秋燥，而需要防秋湿。具体是哪一个，取决于气候、地域和体质三大因素，所以，不可盲目地防秋燥。

中药感冒药里为什么要加西药成分

　　国家食药总局曾连续发文，对中西药复方制剂的安全问题进行警示，提醒药品生产企业修订说明书，提醒广大患者根据自身情况选用，提醒医务人员在处方相应药品时多留意，以保证合理用药。那么，为什么在这些中药感冒药里要添加西药成分？

　　要回答这个问题，就得从感冒的定义和现代医学治疗角度开始。感冒通常被认为是病毒感染，感冒症状也往往是病毒感染引起的鼻咽部其他症状，例如打喷嚏、流鼻涕之类的。这个时候的治疗原则往往也就是对症治疗，采用药物来缓解症状。于是，在中成药中添加西药成分，意在通过西药实现快速缓解感冒症状的作用。很多中西药复方感冒制剂的名称中都有"速效"二字，例如速效伤风胶囊、速效感冒胶囊、新速效感冒片等，也许均从一定程度上反映了所添加化学药物能够迅速起效。

　　那为什么需要增加西药成分来缓解症状，中药不可以缓解症状吗？实际上，纯中药同样可以缓解感冒症状，甚至有效性和安全性也得到了证实。但是，由于中医治疗感冒需要辨证论治，不同体质的人、不同的生活环境、不同的发病因素，感冒的类型就不一样。而选错药不仅不能治疗感冒，相反还会增加发生副作用的风险。纯中药制剂的问题就在于，其效果与是否对证用药有很大关系。而加入西药后，似乎就可以不用严格按照证型来用药了，这无形中扩大了药品的适应证范围，并且降低了自行用药的难度。

　　实际上，中药感冒药里添加西药成分，可能会增加一些不合理用药情况的发生，例如超说明剂量用药、重复用药等。由于很多人对于中药的认识还是停留在"无毒副作用"阶段，所以，一旦将中西复方感冒制剂当作中成药来使用，就会出现一些不合理用药的情形，实在应该避免。

　　总之，中药感冒药里添加西药成分，主要是为了快速缓解感冒症状，或者降低药物副作用。

中医的"痰"和西医的"痰"是一回事吗

什么是痰？根据《新华字典》的解释，痰是指气管、支气管或肺泡黏膜分泌出来的黏液，这也是西医所讲的痰。这种痰主要在呼吸道，是一种局限在呼吸道的病理产物。从西医的角度看，这种痰出现在呼吸道以外的其他部位或组织，例如心脏、肝脏、肌肉或者血液中都是不可思议的。

但是，中医理论认为，痰属于水液代谢失常的问题，是因为水液停留在局部而形成的一种比较浓稠的病理产物。由此可知，这种痰可以发生在人体任何部位，除了肺窍之外，还可以出现痰火扰心、痰阻清窍、痰湿中阻、痰瘀互结（瘰疬）等情况。一般而言，呼吸道的痰称为狭义之痰，而其他各种类型的痰证称为广义之痰。因此，中医的痰和西医的痰，在概念上并不完全等同，而是更近似于一种包含关系：西医的痰特指呼吸道的痰，而中医的痰的概念更加广泛，除了狭义之痰（呼吸道的痰），还包括痰火扰心、痰阻清窍、痰湿中阻、痰瘀互结（瘰疬）等广义之痰。

搞清楚了中医的痰和西医的痰的区别，有什么用呢？

首先，在看中医的时候，不要一听到说痰就想起呼吸道的痰，要知道，痰有很多种，也可以聚集在呼吸道以外的其他脏腑器官。

其次，知道了狭义之痰与广义之痰的区别，在选择中药治疗痰证时，可以更加精准地选药。一般而言，治疗呼吸道痰证的为祛痰，代表性中药有旋覆花、白前、桔梗、前胡、枇杷叶、桑白皮等。治疗其他痰证为消痰，代表性中药有昆布、海藻。兼有两种功能的代表性中药有半夏、天南星、贝母、瓜蒌等。临床选药时，应根据患者的病证特点选择适宜的药物。

最后，痰证的治疗时程一般都比较长，治疗时需要耐心。

存在只化痰不止咳的中成药吗

在人们的印象中，咳嗽有痰是感冒后常有的事，而"止咳化痰"也是经常一起出现的一个药效表述。仔细分辨来看，"止咳"和"化痰"是两个意义不同的词语，那么，只化痰不止咳的中成药有吗？

要想找到"只化痰不止咳"的中成药，要先分析这两个词组的确切含义。"止咳"代表着治疗咳嗽、缓解咳喘，这个词语的含义比较单一。而"化痰"可能就有说道了。西医学上，痰的概念就是"气管、支气管或肺泡黏膜分泌出来的黏液"，属于呼吸道范畴。但在中医学上，这种理解只是狭义的痰，除此之外，由于这种痰可以"随气升降，无处不到"，进而出现痰火扰心、痰阻清窍、痰湿中阻、痰瘀互结（瘰病）等各种病证，即所谓的广义之痰。

理解了这一点，我们就知道，只化痰不止咳的中成药确实存在，但是这种药物所化的"痰"，主要是广义之痰，而不是狭义之痰。从中药化痰药的角度看，哪些药物能够祛狭义之痰，哪些药物能够消广义之痰，哪些药物兼具两种功效，都是基本比较明确的。通过分析中成药的药味组成和功效主治，就可以获得这方面的信息，举几个简单的例子。

治疗狭义之痰，也就是呼吸道痰证的中成药：

★ 止咳祛痰颗粒，组成为桔梗（主治狭义之痰）、百部、苦杏仁、盐酸麻黄碱，功效为润肺祛痰、止咳定喘。

★ 强力枇杷露，组成为枇杷叶、罂粟壳、百部、白前（主治狭义之痰）、桑白皮、桔梗（主治狭义之痰）、薄荷脑，功效为养阴敛肺、镇咳祛痰。

★ 牛黄蛇胆川贝液，组成为人工牛黄（主治狭义＋广义之痰）、川贝母（主治狭义＋广义之痰）、蛇胆汁、薄荷脑，功效为清热化痰止咳。

★ 其他

治疗广义之痰，也就是其他非呼吸道痰证的中成药：

★ 肿痛安胶囊，组成为三七、天麻、僵蚕（主治广义之痰）、制白附子（主治狭义＋广义之痰）、防风、羌活、制天南星（主治狭义＋广义之痰）、白芷，功效为祛风化痰、行瘀散结、消肿定痛。

★ 消瘰气瘰丸，组成为夏枯草、海藻（主治广义之痰）、昆布（主治广义之痰）、海螵蛸、煅蛤壳（主治狭义＋广义之痰）、海胆（主治广义之痰）、陈皮（主治狭义＋广义之痰）、麸炒枳壳、黄芩、玄参，功效为消瘰化痰。

★ 一捻金，组成为大黄、炒牵牛子（主治广义之痰）、槟榔、人参、朱砂，功效为消食导滞、祛痰通便。

★ 其他

由此可知，治疗狭义之痰和广义之痰的中成药是不一样的，其药味组成和配伍方式也不一样，在选用时要加以区分。也就是说，选用肿痛安胶囊治疗咳嗽痰多不合适，同样，选用强力枇杷露治疗瘰疬瘿瘤也不合适。

只化痰不止咳的中成药有吗？有，肿痛安胶囊、消瘰气瘰丸和一捻金这样治疗广义痰证（非呼吸道痰证）的中成药，因为不需要止咳，所以不止咳。

三七中含有人参皂苷？没听错吧

以前，很多人会自行选购人参或西洋参煲汤，现在，很多人会自行购买三七粉冲服。三七和人参，听起来完全是两种东西，但事实上，它们俩具有很近的亲缘关系，近到超乎你的想象。

为什么这么说呢？让我们从不同角度来看一看这两个中药。

药物基原

首先是药用植物的基原。从药用植物的科、属、种上来看，人参来源于五加科人参属植物人参，药用部位是根和根茎；而三七来源于五加科人参属植物三七，药用部位也是根和根茎。也就是说，人参和三七都来源于五加科人参属的植物，同科同属。如果你还是不太理解，没关系。西洋参和太子参知道吧，都是临床上经常代替人参用于特殊患者治疗疾病的中药。但是就是这两味药，西洋参来源于五加科植物，太子参来源于石竹科植物。也就是说，从基原上看，三七和人参的关系，与西洋参差不多，比太子参要近。

有效成分

接着，从有效成分的角度来看一看。关于人参和三七有效成分的研究很多，基本上包括皂苷类成分、多糖类成分、挥发油类成分等。其中，皂苷类成分的研究最多，我们就以皂苷类成分来进行比较。从目前的研究结果来看，三七中有几十种皂苷与人参相同，例如人参皂苷Rb1、人参皂苷Rb2、人参皂苷Rg1、人参皂苷Re等。当然，三七也有自己独特的皂苷，例如三七皂苷R1、三七皂苷R2等。也就是说，三七和人参含有很多相同的皂苷类成分，三七中含有人参皂苷Rb1、人参皂苷Rg1、人参皂苷Re等活性天然产物。

传统功效

最后，从功效上看。人参是能够大补元气、补脾益肺、生津养血、安神益智的常用补益类中药，而三七的功效为散瘀止血、消肿定痛，属于一味活血类中药，并无补益的作用。从功效上来看，人参与三七是功效完全不同的两类药物。但是，从个别本草专著和民间流传验方的角度，三七确实具有补益作用，甚至在《本草纲目拾遗》中称"三七味微甘而苦，颇似人参，人参补气第一，三七补血第一"。另外，还有三七"生消熟补"的说法，生三七侧重于活血消瘀，而熟三七侧重于养血补血。所以，三七具有一定的补益作用，应该说也具有一定的临床依据。

无论是从植物基原、有效成分还是临床应用角度，三七和人参都有相似之处，它们是一对不折不扣的"亲戚"。当然了，二者之间同中有异，三七侧重于止血化瘀，而不是补益。所以，不要把三七当成单纯的补药来服用。

 ## 所有带"参"的中药都是补药吗

曾几何时，国人就开始喜欢各种"参"，喜欢通过进食各种"参"来达到强壮和滋补的作用，例如你常常听到的人参和西洋参等，当然，还有很多中药也带"参"，例如生晒参、红参、党参、丹参、沙参、苦参，那么，这些带"参"的中药都是补药吗？

你需要知道的是，有些听起来不同的带"参"中药，从药用基原上来看，其实是同一个中药，只不过生长环境和炮制方法不同罢了。例如，生晒参、红参、糖参，还包括野山参、圆参等等，其实这些都是人参，只不过是生长的地方不同，炮制的方法不同，当然药效和药力也有区别，但是其本质还是人参，和党参、丹参、沙参等不一样。

除了人参和西洋参这些显而易见的补药，那么党参、丹参、沙参是吗？我们直接从《中国药典》的角度，给大家一个解释。对于这些补药，为了避免乱补错补，我们建议你能理解并记住这三个方面：第一，补什么？是补气的，补阴的，还是补血的。第二，补哪里？是补肺的，补肾的，还是补脾的。第三，有多补？补的力量强不强。明白了这三点，基本上对于这个补药就比较清楚了。接下来看具体的中药：

人参：五加科植物人参的干燥根，功效为"大补元气，复脉固脱，补脾益肺，生津，安神"，是一味补气药，补哪儿的气呢？首先，补元气，这个功效很独特。其次，补脾气（脾虚食欲不振等）、补肺气（肺虚咳嗽等），还能补心气安神。除此之外，人参也具有一定的补阴生津的作用。人参经过不同的炮制，药性会发生变化，生晒参适用于清补，红参则偏于温补。

西洋参：五加科植物西洋参的干燥根，功效为"补气养阴，清热生津"，是一味补气同时能补阴的药，也就是所说的"气阴双补"，补肺气肺阴（咽干内热等），补肾气肾阴（虚热消渴等）。常用于气阴两虚，或者适合平素容易上火但属于气虚的人。

太子参：石竹科植物孩儿参的干燥块根，功效为"益气健脾，生津润肺"，也是一味气阴双补的中药，但药力不如人参和西洋参那么强，能够补脾（脾虚自汗等）、补肺（肺燥干咳等），适用于气虚症状较轻的患者或者儿童、老年人等滋补不宜太过的人群。

党参：桔梗科植物党参、素花党参或川党参的干燥根，功效为"补中益气，健脾益肺"。能够补气，具体来说是补脾气（脾虚食欲不振等）、补肺气（肺虚咳嗽等）。药性也较为平和。

沙参：分北沙参和南沙参。北沙参是伞形科植物珊瑚菜的干燥根，南沙参是桔梗科植物沙参的干燥根，功效为"养阴清肺，益胃生津"，是一味补阴的中药，基本没有补气的作用。能够补肺阴（肺热咳嗽等）、补胃阴（胃热口渴等）。

丹参：唇形科植物丹参的干燥根和根茎，功效为"祛瘀止痛，活血通经，清心除烦"，主要作用是活血化瘀，治疗月经不调和胸痹心痛等血瘀证，同时还能清心安神，但是基本上没有补益的作用。

苦参：豆科植物苦参的干燥根，功效为"清热燥湿，杀虫，利尿"，主要作用是清湿热，治疗湿疹湿疮和热痢，还能治疗妇科阴道炎和带下病，同样也没有什么补益的作用。

由此可知，并不是所有带"参"字的中药都有补益作用，丹参、苦参基本上就没有补益作用，而对于人参、西洋参、党参等其他有补益作用的中药，它们所"补"的对象也不一样，不可盲目选用。

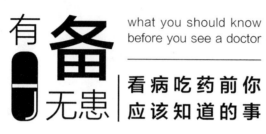

有备无患

what you should know
before you see a doctor

看病吃药前你
应该知道的事

保健品和药品有什么区别

保健品又称为保健食品，是这个时代最火的几类商品之一，相信你也一定购买过，或者至少心动过。从目前市场上的宣传来看，保健品的功效很"强大"，提高免疫力、改善睡眠、降压、降脂、防癌、抗癌等等。实际上，保健品的功效宣传容易有夸大作用之嫌，保健品并不具有药品的功效。那么，说真的，保健品和药品究竟有什么区别呢？如果我现在失眠，究竟是选用保健品，还是选用药品呢？

根据国家食药总局 2012 年的解释，保健食品是指"声称具有特定保健功能或者以补充维生素、矿物质为目的的食品。即适宜于特定人群食用，具有调节机体功能，不以治疗疾病为目的，并且对人体不产生任何急性、亚急性或者慢性危害的食品。"根据这段论述，我们可以总结得到保健品与药品的几大重要区别。

是否对特定疾病具有治疗作用

很显然，保健品不具有对特定疾病的治疗作用，任何宣称自己对任何特定疾病（例如高血压、糖尿病、肿瘤等）具有治疗作用的保健品宣传都涉嫌虚假宣传。而药品的作用就是针对特定疾病的治疗作用，在疾病确诊的前提下，选用药品规范治疗是最佳途径。

是否能够调节身体整体机能

一般而言，保健品的作用主要是对身体整体功能具有调节和改善作用，它的作用面应该比较宽，比如增强免疫力的功能，并不是针对某一种免疫球蛋白的补充，而是整体免疫力的提高。而药品一般不描述为整体功能的调节，而是需要准确地针对某个指标、某类物质、某种组织发生作用，例如注射用胸腺肽，其适应证为治疗各种原发性或继发性 T 细胞缺陷病、各种细胞免疫功能低下的疾病等。

是否具有急性、亚急性或慢性危害

保健食品仍然属于食品，每日的暴露量可能会比较高，所以保健品不能对人体产生任何急性、亚急性或慢性的危害，简单来说，就是像大米和牛奶那样安全。而药品属于特定时期的治疗用物质，其本身的治疗特性决定了其副作用的不可避免性。一般来看，药品均具有一定的副作用和禁忌证，也就是说，具有一定程度的危害性。

/// 发挥作用（起效）快慢的区别

药品具有明确的起效时间，根据治疗疾病的不同而不同。对于急性病，治疗心绞痛的硝酸甘油会在舌下含服 5 分钟内起效，治疗哮喘急性发作的沙丁胺醇气雾剂也会在吸入后 5 分钟内起效。对于慢性病，治疗高脂血症的阿托伐他汀的血药浓度达峰时间为 1 ~ 2 小时，能够观察到疗效的时间为几周或几个月。与药品不同，保健品服用较长时间后才会有作用，没有明确、固定的时间，更不会是一吃就见效的灵丹妙药。

以上就是保健品与药品最主要的四点区别。一句话，保健品是不具有特定疾病治疗作用，而是能够缓慢改善和调节身体整体机能的功能食品，可以适当长期服用。在患有明确诊断的疾病时，保健品不能替代药品。当然了，选用保健品也要选择正规厂家。

得一种病，为什么要吃好几种药

在用药咨询中心出诊时，总会遇到这样的问题："为什么我吃的药越来越多啦？"乍一看，这不是什么问题，年龄大了，疾病多了，吃的药自然也就多了。真的是这样吗？其实，如果你足够有心，就会发现，有时一种疾病的治疗也需要好几种药物的配合。这是为什么呢？

我们来看一看哪些疾病符合上述条件，也就是说，患一种病却需要服用好几种药。

第一个例子，感冒。人们感冒时会出现鼻塞流涕、咳嗽、打喷嚏、发热、咽干、咽痛的症状，这时就会选用抗感冒药进行治疗，而很多抗感冒药本身就是一种复方制剂。一般情况下，其药物组成包括治疗鼻塞的伪麻黄碱、治疗流鼻涕的抗过敏药马来酸氯苯那敏、治疗发烧的解热镇痛消炎药对乙酰氨基酚，以及能够治疗咳嗽的镇咳药右美沙芬，还可以包括具有抗病毒作用的金刚烷胺、具有祛痰作用的愈创木酚甘油醚等。如果患者感冒合并有急性咽炎或扁桃体炎的情况，还要选择相应的抗菌药物进行治疗。由此可知，即使是简单的感冒，在治疗时也可能会服用 5 ~ 6 种药物。当然，这还不算中药。

为什么感冒需要吃这么多药呢？简单来看，因为感冒症状很多，但是药物的作用却是单一的，能退热的药物解决不了鼻塞的问题，能止咳的药物解决不了流鼻涕的问题，所以如果想让所有感冒症状减轻，就得吃这么多药。

第二个例子，冠心病。冠心病是冠状动脉粥样硬化性心脏病的简称，临床常表现出心悸、心绞痛等与心脏有关的症状。但是，在冠心病患者长期用药的目录中，可不止是治疗心脏的药物这么简单。除去心绞痛急性发作时的缓解用药（硝酸甘油、速效救心丸）和改善心肌能量代谢的药物（曲美他嗪）不说，单就长期服用的维持药物就包括以下四种：首先是为了使心率达标而服用的 β 受体阻滞剂（美托洛尔等），接着是为了让低密度脂蛋白胆固醇达标而服用的他汀类药物（阿托伐他汀等），然后是为了改善预后防止心脑血管事件而服用的抗血小板药（阿司匹林等），最后还有为了使血压达标或者改善心室肥厚而服用的降压药（贝那普利、缬沙坦等）。由此可知，冠心病患者，也需要服用 5 ~ 6 种药物。当然，这也没算中药。

为什么冠心病需要吃这么多药？简单来看，因为这些因素都会影响冠心病的发展，如果这些因素控制得好，冠心病患者的生存时间就长，生活质量就好。如果这些因素控制得不好，那么发生心肌梗死等意外事件的概率就高。所以，为了自己的生存时间和生活质量，你就得吃这么多药。

这就是医学的现状，由于化学药物的靶点相对单一、药效相对单纯，而疾病的症状表现或者危险因素却是多样的，所以，只能采取这种一一对应的方式设定药物治疗方案。但是，这种药物治疗方案并不完美，设想一下，如果这些疾病之间有某些联系呢？毕竟人体是一个联系统一的整体，不同症状之间不可能没有关联。再设想一下，如果存在一种药可以治疗好几种病呢？毕竟如果不同因素之间有关联，那么寻找到关键的触发点也许就能找到同时治疗好几种病的药物。所以，医学的发展是无止境的。

作为患者，在服用上述这类药物时，因为品种多，所以要区分清楚各个药物的用法、用量，千万不要弄混。

 看病时中医一定会问的 6 组问题

众所周知，中医看病讲究"望、闻、问、切"，其中的"问"是相当关键的环节，很多对于医生诊病治病有价值的信息都是通过询问患者的症状得到的。那么，中医看病时有哪些必问的问题呢？各种问题所代表的一般含义又是什么呢？下面为你细细道来。

第 1 组：怕冷吗，怕热吗，你是怕冷还是怕热

怕冷和怕热的问题是在询问你是否经常感觉寒冷，或是感觉身上发热，是一种主观感觉。同时，怕冷和怕热的问题反映的是机体整体阴阳盛衰的情况。一般而言，在感冒时常有这种怕冷或发热的感觉，感冒初期怕冷比较明显的可能是风寒感冒，怕冷不明显而发热比较明显的就可能属于热证感冒。如果日常生活中比较怕冷、穿的比其他人多，那就可能是阳虚；而经常烦热的人有可能是阴虚。所以，怕冷和怕热对于诊断病邪的寒热性质非常重要，必须要问。当然了，你有可能既不怎么怕冷，也不怎么怕热，如实告诉医生就好。

第 2 组：食欲怎么样，吃得多不多，乏力吗

食欲和食量问题也是中医经常要询问的一组问题，它直观地反映了患者脾胃功能的强弱。中医理论认为，脾胃乃后天之本，是气血生化之源，所以，脾胃功能将直接影响到全身气血盛衰强弱，也自然与疾病进程密切相关。一般而言，食欲减退是脾胃虚弱的表现。至于脾胃虚弱的原因，可能是正气本虚，也可能是湿邪困脾或食滞胃脘。总之，食欲不好的患者，经常乏力有疲劳感的患者，医生在组方遣药时一般会增加健脾补气的中药，改善食欲的同时，增加机体接纳药物的能力，有助于疾病恢复。

第3组: 大小便正常吗, 大便干不干、是否难解, 小便黄不黄, 夜尿多不多

大小便的情况非常重要, 它可以为医生提供机体消化功能、水液代谢功能和寒热虚实情况等诸多信息, 而且, 大小便的情况还会成为医生判断处方是否合理、药物是否起效的客观依据。所以, 假如你有便秘、腹泻、夜尿多或少尿的症状时, 请告诉医生。同时, 最好能够较为详细描述一些具体表现, 比如大便是干还是稀、排便是不是困难、有了便意是否必须马上找厕所、小便颜色黄不黄、解小便是否有烧灼感等等, 这些都是详细的疾病信息, 了解这些对于医生开药有很多好处。

第4组: 睡眠好不好, 是不是睡不着, 睡着后易醒吗

中医理论认为, 睡眠是人体适应自然界昼夜节律的阴阳运动, 与人体气血盛衰和心肾功能密切相关。同时, 失眠是一个很恼人的症状, 严重影响患者的生活质量和工作效率。因此, 凡诊病均需询问患者的睡眠情况。而且, 不知你注意过没有, 医生往往会问:"你是入睡难还是醒得早?"既然都是睡不好, 两者有区别吗? 实际上, 这样询问是为了区别不同患者失眠的病证属性。入睡难的患者多为实证, 而特别易醒的患者则多为虚证。当然了, 假如你既不容易入睡, 又醒得早, 同时又特别爱做梦的话, 可能就属于比较复杂的病情了, 治疗也应全面考虑。

第5组: 口干吗, 口苦吗, 心烦起急吗, 脾气怎么样

很多患者都会有口干、口苦和心烦的症状, 一般而言, 口干主要与热证有关, 可能是风热证、胃热证、阴虚证或湿热证中的一个或几个。口苦主要与肝的疏泄功能失常有关, 除了肝气郁结之外, 也可能是肝阳上亢。心烦与以上二者均有一定的相关性。当然, 环境干燥、饮食过当和情绪变化也会引发机体出现以上症状, 在看病时也应该将这些可能的因素一并告知医生。

第6组: 工作忙吗, 压力大吗, 有没有什么生气不高兴的事

其实除了以上5组问题之外, 还有很多问题也会在问诊时提到, 例如出汗多不多、吃东西喜欢冷的还是喜欢热的, 诸如此类。但是, 最具代表性的, 最能体现中医"看病的人而不是看人的病"特点的问题可能还是压力问题。实际临床中, 很多中医都

会问患者工作压力和生活压力的问题。原因很简单，因为各种压力能够扰乱机体的阴阳平衡，致人生病，而药物对于这种病因的治疗作用有限，心理疏导其实更为有效。心病还需心药治，就是这个道理。身体不舒服的时候请想一想，最近工作压力大吗，有没有让你生气的事情，如果有，请先自行排解一下。

///建议

以上就是中医诊病治病时必问的6组通用问题，也就是说，无论是哪方面的疾病，一般都需要了解这些信息，而这些信息也非常有助于医生开出最适合你病情的处方。在候诊时，你可以先自己梳理一下，回忆一下，看病时就有所准备了。

这10个中医病名的含义你应该知道

了解中医的人都知道，中医是不同于现代医学的独立诊疗体系，这种特殊诊疗体系的直观体现，就是中医和西医对于同一种疾病的认识不同、名字也不同。下面，就让我们看看这10个常见的中医病名，究竟是什么含义？对应于哪些西医疾病？

也许你会说，咦？中医不是辨证论治吗？怎么也讲"病"？其实，中医自古以来就有"病"的概念，同样也有"证"的概念，而且在《证类本草》《本草纲目》等很多中药学传统古籍中都有"诸病通用药"的内容。所以，中医不仅讲"证"，也讲"病"，只不过这种"病"是中医的病，不是西医的病。

1 **哮病**。哮病是一种以发作性喉中哮鸣有声（听起来嗓子里有痰），呼吸困难，甚至严重到喘息不得平卧为主要表现的反复发作性肺系疾病。相当于西医学上的支气管哮喘。

2 **肺痨**。肺痨是感染"瘵虫"所致的以潮热、盗汗、咳嗽、咯血、倦怠乏力、身体逐渐消瘦为临床表现的肺部慢性消耗性传染性疾病。相当于西医学上的肺结核。

3 **不寐**。不寐是指入睡困难，或睡而不酣（睡不踏实），或时睡时醒，或醒后难以入睡，或整夜不能入睡的一类病证。相当于西医学上的失眠、神经官能症等疾病。

④ 胸痹心痛。胸痹心痛是指以胸痛憋闷、心悸气短为主症的一种心系疾病，轻者胸闷或胸部隐痛，发作短暂；重者心痛彻背，背痛彻心（前胸后背连着疼），喘息不得卧，痛引左肩。相当于西医学上的冠心病、心绞痛。

⑤ 痞满。痞满是指胃脘部痞塞不通，胸膈满闷不舒，外无胀急之形（看着并不大），触之柔软（摸着软软的），按之不痛（按着也不觉得疼）的病证。常见于西医的胃下垂、慢性胃炎、胃神经官能症等疾病。

⑥ 胁痛。胁痛是指一侧或两侧胸胁疼痛（胸部到胃部区域疼痛）为主的病证，常见于西医学上的胆囊炎、胆结石、急性肝炎、慢性肝炎、肝硬化、脂肪肝、肋间神经痛等疾病。

⑦ 鼓胀。鼓胀是一类腹部胀大如鼓的病证。常见于西医学上的肝硬化腹水、结核性腹膜炎、腹内肿瘤等疾病。

⑧ 淋证。淋证是指小便频数短涩、滴沥刺痛、欲出不尽，小腹拘急，痛引少腹的一类病证。常见于西医的泌尿系统和男子生殖系统疾病，例如急慢性肾盂肾炎、膀胱炎、肾结石、前列腺增生、前列腺炎、尿道炎、膀胱肿瘤等。

⑨ 消渴。消渴是以多饮、多食、多尿、口渴、乏力、消瘦，或尿有甜味为主要临床表现的病证。相当于西医学上的糖尿病和尿崩症。

⑩ 瘿病。瘿病是以颈前厚街两旁结节肿大为主要临床表现的病症。相当于西医学上的甲状腺肿大及甲状腺功能亢进症。

仔细看看这些中医病名，其中不乏糖尿病、冠心病这些常见慢性病的身影，所以对这些病名，最好有个印象哦。当然，中医对于这些疾病都是辨证施治的，每一个病还分为不同的证，一定要在中医师指导下进行药物治疗。

你了解医院"喝糖水 + 测血糖"的检查吗

医院各项检查中，有一种"喝糖水 + 测血糖"的检查，它的医学名称为口服葡萄糖耐量试验检查，即糖耐量检查，英文简称为 OGTT 试验，用于检查人体血糖调节功能。这种方法通过检测喝糖水前后的血糖变化数值，推测胰岛素分泌情况，从而进行糖尿病的诊断。一般而言，这是一种比单纯测量空腹血糖或餐后血糖更准确的糖尿病诊断方法。

OGTT 试验检查的流程是什么

OGTT 试验检查的流程很简单，主要包括以下三步：第一，检测空腹血糖；第二，限时限量地口服葡萄糖溶液；第三，检测口服后不同时间的血糖和尿糖。

检查前，需要做什么

为了保证检查结果的准确性，在检查前 3 天应正常饮食（每天饮食中碳水化合物含量不低于 150g，但不高于 300g）。也就是说，做 OGTT 检查的前 3 天，不要刻意更改饮食和运动习惯。同时，在临行检查前至少应禁食 8 小时，可以适量饮水。

检查时，应该怎么做

应该在检查当天的早晨 7:00 – 9:00 之间，首先检测空腹血糖值。然后，将 75g 口服葡萄糖溶于 250 ~ 300mL 水（约半瓶矿泉水）中，在 5 分钟之内将其全部饮用。从饮用第一口糖水开始计时，分别在饮用后 30 分钟，1 小时和 2 小时检测血糖值。同时，在整个过程中，应避免喝茶、喝咖啡、抽烟及剧烈活动，最好静坐等待。

还需要注意什么

如果你正在服用磺胺、水杨酸盐、儿茶酚胺、吲哚美辛等药物，应在停药 3 天后再进行 OGTT 试验检查，因为这些药物会影响检查结果的准确性。同时，世界卫生组织推荐的葡萄糖口服量：普通成人为 75g 无水葡萄糖，孕妇为 100g 无水葡萄糖，儿童为每千克体重 1.75g 但总量不超过 75g。

检查结果怎么看

健康人的正常糖耐量范围：空腹血糖应小于 6.1mmol/L，服用后 2 小时血糖应小于 7.8mmol/L，尿糖为阴性。糖尿病患者的糖耐量范围：空腹血糖大于 7.0 mmol/L，服用后 2 小时血糖大于 11.1mmol/L，尿糖为阳性。如果检验结果值介于二者之间则为糖耐量受损。同时，将各时间点血糖值连线并分析，还可以得出更为丰富的信息。

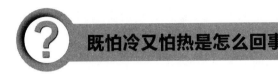

既怕冷又怕热是怎么回事

看过中医的人都知道，中医在看病时经常会问："你是怕冷还是怕热？"实际上，怕冷还是怕热是中医判断疾病特点和病证类型的关键因素。但是，很多患者觉得自己有时怕冷而有时怕热，这似乎很矛盾，自己也比较困惑，这是怎么回事呢？

实际上，如果你既怕冷又怕热，那就明确告诉医生。因为这种症状表现很正常，也很常见，在中医上叫作"不耐寒热"。对于不耐寒热的患者，并不是简单表明患者阴阳两虚，而是需要从"气"论治。医生会结合其他症状，从气虚或者气滞的角度进行辨证治疗。不耐寒热患者可能有如下病证。

气虚证

气虚证是指元气不足，气的推动、温煦、固摄、防御、气化等功能减退，或脏腑机能减退所表现的虚弱证候。基本表现为声低气短、神疲乏力、脉虚、舌质淡嫩，或有头晕目眩、自汗等，这些症状可以在运动后加重。气虚可由很多原因造成，同时气虚又可能导致血虚、阳虚、气滞、痰湿、易感外邪等。实际上，气的固表和温煦作用是机体正常御寒能力的重要保障，气虚造成这种作用减弱而出现怕冷。同时，气的推动和生化作用也是维持气血充盈和阴阳平衡的重要因素，气虚造成这种作用减弱而出现怕热。于是，气的运化功能受损后，怕冷和怕热的情况都有可能出现。

如果患者在不耐寒热的同时，还表现较为明显的乏力、舌淡嫩等，则可能属于气虚所致。这时，宜采用补气法治疗，兼顾气血平衡。可选用党参、黄芪、白术、甘草等中药。

气滞证

气滞证是指整体或局部的气机阻滞、运行不畅所表现的证候。基本表现为胸闷、乏力、嗳气、腹痛、肠鸣、食欲不振，或由于湿热蕴结所致的气机不畅、舌苔厚腻等。引起气滞证的原因也很多，包括情志不舒、饮食失调、痰饮阻滞等。气滞证是疾病早期常见的一种证型。无论由哪种原因引起的气滞，都会造成气的运化功能不能正常发挥，温煦固摄和气血生化机能减弱，从而出现不耐寒热的症状。

如果患者在不耐寒热的同时，还表现出胸闷、舌苔腻等，则可能属于气滞所致。这时，宜采用理气法治疗，可选用柴胡、青皮、枳壳、陈皮等中药。

总之，既怕冷又怕热是常见的症状之一，中医上叫作"不耐寒热"，可能是气虚或气滞证的表现。临床诊疗时，医生结合其他症状表现综合辨证论治。需要注意的是，中医俗称的"寒热往来"是另一种在外感病和内伤病时的症状表现，起病急、症状重，治疗角度也不同。

虚假药品广告长什么样

我们每天都会看到或听到很多药品广告，也一定曾被其中的"三言两语"所吸引，脑海里蹦出试一试的念头。实际上，药品作为特殊商品，专业性很强，怎样宣传和推广一直都是难题。那么，究竟什么样的药品广告存在虚假、欺瞒和误导消费者的成分呢？让我们一起看看吧。

根据国家食药总局2016年3月11日的通告，5家网站存在发布虚假信息的情况，这些网站信息含有"不科学地宣称治疗疾病功效的断言或保证，以及说明治愈率或有效率"的信息，列举3个典型案例：

紫龙金片："治疗肺癌疗效显著且尚未发现毒副作用，对中晚期肺癌患者肿瘤疗效有效率22%，唯一出口的抗癌新药，连续8年最畅销抗癌药"。其中夸大的表述："唯一""最畅销""有效率22%"。

康力欣胶囊："迅速杀灭恶性肿瘤细胞同时，迅速提高机体免疫力，使早期恶性肿瘤患者得到根治，使晚期恶性肿瘤患者提高生存质量、延长生命"。其中夸大的表述："根治""迅速杀灭"。

鸦胆子油："治疗胃癌是目前最有效的治疗方法，是中、晚期及手术、放化疗后各类肿瘤患者最理想的治疗药物"。其中夸大的表述："最有效""最理想"。

根据国家食药总局2016年1月28日发布的通告，以下药品广告存在"含有不科学的功效断言，扩大宣传治愈率或有效率，利用患者名义或形象做功效证明"等问题，属于虚假药品广告。列举3个典型案例：

承德御室金丹药业有限公司生产的气血双补丸："服用一个月，心不闷，气不短，人也有了力气；吃三个月，心脏病明显好转"。其中夸大的表述：利用患者形象做功效证明，"明显好转"。

通化颐生药业股份有限公司生产的理气舒心片："用了三个月，心绞痛不疼了，血压都下来了；两个疗程彻底治好心脏病"。其中夸大的表述：利用患者形象做功效证明，"彻底治好"。

广西中医药大学制药厂生产的复方扶芳藤合剂："使用一个多月，腿部浮肿消失了，晚上睡眠不成问题了，嘴角舌尖容易溃疡，最近也好了，血糖也稳定下来了"。其中夸大的表述：利用患者形象做功效证明。

除此之外，保健品广告也有很多欺瞒误导消费者的情况，根据国家食药总局2015年11月16日的通告，以下保健品广告含有"不科学的功效断言，夸大保健食品功效或扩大适宜人群范围，使用与药品相混淆的用语，以及利用学术机构、专家、患者名义和形象做功效证明"等问题，属于保健食品虚假宣传广告。列举3个典型案例：

北京佰益堂保健食品有限公司的海斯比婷牌胶原蛋白粉宣称"两个月瘦了60斤，十几天就能恢复理想体重，三高基本都能得到缓解"。其中夸大的表述："十几天""三高基本都能得到缓解"。

山东圣海保健品有限公司的蜂胶维生素E软胶囊宣称"调节血糖，抗菌消炎，抗氧化延缓衰老，净化血液（调血脂血压），改善睡眠，改善肠胃功能，提高免疫，恢复体力，调节代谢（保肝护肝），抗肿瘤，促进组织再生，软化血管，降三高；服用40天，高压120，低压80"等。其中夸大的表述："净化血液""抗肿瘤""降三高""高压120，低压80"。

成都华德生物工程研究所的华德虫草菌丝体片宣称"很多慢性病全面改善，病情全面康复，生活质量大幅提高；身体阴阳平衡，气血畅通，白发变黑，恢复年轻态"等。其中夸大的表述："全面改善""大幅提高""白发变黑"。

从以上的通报案例可以看出，虚假药品或保健品广告至少具备以下条件中的某一项：

★ 使用"最""根治""治愈""唯一""全面"等绝对化词汇做功效保证的宣传广告。

★ 使用"有效率56%""1个月胸闷没了""高压120，低压80""连续8年"等含有无法求证的治疗学相关数据的宣传广告。

★ 利用患者名义做功效代言的宣传广告，常常有"1个月后怎么样、2个月后怎么样"等词汇。

★ 含有一些莫名其妙的现代词汇的宣传广告，例如"净化血管""清扫糖毒和药毒""治理血管环境"等。

降压药"失效"的奥秘

你是否曾经有过这种感觉：有时服用降压药后，血压并未一如既往的平稳，甚至不降反升？如果有这种经历，请认真读完以下知识，了解血压波动的奥秘。

众所周知，血压是用收缩压和舒张压两个指标来衡量的，收缩压是指心脏收缩时，从心室射入动脉的血液对血管壁产生的压力。而舒张压是指心脏舒张时，动脉血管弹性回缩时血液缓缓流动产生的压力。良好的血压值对于新陈代谢和生命活动十分重要。但是这个血压值并不是一成不变的，由于生命有机体的自组织和自反馈机制，健康的血压值会在一个合理的范围内波动。有学者研究统计，一天24小时内，95%的健康人的血压会在10mmHg范围内波动。

那么，除正常生理性的血压波动之外，还有哪些因素能引起血压的变化呢？其实因素很多，说说你就知道：

★ 有没有在活动？一般来说，进食、排便、体育运动时血压升高，安静休息时血压降低。

★ 是不是很紧张？紧张、愤怒、高兴时血压可能会升高。就业压力、参加考试、职场竞争时血压可能会升高。

★ 冬天还是夏天？与夏天相比，冬天时收缩压和舒张压均会升高。

★ 坐着还是躺着？正常人的血压在站着时最高，躺着时最低，坐着时介于两者之间。

★ 是否抽烟、喝酒？抽烟和饮酒均会造成血压升高。

★ 吃了什么？无论是中药还是西药，一些药物甚至食物都会造成血压波动。

看看，这么多因素均可能引起血压变化，只有尽可能地保证饮食、起居的规律性，测量的血压值才能有效地反映你的真实情况。但是，即使所有因素都注意到了，仍有一个因素是你所不能控制的，那就是季节。

多个研究显示，无论是健康人还是患有基础疾病的患者，无论是老年人还是年轻人，无论高血压病是轻度、中度还是重度，冬季的到来，气温的降低均会造成血压的升高。气温平均每降低1℃，收缩压升高约1mmHg，舒张压升高约0.5mmHg。整个冬季，收缩压升高约10mmHg，舒张压升高约5mmHg。而这种变化在换季的那几天表现得最为明显。很多高血压患者在季节变换时就会出现头晕、全身乏力、失眠等轻度不适，表现在血压值上就是"无缘无故"地升高。

简而言之，血压波动的影响因素很多很多，你需要在监测血压时保持规律的生活饮食习惯。同时，有一个因素千万要注意，那就是季节变换。气温降低会引发机体收缩压和舒张压的升高，在你看来，可能就会出现"服药之后感觉没效""血压不降反升"等假象。我们建议你无需多虑，规范服药、规律生活，再监测几天，可能就恢复正常了。

 吃药没效？看看是否注意到这些细节

不知道你是否有这样的经历，生病了吃药后感觉没效果，有时反而觉得病情更严重了，这究竟是怎么回事呢？别急，让我们先来看一下药物在体内起效的过程。

以一个口服药片为例，在药片进入体内后，首先在胃肠道崩解成诸多细小颗粒，其中所含的有效成分穿过多层生物膜进入血液，称为"吸收"。接下来，有效成分随着血液循环分布到身体各个组织器官，根据自己的结构特征选择性地寻找特定的位置匹配结合，称为"分布"。接下来，有效成分要么通过激活匹配位置发挥作用，要么通过物理化学环境改善生理功能，称为"起效"。然后，有效成分随着血液循环在肝脏进行结构改造，改造的目的是为了便于有效物质排出体外，称为"代谢"。最后，改造后的有效成分随着血液循环进入肾脏，再次穿过多层生物膜后进入尿液，排出体外，称为"排泄"。这就是一个口服药片进入体内后的起效过程。

但是，吃药时还应该问问自己以下几个问题。

吃的药对吗

请牢记，药品一定是针对特定的疾病才有用的，不合适的用药多数没有期待的效果，自行决定用药不是不可以，但是不能保证每次都合适。这就好比在"起效"环节，体内没有出现特定的匹配位置，药物怎样结合起效呢？

要解决这个问题，除了遵从医师和药师的建议之外，来自互联网的各种智慧医疗服务也能够提供一些参考意见，但请选择权威机构。

什么时间吃的药

请记住，吃药时间不对也会影响药效。例如，肠溶片宜空腹吃而不宜饭后吃，因为肠溶片耐酸不耐碱，吃饭后胃部酸碱性发生变化，原本应该在肠道内崩解的肠溶片就会提前在胃部崩解，影响药效。这就好比在"吸收"环节，胃肠道环境变化了，药物释放并穿过生物膜进入血液的数量就不同了，药效也就不同。

要解决这个问题，就要在吃药前搞清楚每个药品的服用时间，仔细看看说明书，实在找不到就找医师或药师咨询。

吃药的同时还吃了什么

没错，在吃药的同时吃别的东西也会影响药效，只是程度不同。想必你一定听说过食物相克的故事，实际上药物更需要知道是否"相克"，因为部分药物（但不是全部）在一起服用的话，会造成其中某个药物的药效大增或大减。这就好比在"代谢"环节，本来应该改造一个成分，现在需要改造多个成分，导致每个成分都改造的不完全，改造前的有效成分在体内蓄积，影响药效。

要解决这个问题，就要在吃多种药之前，先搞清楚有没有"相克"关系。这个信息，可以自己查看说明书，也可以咨询医师或药师。

究竟吃了多少药

咦，这也是个问题？1片就是1片，2片就是2片呗。抱歉，我们说的不是这个意思，也许你听说过精准医疗，对了，是这个意思。简要来说，就是在"吸收""分布""起效""代谢"和"排泄"的各个环节，由于你自身独特的某些基因型，药物进入体内后，在各个环节都发生着与大多数人不一样的过程，比如吸收更少、代谢更快、起效则很微弱。虽然看起来都是1片药，但是实际上起作用的有效成分很少，所以感觉吃药没效。你可能会问，我怎么知道自己的基因型是不是独特呢？事实上，对于这么多药物，总有一个对你而言很"特殊"，更何况疾病状态也会影响这一过程。所以，你总会碰到一种服用后效果不好的药物，只是可能还不知道。

要怎样解决这个问题呢？精准医疗刚刚开始，未来一定有相关的基因检测和合理用药方案出现。现在只能记住你吃过的药里面，哪个会引起不舒服的症状，哪个吃了没有作用，在就医时主动告诉医生。

吃的药究竟发挥多少作用

好吧，这个也不是由你决定的，每个疾病都有自身的发生、发展过程，有些疾病的发生、发展过程可以被药物阻断，有些可以被药物延缓，而有些可能真的不被药物所左右，必须等到疾病发展到刺激机体产生了足够的适应力和反击力的时候，才能让药物发挥应有的疗效。最简单的例子，同样的感冒药物用于不同感冒时期（初期、中期和后期），你感觉到的效果可能就不一样。

要解决这个问题，最重要的是摆正心态，认清疾病的自然发展过程，有些病要急而有些病则不必急。至于哪些要急，哪些不要急，且听以后慢慢道来。

总结一下，药物起效涉及多个环节，影响因素复杂，任何一个环节有问题，都不会获得预期疗效。实际上，吃药后要想获得最佳疗效，反而是一个较难以得到的结果，需要严格的"过程控制"。对于具体患者而言，在吃药时，应该管理好每一个你能控制的环节，留意好每一个你不能控制的环节，吃药有没有效，自己操盘。

？ 为什么不建议感冒后盲目输液

很多人都会在感冒后选择输液，即输一些抗生素进行治疗，认为这样好得快。实际上，我们并不建议这样做，因为这里面有一个很大的认识误区和一个更大的安全隐患。

我们需要先区分一下感冒的类型。一般而言，感冒可以分为普通感冒和流行性感冒。普通感冒大部分都是由病毒引起的，其中尤其以鼻病毒最为常见。普通感冒的早期主要表现为怕冷、喷嚏、鼻塞、流清鼻涕、咽干、咽痒等，2～3天后变为稠鼻涕，并出现咽痛、咳嗽等症状，患者一般无发热或者有低热，同时四肢酸痛、头痛、食欲不振等症状也较轻。而流行性感冒起病较急，病势重，传染性强，患者可能出现高热或寒战，全身酸痛或头痛较重，甚至出现呕吐和腹泻。简单地讲，普通感冒以喷嚏、鼻塞、清鼻涕的症状为主，一般不出现高热，全身症状较轻；而流行性感冒起病急，病势重，出现高热、寒战、四肢酸痛、头痛等全身症状也较重。

对于普通感冒而言，根据2012年《普通感冒诊治专家共识》（以下简称《专家共识》），其治疗原则为"以对症治疗、缓解感冒症状为主，同时注意休息，适当补充水分，保持室内空气流通，避免继发细菌感染"。这种对症治疗的药物就是口服酚麻美敏等复方制剂感冒药。同时，《专家共识》明确要求"应首选口服药物，避免无根据的盲目输液"。

现实生活中，很多人以为感冒嗓子疼就需要用抗生素，这是很大的误区，因为如果没有继发细菌感染，抗生素对病毒是无效的。而是否出现细菌感染则需要根据临床症状和实验室血生化检查的结果来综合判断，即使确诊为细菌感染，也不一定非要采用静脉给药的方式。所以，不看患者、不做实验室检查，直接给感冒患者开具抗生素输液治疗是极其不负责任的行为，是卫生部抗菌药物专项治理活动所重点整治的不合理用药行为之一。

为什么国家要开展抗菌药物专项整治活动？因为国内抗菌药物的滥用和错用情况非常严重，很多基层医疗机构或者临床药师配备不足地区的三甲医疗机构，都存在很大程度上的抗菌药滥用的情况。很多人甚至医务工作者都会把它当成"有百利而无一害"的药品。的确，抗生素的问世解决了人类历史上重大的医学难题。但是，随着医学的发展，随着人们对抗生素的深入了解，越来越多的不安全因素被揭示出来，越来越多的药害事件被通报出来。根据2014年国家食药总局发布的《2014药品不良反应监测报告》，在化学药品导致的不良反应中，抗感染药物以46.2%的比例稳坐头把交椅。报告数量排名前5位的药物分别是左氧氟沙星、头孢曲松、头孢呋辛、头孢他啶和青霉素。这还只是说明书用法、用量内的意外副作用，如果再加上滥用和错用，以及药品质量问题造成的药害事件，抗生素使用所造成的安全隐患和风险绝对不容小觑！

因此，感冒后输液有助于疾病恢复是一个很大的认识误区，而抗生素滥用造成的不良反应是一个更大的安全隐患。我们不建议感冒后盲目输液，对于老年人、儿童、肝肾功能不全的患者更是如此，因为他们经不起滥用药的折腾，出现各种不良反应的风险更高。正确的做法是可以选择酚麻美敏制剂缓解感冒症状，或者是选择中药对证治疗。如果出现并发症或原有呼吸系统疾病加重后，应及时就医并根据症状和检查结果合理选择抗菌药物，而不是提前直接静脉输液给药。

 睡梦中的血压值这么重要！你知道吗

很多人都有测量血压的习惯，尤其对于高血压患者来说，定期监测血压是非常重要和必要的。但是，一般人选择测量血压的时间，往往在清晨或中午或晚上，总体来说是在白天。那么，夜间睡梦中的血压值呢？你关注过自己的夜间血压值吗？

可能很多人会有疑问，为什么要关注夜间血压值？这是因为，人体的正常血压在一天 24 小时是波动变化的，一般来说，血压的最大值是在早上 10:00 左右和下午 16:00 左右，而夜间血压会下降 10% ~ 20%。这是正常的血压波动，是与人体新陈代谢和心血管活动强度相适应的血压波动。由于这种血压波动血线像一个勺子一样在胃部凹陷下去，因此称为"杓型血压"（图 7-1）。"杓型血压"波动特点是在夜间人体活动减弱时血压降低，心脏耗氧量降低，有利于保护心脑血管。

相反地，如果夜间血压平均值高于日间血压平均值，或者夜间血压下降幅度很小（不足 10%）时，则属于广义的"非杓型血压"（图 7-2）。这种血压波动情况是违背人体休养生息规律的，会在夜间给心脑血管系统造成过大的负荷性损害，并增加心脑血管意外事件的发生率。有资料显示，高血压患者中可能有 50% 的患者存在"非杓型血压"节律。这不能不引起我们的重视。

同时，"非杓型血压"可能还是高血压患者预后不佳，出现心脑血管意外事件的重要原因。前期的临床经验显示，尽管已经实现了血压达标（仅为白天达标），但是患者的心脑血管意外发生率仍然居高不下，原先研究都认为是饮酒、抽烟等习惯并未完全纠正所致。但最新研究显示，真实原因在于忽视了夜间高血压失控的问题。所以，一定要了解自己的夜间血压情况。

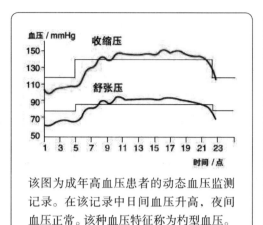

该图为成年高血压患者的动态血压监测记录。在该记录中日间血压升高，夜间血压正常。该种血压特征称为杓型血压。

图 7-1 杓型血压示意图

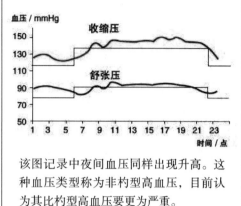

该图记录中夜间血压同样出现升高。这种血压类型称为非杓型高血压，目前认为其比杓型高血压要更为严重。

图 7-2 非杓型血压示意图

如果你是高血压患者，却从来没有测量过自己的夜间血压，那么请尽快去医院做 24 小时动态血压监测，看看自己是属于"杓型血压"还是"非杓型血压"。根据 24 小时的血压节律类型，选择最佳的服药时间和服药方式，让自己的夜间血压值也达标，最大限度地预防心脑血管事件。

 哪些中成药不宜一起吃（1）：解表 vs 滋补

很多人都有服用多种药物的经历，或者说生病了只吃一种药物的患者现在已经比较少见了，因为就连简单的感冒，也会同时吃着感冒药、消炎药、止咳药等等。这么多药一起吃会不会产生不好的影响呢？前面已经说了中西药联合使用那些事，最后得出的结论是：这个问题很重要，但是目前无论是中医还是西医，由于跨界的原因，大多从自身主观经验出发回答问题，可信的客观资料并不多。那么，如果说只有中药呢？哪些中药不能一起吃呢？

第一队：解表 vs 滋补

什么意思呢？如果认真看过中成药说明书的朋友都应该知道，很多中成药的说明书【注意事项】中会提示"感冒发热病人不宜服用""不宜与滋补性中药一起服用"。对了，今天说的就是中药感冒药和中药补益药不宜一起服用的问题。也就是说，感冒中药和补益中药不宜一起服用，或者，感冒时不宜服用滋补性中药。

这是为什么呢？简单来说，感冒在中医理论中称为表证，根据寒热性质不同，还可以分为风寒感冒、风热感冒、暑湿感冒等类型。但不管是哪种类型，发散解表是治疗感冒的主要措施。如果此时服用滋补性中药的话，就会阻碍病邪被"发散"出去，阻碍感冒的恢复。此外，滋补性中药本身可能还会"助邪"，通俗地说就是补了邪气而不是正气。所以，两者不宜一起服用。

举例来看，具体有哪些中成药不能一起吃呢？我们来总结一下，先把治疗感冒的中成药归为一类，设为 A 类。包括但不仅限于以下品种：

- ★ 感冒清热颗粒（治疗风寒感冒）
- ★ 双黄连颗粒（治疗风热感冒）
- ★ 藿香正气水（治疗暑湿感冒）
- ★ 小柴胡颗粒（治疗少阳感冒）
- ★ 金莲清热颗粒（清热解毒退热类）
- ★ 清开灵口服液（清热解毒退热类）
- ★ 金振口服液（止咳化痰类）
- ★ 强力枇杷露（止咳化痰类）

我们把补虚类中成药归为一类，设为 B 类，包括但不仅限于以下品种：

- ★ 补中益气丸（补中益气）
- ★ 人参健脾丸（补脾益气）
- ★ 附子理中丸（温中健脾）
- ★ 人参归脾丸（气血双补）
- ★ 六味地黄丸（滋养肾阴）
- ★ 明目地黄丸（滋肾明目）
- ★ 安神补脑液（滋养安神）
- ★ 苁蓉润肠口服液（润肠通便）

根据以上分析，感冒中药与补益中药不宜一起使用，即 A 类中成药和 B 类中成药不宜一起使用。同时需要注意，这里的"感冒中药"范围比较广，除了传统治疗风寒、风热感冒的药品之外，具有清热解毒、止咳平喘等功效的中成药也算。而"补益中药"的功效也从补中气、补脾气延伸到补虚安神和补虚通便。这些都是说明书上清楚写明的注意事项，服药时要多留心。

对于体虚感冒的患者或者老年人感冒时，可以选择扶正解表类中成药，包括表虚感冒颗粒、参苏丸等。但是，即使在这种情况下，补虚中药的选择、用量都是需要谨慎考虑的，不代表选一个纯补虚的中成药联合使用就能解决。一般人感冒时，或者说"虚"象并不明显的患者，还是应该遵从说明书的规定，在服用感冒药时不宜联合使用补虚药。

哪些中成药不宜一起吃（2）：祛寒 vs 清热

上一篇已经分析了第一类不宜联合使用的中成药，即感冒药与补益药，我们将其抽象为"解表 vs 滋补"2个对战功效。现在介绍第二类不宜联合使用的情况，也可以归纳为2个对战功效，即"祛寒 vs 清热"。具体是什么内容，听听我们的分析吧。

第二队：祛寒 vs 清热

顾名思义，"祛寒 vs 清热"就是指在某些中医病证的治疗上，同时服用热性中成药祛寒和寒性中成药清热时，出现的不利于治疗的现象。那为什么两者同时使用，就会不利于治疗呢？其实，这个原因倒是与药物本身关系不大，而是与患者的机体状态密切相关。一般来看，热性药适用于治疗寒性病证而不适用于改善热性病证，寒性药适用于治疗热性病证而不适用于改善寒性病证，两者的基本界限是明确的。因此，一个适用于热性药治疗的病证，应该是以寒性为主的，而这时候使用寒性药，则会造成"雪上加霜"的效果。同理，一个适用于寒性药治疗的病证，应该是以热性为主的，而这时候如果使用热性药，也会造成"火上浇油"的效果。一般情况下，中医诊疗时，一定会搞清楚患者病证的寒热之性，以对证使用寒热之药。

举例来说这两类中成药的种类。

发散风寒 vs 发散风热

一般而言，治疗风寒感冒的中成药不适用于风热感冒患者，治疗风热感冒的中成药也不适用于风寒感冒患者，也就是说，两类中成药不宜联合使用。而一旦联合使用，也就意味着其中有一个药是多余的，甚至是错误的。当然，感冒病情变化快，最初的风寒感冒也有可能很快入里化热，出现热证表现，这时就需要调整用药；或者是风寒感冒，但咽痛比较明显，这时可能就需要有主有次地联合用药。但是，一般情况下，这两类药品不宜一起服用。其中：

★ 辛温解表中成药：感冒清热颗粒，表实感冒颗粒，九味羌活丸等。

★ 辛凉解表中成药：桑菊感冒颗粒，双黄连口服液，连花清瘟胶囊等。

/// 温中止泻 vs 清热止泻

除了感冒，在腹泻的治疗上，也需要分清寒热性质后用药，而不宜联合服用多种药品。这是因为，虚寒型腹泻的治疗是采用温中止泻的方法，而湿热型腹泻的治疗则需要采用清热止泻的方法。如果两者联合使用，也就意味着，要么一个药是多余的，要么对患者的病情还没有足够准确的认识，只是盲目止泻。这种中成药也有很多，其中：

★ 温中止泻中成药：附子理中丸、温胃舒颗粒、丁桂儿脐贴等。

★ 清热止泻中成药：香连丸、枫蓼肠胃康胶囊、儿泻停颗粒等。

/// 温燥化痰 vs 清热化痰

在止咳祛痰时，也要根据病证的寒热之性选用中成药，而不宜联合服用多种药品。一般来说，清热化痰类，用于治疗黄痰的中成药比较多，而温燥化痰，用于治疗白痰的中成药比较少。在选择时，需要明确辨证后选药，如果只是为了止咳而服用一大堆止咳药的话，很可能见效很慢，症状迁延难愈。所以，止咳化痰的用药也不宜吃一大堆药物。其中：

★ 清热化痰中成药：急支糖浆、强力枇杷露、小儿肺热咳喘口服液等。

★ 温燥化痰中成药：通宣理肺丸、橘红痰咳液、杏苏止咳糖浆等。

从理论上看，寒热错杂证的治疗需要寒热药物并用，但是其中的各自分量和君臣配伍是有讲究的，不代表同时吃着寒性中成药和热性中成药就可以了。所以，对于复杂的病证，建议规范就医诊治。而在感冒、咳嗽、腹泻的治疗上，则需要分清寒热用药，尽量避免寒热药物对战的情况。

为什么很多老年人都在吃阿司匹林

如果家里有老年人，可能会发现，在他们服用的药物里，一般都会有阿司匹林。在很多人的印象中，阿司匹林是一个退热和止痛的药物，那为什么这些没有发热，身体也没有哪里疼痛的老年人要坚持每天吃阿司匹林呢？

实际上，这与阿司匹林的另外一个作用有关，也就是它的抗血小板聚集的作用。研究发现，阿司匹林能够通过一系列复杂的药理机制，抑制血小板的聚集，对抗血管内血栓的形成，从而在某种程度上，防止血栓阻塞在脑部或是心脏，预防危及生命的心脑血管意外事件的发生。如果换成更为学术的说法，阿司匹林被证实可以干预或延缓动脉粥样硬化进程中的多个环节，对血管内皮细胞的损伤有保护作用，可以预防心脑血管意外事件的发生。

全世界很多国家的临床医生都在用阿司匹林对抗心脑血管意外事件，并且将其作为很多健康或亚健康人群的预防用药。根据我国 2015 年新出的《阿司匹林用于心血管疾病一级预防的专家建议》中记载，美国的做法是"建议年龄大于 50 岁的人群使用阿司匹林"，国内的通行做法是"推荐 10 年心血管疾病风险大于 10% 的人群应使用阿司匹林进行一级预防"，而年龄大于 60 岁的老年人是心血管疾病高危人群。如果家里有老年人，一定要做一下心血管风险的评估，如果合并有高血压、糖尿病、肥胖、吸烟等情况的老年人，更要关注心血管风险。心血管疾病风险评估表如图 7-3 所示。

实际上，从目前状况来说，我国心血管疾病高危人群的阿司匹林使用率是严重不足的，也就是说，我国很多应该服用阿司匹林预防心脑血管意外事件的患者并没有服药。

回到题目，为什么很多老年人都在吃阿司匹林？因为服用阿司匹林可以预防心脑血管疾病，提高患者生活质量，尤其对于心血管疾病高危人群更应如此。那怎样才能知道是不是高危人群呢？我们建议，大于 40 岁的人，都应该做心血管疾病风险评估。具体做法可以参见图 7-3，或者前往医院就医。当然，服用阿司匹林还需要考虑是否过敏和禁忌证的情况，如果正在胃溃疡出血期，或者本身有出血倾向的患者，不宜使用阿司匹林。

（a）男性

第一步：评分		收缩压 /mmHg	得分
年龄 / 岁	得分	< 120	-2
35 ~ 39	0	120 ~	0
40 ~ 44	1	130 ~	1
45 ~ 49	2	140 ~	2
50 ~ 54	3	160 ~	5
55 ~ 59	4	≥ 180	8

体重指数 /kg/m²	得分
< 24	0
24 ~	1
≥ 28	2

总胆固醇 / mmol/L	得分
< 5.20	0
≥ 5.20	1

吸烟	得分
否	0
是	2

糖尿病	得分
否	0
是	1

第二步：	求和
危险因素	得分
年龄	
收缩压	
体重指数	
总胆固醇	
吸烟	
糖尿病	
总计	

10 年 ICVD 绝对危险参考标准		
年龄 / 岁	平均危险	最低危险
35 ~ 39	1.0	0.3
40 ~ 44	1.4	0.4
45 ~ 49	1.9	0.5
50 ~ 54	2.6	0.7
55 ~ 59	3.6	1.0

第三步：	绝对危险
总分	10 年 ICVD 危险 / （%）
≤ -1	0.3
0	0.5
1	0.6
2	0.8
3	1.1
4	1.6
5	2.1
6	2.9
7	3.9
8	5.4
9	7.3
10	9.7
11	12.8
12	16.8
13	21.7
14	27.7
15	36.3
16	44.3
≥ 17	≥ 52.6

（b）女性

第一步：评分		收缩压 /mmHg	得分
年龄 / 岁	得分	< 120	-2
35 ~ 39	0	120 ~	0
40 ~ 44	1	130 ~	1
45 ~ 49	2	140 ~	2
50 ~ 54	3	160 ~	3
55 ~ 59	4	≥ 180	4

体重指数 / （kg/m²）	得分
< 24	0
24 ~	1
≥ 28	2

总胆固醇 / （mmol/L）	得分
< 5.20	0
≥ 5.20	1

吸烟	得分
否	0
是	1

糖尿病	得分
否	0
是	2

第二步：	求和
危险因素	得分
年龄	
收缩压	
体重指数	
总胆固醇	
吸烟	
糖尿病	
总计	

10 年 ICVD 绝对危险参考标准		
年龄 / 岁	平均危险	最低危险
35 ~ 39	0.3	0.1
40 ~ 44	0.4	0.1
45 ~ 49	0.6	0.2
50 ~ 54	0.9	0.3
55 ~ 59	1.4	0.5

第三步：	绝对危险
总分	10 年 ICVD 危险 / （%）
-2	0.1
-1	0.2
0	0.2
1	0.3
2	0.5
3	0.8
4	1.2
5	1.8
6	2.8
7	4.4
8	5.8
9	10.3
10	15.6
11	23.0
12	32.7
≥ 13	≥ 43.1

图 7-3 缺血性心血管病（ICVD）10 年发病风险评估表

烫水要少喝了，因为可能致癌

如果你平时不怎么喝水，那请注意了，喝水少绝对不是一件好事，因为人体有太多的新陈代谢需要水的参与；如果你喝水却爱喝热水，也需要注意了，因为喝的水太烫有可能致癌。

可能你会觉得，没开玩笑吧，喝热水也能致癌？据报道，世界卫生组织在2016年6月16日更新了很多日常食物和药物的致癌风险，其中就警告大家，65℃以上的热饮可能会增加患上食道癌的风险，风险级别为2A，即很可能致癌。

你可能会觉得奇怪，这个结论是怎么得来的呢？实际上，这个结论是世界卫生组织的专家根据流行病学的研究结果，并结合动物实验等信息，最终形成的参考意见。其中，流行病学的调研显示，在中国、土耳其及南美洲国家，人们通常习惯饮用65℃或70℃以上的水、咖啡或茶，通过数据分析发现，这些习惯饮用65℃以上热饮的人，与食道癌的发生具有密切相关性。而多项动物实验也显示，65～70℃以上的热饮会导致老鼠长出食道肿瘤。因此，从这两方面看，饮用65℃以上的热饮与罹患食道肿瘤的相关性很强。

但是，相关性不代表因果性。也就是说，相关性强的两个事物，不见得具有前因后果的关系。落实到本案例，喝65℃以上的热饮，不一定能形成癌症表现，但是患癌风险随着热饮温度的上升而增加。我们在日常生活中，应该避免饮用温度过高的热饮。这种热饮也不仅仅限于喝水，还包括喝茶、喝汤、吃兰州拉面（面＋汤）等。

科学理解中药的二氧化硫残留问题

大家都很关心中药安全使用问题，除了药材真伪质量之外，对于农药残留、重金属残留、二氧化硫残留等也很敏感。其实，农药残留不光是中药，天天吃的蔬菜水果都有农药残留的问题。重金属残留，其实也和土壤环境密切相关。那么，二氧化硫残留呢？

中药二氧化硫残留一般是与中药材熏硫有关，熏硫是一种比较传统的中药材初加工处理方式，目的是为了干燥、防腐、防虫，同时也具有漂白作用。实际上，对于原始种植并进行初加工的农民来说，熏硫黄是最简单、经济、有效的保存中药材的方法。再进一步说，实际上，不光是中药，在食品中，二氧化硫也是国内外普遍使用的一种食品添加剂。根据国家食药总局《关于在食品中使用二氧化硫的科学解读》一文，二氧化硫作为食品添加剂具有以下作用：

二氧化硫是国内外允许使用的一种食品添加剂，通常情况下该物质以焦亚硫酸钾、焦亚硫酸钠、亚硫酸钠、亚硫酸氢钠、低亚硫酸钠等亚硫酸盐的形式添加于食品中，或采用硫黄熏蒸的方式用于食品处理，发挥护色、防腐、漂白和抗氧化的作用。比如在水果、蔬菜干制、蜜饯、凉果生产，白砂糖加工及鲜食用菌和藻类在储藏和加工过程中，可以防止氧化褐变或微生物污染。利用二氧化硫气体熏蒸果蔬原料，可抑制原料中氧化酶的活性，使制品色泽明亮美观。在白砂糖加工中，二氧化硫能与有色物质结合达到漂白的效果。

在需要食用的食品中，二氧化硫也不是被绝对禁止的。但是，摄入量得有一个限度，长期、过量地摄入绝对是不好的，可能会引发呼吸困难、腹泻、呕吐等症状，对脑及其他组织也可能产生不同程度损伤。无论是食品还是中药材，其中二氧化硫的含量都是绝对需要控制的，不能超过国家规定的限度。国际上通用的人体每日二氧化硫最大允许摄入量为每千克体重 0.7mg，也就是说，如果你的体重为 80kg，每日最大允许摄入量为 56mg。

同时，对于中药材中的二氧化硫残留，《中国药典》也做了明确规定。根据国家药典委员会在其网站公布的"《中国药典》2015 版的 24 个问题"一文中进行了明确解释：

"参照世界卫生组织（WHO）、联合国粮食及农业组织（FAO）、国际法典委员会（CAC）、我国食品添加剂使用标准等相关规定，根据中检院和相关研究单位的两千余批样品检测数据，经多次专家委员会研究，制订了我国中药材及饮片中二氧化硫残留限量标准。规定为山药等 10 种传统习用硫黄熏蒸的中药材及其饮片，二氧化硫残留量不得过 400mg/kg，其他中药材及其饮片（矿物药除外）的二氧化硫残留量不得过 150mg/kg。"

科学理解中药二氧化硫残留的正确态度：二氧化硫并不是中药饮片的绝对禁忌

物质，但是其含量限度必须符合国家规定，滥用中药材熏硫是违法行为。二氧化硫能不用最好，但是目前国内农家散户形式的中药材种植及产地加工条件，真的做不到国际先进的冷冻干燥、红外干燥和虫害预防方式。如果想做得更好，光靠农家散户是不行的，一定需要整个生产、种植、加工产业链的更新。中药材二氧化硫的问题要想彻底解决，还得需要国家的重视和支持。

 同一个患者的胰岛素水平，为何两家医院的检验值差距这么大

张阿姨是一位糖尿病患者，为了管理好自己这个病，她严格按照医生的要求服药，监测血糖，还要定期到医院化验指标监测胰岛功能。这不，她又拿着这次的检查单和上次的检查单仔细比较起来，看着看着，她倒吸一口凉气，怎么胰岛素水平变了这么多！她又认真看了一下检查单，没错啊，A 医院的检查是今年 6 月份做的，空腹胰岛素那一行的值为 122，新出来的检查单是刚在 B 医院做的，单子上显示的空腹胰岛素水平为 19.8！不会吧，怎么相差这么多？近 6 倍？急急忙忙地，她就赶到医院问个清楚！

实际上，张阿姨并没有认真把化验单看完，如果她再仔细看看后面的数据，就能发现虽然都是胰岛素含量，但是这两个指标后面的数值单位不一样。A 医院的化验单上 122 后面的单位是 pmol/L，B 医院的化验单上 19.8 后面的单位是 μU/mL，数值不一样，不代表胰岛素水平相差这么多，而是要看后面的单位。

张阿姨认真一看，pmol/L 与 μU/mL 这两个单位看起来还真挺不一样的，分子分母都不一样。实际上，前一个单位是摩尔浓度单位，后一个单位是一种生物测定法得到的国际单位，两者差别很大。

张阿姨这下明白了一些，但是她还是想换算单位后再比较一下这两个值。通过简单地换算，122pmol/L 相当于 17.5μU/mL，与 19.8μU/mL 还是相差一些，但是已经在一个数量级上了。实际上，由于不同医疗机构采用的具体测定方法和内标范围的不同，同样一个指标在不同医疗机构之间的检查是会有一定差异的，只有那些明确标注为"检验互认"的项目才可以在一定范围内通用。也就是说，A 医院换算后的 17.5 μU/mL，与 B 医院直接检测出的 19.8 μU/mL，并不能说明胰岛素水平上升了 2.3 μU/mL，而只是两个不能直接比较的数值而已，因为各家医院的具体检测方法和正常值范围可能不完全相同。

一般来看，除了限定地区的检验互认项目，医院之间的检验结果是不能直接比较的，换算后也不行，这是不同医院测量指标的方法和软硬件环境不同导致的。但是换算也有好处，至少可以解决开篇提到的问题，让张阿姨放下对指标剧烈变化的担心。最后，提醒大家，对比以前的化验结果时，需要认真看看指标数值后面的单位，不要只看数字是多少。而且，不同医疗机构检测的同一个指标也不能直接比较。

究竟哪些人需要服用他汀类药物

如果家里有冠心病或脑梗死患者，相信在他们服用的药里面，一定见过他汀类药物，例如阿托伐他汀（立普妥、阿乐、尤佳等）、瑞舒伐他汀（可定、瑞旨等）、辛伐他汀（舒降之、苏之、西之达等）等。为什么这些患者需要服用他汀？因为从目前的医学角度看，冠心病和脑梗死患者存在动脉粥样硬化的基本病理过程，而升高的血脂在这其中发挥了很重要的作用。因此，采用他汀类药物进行降脂治疗［主要是针对低密度脂蛋白胆固醇（LDL-C）］，能够减缓冠心病和脑梗死患者的疾病进展，提高患者生活质量。那么，究竟这个指标高到多少，才需要服用他汀来降脂呢？

这个问题的答案并不是一个简单的数值，而是需要对患者进行综合的心脑血管风险评估后才能准确回答的。这是因为，他汀类药物的作用表现为降低检验单上的 LDL-C 值，但是降低这个值的根本目的还是避免心脑血管事件，通俗地讲，就是减少发生心肌梗死、心脏骤停、心脏衰竭、脑梗死等严重威胁生命疾病的概率。所以，服用他汀的目的，并不是要降低某个指标，而是最终要尽可能降低致死性心脑血管事件的发生率。判断一个人是否需要服用他汀，需要进行综合的心脑血管风险评估。根据《2014 年中国胆固醇教育计划血脂异常防治专家建议》，如果你符合以下条件，就可能需要开始服用他汀类药物：

★ 如果已经确诊为冠心病、缺血性脑卒中、外周动脉病等动脉粥样硬化性心血管疾病的患者，必须尽快开始他汀治疗，LDL-C 达标值为 2.6mmol/L，甚至建议降至 1.8mmol/L。

★ 如果已经确诊为糖尿病的患者，建议尽快开始他汀治疗，LDL-C 达标值为 2.6mmol/L。

★ 如果已经确诊为高血压，并且年龄超过 45 岁的男性（或者是年龄超过 55 岁的女性），建议尽快开始他汀治疗，LDL-C 达标值为 2.6mmol/L。

★ 如果已经确诊为高血压，并且经常吸烟，建议尽快开始他汀治疗，LDL-C 达标值为 2.6mmol/L。

★ 如果年龄超过 45 岁的男性（或者年龄超过 55 岁的女性），肥胖［BMI（体重／身高的二次方）≥ 28 时］，并且经常吸烟，即使没有糖尿病和高血压等疾病，也建议监测血脂并可以开始他汀治疗，LDL-C 达标值为 3.4mmol/L。

对照以下标准，可以看看自己是否需要服用他汀类药物（表 7-1）。当然了，这里只是列举了常见的应该服用他汀的情况，还有很多情况并没有列入。如果你觉得自己与上述情况有些擦边，或者在血脂化验单上有异常变化的指标，请前往医院进行全面的风险评估。

表 7-1 ASCVD 一级预防与二级预防降胆固醇治疗的目标值

临床疾患和（或）危险因素	目标 LDL-C /（mmol/L）
ASCVD	< 1.8
糖尿病 + 高血压或其他危险因素	< 1.8
糖尿病	< 2.6
慢性肾病（3 或 4 期）	< 2.6
高血压或 3 项其他危险因素	< 2.6
高血压 +1 项其他危险因素	< 3.4

注：ASCVD：动脉粥样硬化性心血管疾病；

　　LDL-C：低密度脂蛋白胆固醇；

　　其他危险因素：年龄（男 ≥ 45 岁，女 ≥ 55 岁），吸烟，高密度脂蛋白胆固醇 < 1.04 mmol/L，体质指数 ≥ 28 kg/m^2，早发缺血性心血管病家族史。

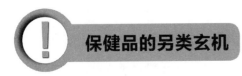

关于保健品的基本知识，除了保健品与药品的区别，保健品广告的虚假宣传之外，还有一个很现实的因素，那就是保健品的非法添加问题！

关于保健品的非法添加，你一定有所耳闻。不法商家在保健品中添加了一些药物成分，增强了保健品的功效作用。但同时，由于药物是有偏性的，是用来治疗疾病的，健康人服用一定会生出其他问题。所以，在不知情的情况下，长期服用此类含有非法添加物质的保健品，一定会产生副作用和不良反应，只是程度轻重以及是否可逆的问题。

那么，常见保健品的非法添加物质有哪些呢？

减肥类保健品中非法添加的物质

根据文献报道，减肥类保健品中非法添加的物质有芬氟拉明、西布曲明、安非拉酮、麻黄碱、利尿剂等等。其中，芬氟拉明是一种食欲抑制剂，具有心脏毒性。麻黄碱和安非拉酮对中枢神经系统具有作用，是需要严格管制的药品。其他成分则有明确的安全剂量限。所以，非法添加这些物质，会给服用上述保健品的人群带来严重的不良反应风险。

补肾壮阳类保健品中非法添加物质

据文献报道，补肾壮阳类保健品中非法添加的物质主要是西地那非，也就是一种治疗男性勃起功能障碍的药品，或者是其衍生物和类似物。此类物质作为药物时，对于患有心血管疾病的患者和糖尿病患者有不良反应风险，这些患者应该在医生指导下谨慎用药。但是如果在不知情的情况下，购买并服用了添加这种物质的壮阳类保健品，不良反应风险很高。

改善睡眠类保健品中非法添加物质

根据文献报道，以改善睡眠为主要目的的保健品中非法添加的物质主要是地西泮、巴比妥、艾司唑仑等治疗失眠的化学药物。这些药物长期使用均存在很高的安全隐患。

/// 其他

除此之外，缓解风湿性关节炎的保健品中会添加激素类成分，缓解喘咳的保健品中会添加止咳平喘的成分等，均需要消费者小心。

保健品中的非法添加问题值得警惕，购买保健品应选择正规渠道和正规厂家。如果在服用保健品之后出现任何不适，请立即停止服用并就医。

 小儿感冒咳嗽的食 / 药疗方

感冒咳嗽是小儿最常见的疾病之一，据报道，儿童每年的感冒次数平均在 5 ~ 7 次。虽说儿童病毒性感冒是机体与环境接触并相互影响的结果，很可能这种感冒对于儿童免疫系统的成长和成熟具有重要的影响。但是，从父母角度出发，宝宝出现感冒、发热、咳嗽的症状，对他们来说是最让人担心的。

与担心孩子的疾病同时存在的，是父母对于药物的担心：担心这个药是不是对孩子有效果，也担心这个药是不是对孩子有不好的影响。实际上，无论是退热药，还是抗生素，都存在儿童用药的禁区和一些并未阐明的信息。在这样一些担心中，药食两用的中药就越来越受到重视。采用传统药食两用的中药应对小儿感冒、咳嗽，无论从有效性还是从安全性角度看，都不失为一个良好的选择。那么，常见的食 / 药疗方都有哪些呢？

/// 发热

发热是最常见的小儿感冒症状之一，很多宝宝在感冒初起或身体不适时都会有发热的表现。中医理论认为，小儿发热的主要原因是中气虚、相火不降，所以应该补中气。根据这个思路，冰糖白糖 + 黄豆数十粒，煮水喝就有效。其中，冰糖和白糖用来补中气，黄豆用来养木气。如果有食积、黄苔、口气重，用豆豉代替黄豆即可。

除此之外，姜枣糯米粥也是很好的选择，将生姜片、大枣和糯米适量洗净，放入锅中煮成稀粥食用，服用时也可加些红糖或白糖。

/// 着凉感冒

很多宝宝的感冒都是因为受凉或出汗后受凉引起的，表现为打喷嚏和流清鼻涕，这个时候怎么办呢？由于感受寒邪，理应用发散疏泄之品，但由于小儿身体弱，不宜过度疏泄，故使用平和的葱豉汤煮水喝。食材分别是带须的葱头一个，豆豉30粒。

同时，葱姜红糖汤也是很好的选择，用葱段、生姜片和适量水煮15分钟，加入红糖后服用，也可起到补中散寒的作用。除此之外，如果觉得宝宝有受凉流清鼻涕的症状，还可以在洗热水澡时，在洗澡水中加入几个葱段或一支藿香正气水，借助洗澡时热水蒸气的作用，增加散寒的药力。

/// 咳嗽

咳嗽也是很多宝宝容易出现的问题，感冒后期很容易出现咳嗽症状。传统中药里也有很多止咳化痰平喘的成分，其中有些成分属于毒烈性药材，不适合儿童使用；而另外一些则比较安全，例如川贝母。所以，儿童咳嗽使用川贝母是较好的选择，一般用法为碾碎冲服或置于饭中拌服，成人用量一次 1 ~ 2g，儿童根据年龄减量；或者煮水喝，成人用量一天 3 ~ 10g，儿童根据年龄减量。需要注意的是，川贝母属于养阴止咳的中药，更加适用于干咳和燥咳，如果是咳嗽痰多的儿童，应搭配化湿健脾的食疗药材，例如茯苓、薏米等。

除此之外，萝卜也是一个很好的选择，将白萝卜洗净放入锅内，煮水喝或者直接将萝卜作为食材煮烂拌面吃。这种食疗更加适用于咳嗽伴食积、痰多的儿童。

以上就是好用又安全的儿童感冒、发热和咳嗽的食/药疗方，需要提醒大家的是，食/药疗方的作用和效力是有限的，疾病初起时使用效果最好，在疾病进展期或症状严重时，强烈建议不要单纯使用食疗方。同时，无论是否使用中西药物治疗，食疗方都可以继续适度使用。

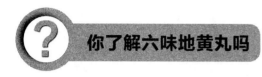

你了解六味地黄丸吗

Q：六味地黄丸由哪些中药组成？

A：熟地黄、山萸肉、山药、泽泻、丹皮、茯苓，共6味中药。

Q：六味地黄丸是怎么来的？

A：六味地黄丸是北宋医家钱乙从《金匮要略》的肾气丸中减去两味药而来的，属于一个滋补肾阴的方剂。随后本方被后世医家广为沿用，成为一个滋补肾阴的代表方剂。也就是说，汉代的肾气丸在宋代被减去两味药后成为六味地黄丸。

Q：六味地黄丸常用于治疗哪类中医病证？

A：六味地黄丸属于滋补肾阴的代表方剂，主要治疗肾阴虚证，表现为腰膝酸软、头晕目眩、耳鸣耳聋、盗汗遗精、消渴、骨蒸潮热、手足心热、舌燥咽痛、牙齿动摇、舌红少苔、脉沉细数。

Q：六味地黄丸常用于治疗哪些现代疾病？

A：六味地黄丸已经被广泛用于内科、妇科、儿科、五官科、眼科和皮肤科的各类疾病，包括高血压病、室性早搏、糖尿病、慢性肾炎、慢性肾功能衰竭、周期性麻痹、更年期综合征、小儿呼吸道反复感染、不孕不育症、慢性前列腺炎、视网膜病变、黄褐斑等，还可用于减轻放、化疗的毒副反应。但是需要注意，无论哪种疾病，必须辨证为肾阴虚证才适合采用六味地黄丸治疗。

Q：除了六味地黄丸，其他"××地黄丸"都是治疗什么的？

A：正是因为应用的广泛和疗效的显著，临床衍生出若干以六味地黄丸为底方的"××地黄丸"，其各自的适应证见表7-2。需要注意的是，从基本药性上看，"××地黄丸"分成了性效具有显著差异的两类，一类属于养阴方，适用于肾阴虚证；一类属于温阳方，适用于肾阳虚证。

Q：这些地黄丸类中成药的安全性怎么样？

A：地黄丸类中成药的组方合理，整体药性较为平和，长期临床实践也证明其安全性较高，一般不会出现不良反应。但是，药品毕竟不是食品，虽然安全性较好，但错误的使用还是会造成副作用。例如：

表 7-2 六味地黄丸及其衍生方的组成与功效

名称	功能	组成	主要表现	基本药性
六味地黄丸	滋补肾阴	六味地黄丸	肾阴亏虚之头晕耳鸣，腰膝酸软，骨蒸潮热，盗汗遗精	养阴
知柏地黄丸	滋阴降火	六味地黄丸 + 知母 / 黄柏	阴虚火旺之潮热盗汗，口干咽痛，耳鸣遗精，小便短赤	养阴
杞菊地黄丸	滋肾养肝	六味地黄丸 + 枸杞 / 菊花	肝肾阴虚之眩晕耳鸣，羞明畏光，迎风流泪，视物昏花	养阴
都气丸	滋肾纳气	六味地黄丸 + 五味子	虚不纳气之喘促，或久咳而咽干气短，遗精盗汗，小便频数	养阴
麦味地黄丸	滋补肺肾	六味地黄丸 + 五味子 / 麦冬	肺肾阴亏之潮热盗汗，咽干，眩晕耳鸣，腰膝酸软	养阴
明目地黄丸	滋肾养肝明目	六味地黄丸 + 枸杞子 / 菊花 / 当归 / 白芍 / 蒺藜 / 石决明	肝肾阴亏之目涩畏光，视物模糊，迎风流泪	养阴
桂附地黄丸（肾气丸）	温补肾阳	六味地黄丸 + 附子 / 肉桂	肾阳不足之腰膝酸冷，小便不利或反多，痰饮喘咳。	补阳
金匮肾气丸	温补肾阳化气行水	六味地黄丸 + 附子 / 桂枝 / 牛膝 / 车前子	肾阳亏虚之肾虚水肿，腰膝酸软，小便不利，畏寒肢冷	补阳
济生肾气丸	温阳化气利水消肿	六味地黄丸 + 附子 / 肉桂 / 牛膝 / 车前子	肾阳亏虚之肾虚水肿，腰膝酸重，小便不利，痰饮喘咳	补阳

★ 过敏反应。过敏体质患者服用地黄丸类中成药会引起皮疹等过敏反应。

★ 长期、过量服用后引起的副作用。过量使用后会引起不良反应。

★ 不对证使用引起的副作用。一些以肾阴虚为主证的患者选用桂附地黄丸后出现咽干、头痛的不良反应，一些以肾阳虚为主证的患者选用知柏地黄丸后出现大便溏泄的不良反应，均属于不对证引起的副作用。

所以，要想安全使用中药，最好还是听听医生或药师的建议，否则会被这些看似相近实则相反的药品所迷惑。

Q：哪些情况下不宜服用六味地黄丸？

A：以下情况不宜服用六味地黄丸：

★ 感冒时不宜服用。六味地黄丸是补益药，除非有明确的肾虚征象，否则在感冒时不宜服用六味地黄丸。这是因为补益药会妨碍病邪的祛除和感冒的恢复，所以，感冒时不宜服用六味地黄丸，其他地黄丸类方也是如此。

★ 较严重的脾胃虚弱时不宜服用。六味地黄丸滋腻碍脾，会妨碍脾胃的消化功能，对于较为严重的脾胃虚弱患者，服用六味地黄丸会进一步阻碍脾胃运化功能。

★ 高血压、心脏病、肝病、糖尿病、肾病等慢性病严重时不宜自行服用。与教材理论相比，患者的实际病情复杂得多，可能会有多种慢性病并存的情况出现，而六味地黄丸作为中药，对于具有较为严重的高血压、心脏病、肝病、糖尿病、肾病等慢性病患者，其适当性并未得到可靠数据证实，安全性预警也不完善。但是，有经验的中医师能够根据患者病情做出恰当的治疗决策。因此，这些疾病的患者应该在医师和药师指导下用药。

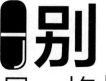

别具一格

the medicine
knowledge in daily life
and entertainment

将科普融入
生活与娱乐

谁更适合在做饭时加点桂皮？让科学告诉你

在炖肉或煮汤时，人们总会放一种干树皮样的调味料以增香去腥，这种佐料就是桂皮。它是最早被人类食用的香料之一，具有一定的刺激性香气，总能勾起人们的食欲。在我国，广东、广西地区的桂皮是最好的，又可分为桶桂、厚肉桂、薄肉桂等不同类型，是老百姓居家厨房常备之品。那么，桂皮作为一种佐料，它的独特性究竟在哪里？是不是所有人都适合吃桂皮呢？哪些人经常食用会比较有益呢？

桂皮，在中药学上称之为肉桂、官桂，来自樟科常绿乔木植物肉桂的树皮和枝皮。它既是一种常见的调味品，也是一味重要的中药，从春秋战国时期出现起，一直使用至今。精通烹饪的人都知道，要想做出味道独特且完美的菜肴，功夫不在于食盐和食醋，而在于大料、桂皮、香叶这些辅助佐料。这是因为，与盐和醋相比，它们本身就是一个小型佐料包，含有许多不同的调味元素，也即科学家所说的成分。例如，桂皮在生长过程中就"集合"了一大批属于自己的独特成分，包括桂皮醇、桂皮酸、香豆素等，这些成分加在一起对味蕾的刺激，造就了桂皮独特的气味。科学家发现，还有很多中药像桂皮一样，含有这些能够刺激味蕾的类似成分，例如细辛、白芷、苍耳子、辛夷等，并将它们归为一类，称为辛热中药。只不过不同成分在这些中药里的多少和比例不同，所以它们具有不同的作用罢了。有的能作为佐料，用于老百姓的日常生活，例如桂皮；有的能作为药材，用于医生防病、治病，例如辛夷；而有的则具有一定的毒性，不宜随意服用，例如细辛。现代科学明确了这些中药里的成分，为怎样合理使用它们提供了依据。

俗话说，"是药三分毒"，那么，作为药食两用的桂皮，究竟是有毒还是无毒呢？有些人会说"无毒，因为我们可能天天都在用它"；也有些人会说"有毒，因为它仍然是一种药物"。事实上，这两种观点都不够正确。因为判断桂皮有毒无毒的关键并不在于桂皮本身，而在于谁吃了桂皮。据可靠分析，在经常食用桂皮的人群中，大约有30%的人会变得口干、咽痒，而另有约30%的人会改善原有的怕冷症状，并且能够增强食欲。也就是说，前一部分人不适合吃桂皮，而后一部分人适合吃桂皮。进一步的统计研究发现，前一部分人通常具有虚热体质，表现为经常口渴、身热、心烦失眠、大便干燥、小便黄。而后一部分人通常具有虚寒体质，表现为经常会怕冷、腹部冷痛、大便溏泻、小便清稀。这是什么原因呢？

科学家发现，具有虚寒体质的人群，机体主管新陈代谢的神经、内分泌、免疫系统功能处于低下状态，也就是说，机体自身分泌的"督促"工作的"监工"少了，于是细胞和组织器官就"懒惰"起来，生产力也随之下降。整个身体就像一条变慢的生产线，成品产出少了，原料需求少了，而半成品滞留的时间更长，垃圾和废物滞留的时间也更长，并最终带来机体怕冷、大便溏泻等不良后果。而这些虚寒体质的人群服用桂皮后，上述症状会有所改善。这是因为，桂皮中含有的那些刺激味蕾的成分，同时也具有一定的药理活性，他们就像是"监工"，可以督促细胞和组织器官工作，提高生产线的生产力。同时，变慢的生产线无意中增加了这些"监工"的停留时间，使得细胞和组织器官的生产力得到了更多的提升。实际上，桂皮、细辛、辛夷、附子等辛热中药在虚寒机体上均具有类似的作用，不同的中药负责提升生产线不同环节的生产力。

相反，对于那些具有虚热体质的人，他们的身体不是一条变慢的生产线，而是一条变快的生产线，消耗大量原材料，却产出很多半成品。所以，虚热体质的人，服用桂皮只能是"火上浇油"，继续加快已经变快的生产线，甚至导致崩溃。同样，细辛、辛夷、附子等辛热中药在虚热机体上均具有类似的作用，不同的中药带来的不良后果不同。桂皮带来的只是咽干、口燥，而像附子、细辛这样有毒性的中药，会带来比较严重的后果。

谁更适合在做饭时加点桂皮？答案是虚寒体质或正处在虚寒状态的人群，即经常有怕冷、腹部冷痛、大便溏泻、小便清稀等症状的人群，而桂皮中的有益成分可以改善虚寒状态，缓解上述症状。不仅仅是桂皮，其他具有相似成分组成的辛热中药，在临床应用时也要选择虚寒体质或虚寒状态的患者群，以最大限度地发挥药效，避免不良反应。

❓ 中药的寒热是怎么来的

了解中药的人都知道，中药有寒热之分，有些中药是热性的，例如肉桂、附子，有些中药是寒性的，例如大黄、黄连。那么，为什么肉桂是热性的，而黄连是寒性的呢？也许你会说，因为在最早的本草著作中就明确记载了这种寒热属性。没错，现存最早的本草著作《神农本草经》中确实对每一味中药均标明了寒热属性。但是，又是谁标注了这些属性呢？

《神农本草经》是古代医疗实践经验的总结，其中药物的寒热属性也是在大量临床实践中形成的关于药物功效和作用的认识。也就是说，决定一味中药是寒性的还是热性的，主要还是依据它的功效和作用。下面就介绍三种常见的寒热属性判断方法。

实践经验说

这种说法认为，寒热药性是在长期临床实践中总结积累起来的。在长期临床实践经验总结中，将那些能够减轻或消除热性症状，治疗热性疾病的药物，定义为寒性药。而将那些能够减轻或消除寒性症状，治疗寒性疾病的药物，定义为热性药。例如，因为石膏能够治疗温热病气分实热证，也就是说，石膏能够退热，所以其药性为寒性。因为干姜能够治疗中焦虚寒证，也就是说，干姜能够温里，所以其药性为热性。这种说法是教科书上的官方解释。

四季推测说

这种说法认为，寒热药性是通过药用植物的生长环境和采收时月等条件推测而来的。例如，本草古籍中记载凝水石"置水中，夏月能为冰"，故其性大寒。也就是说，凝水石这种药物，将其放在水中，即使在夏天也能使水结成冰，所以其药性为大寒。当然，这种说法的客观真实性有待考证，但这种药性推测方法是真实存在的。

人体尝试说

这种说法认为，寒热药性是通过人体简单口尝或长期服用的反应推测而来的。

例如，干姜、蜀椒入口即知热；朴硝、石膏入口即知寒。也就是说，干姜和蜀椒这样的中药，放在嘴里感觉一下，就知道是热性的（可能是热辣刺激感比较明显）。而朴硝和石膏这样的中药，放在嘴里感觉一下，就知道是寒性的（可能是酸涩冰凉感比较明显）。这种说法提示，即使通过正常人而非患者，也能获取寒热药性的信息。

除此之外，还有根据药材形色质地、阴阳五行理论等其他方法来判断的。

寒热药性是中医药思维对药物功效的集中抽象表达，其判定角度和方法很多，不同中药的寒热属性可能源于不同的判断方法。所以，虽然都是热性药，但是附子和干姜的功效内涵可不同。

 ## 古人是怎么吃感冒药的

临床诊疗过程中，感冒药是一类比较特殊的药品，首先，无论中药感冒药还是西药感冒药，均属于急症治疗用药，不像降压药、降糖药那样需要终身服用，而是要在感冒时使用。同时，感冒药的疗程比较短，一般而言，如果以全身症状改善为目的，推荐疗程不超过 3 天。实际上，很多服用中药感冒药的患者，有时会忽略疗程的概念，一连吃好几天。那么，古人是怎么吃感冒药的？准确地说，古人是怎么吃中药治疗感冒的？

例如，《伤寒论》中的麻黄汤和桂枝汤是经典的治疗风寒表实证和风寒表虚证的代表方剂，其中，尤其以桂枝汤的服法比较独特，下面我们以桂枝汤为例，向大家展示一下古人在服用解表药（感冒药）的方法。原文如下：

"桂枝三两，芍药三两，甘草二两，生姜三两，大枣十二枚。上五味，口咀三味。以水七升，微火煮取三升，去滓。适寒温，服一升。服已，须臾啜热稀粥适量，以助药力。温覆令一时许，遍身微汗者为佳，不可令如水流漓，病必不除。若一服汗出病差，停后服，不必尽剂。若不汗，更服，依前法，又不汗，后服小促其间，半日许，令三服尽。若病重者，一日一夜服，周时观之。服一剂尽，病证犹在者，更作服。若汗不出者，乃服至二三剂。禁食生冷、黏滑、肉面、五辛、酒酪、臭恶等物。"

让我们一起看看这其中包含了哪些服用感冒药的细节：

明确煎药法。"桂枝三两，芍药三两，甘草二两，生姜三两，大枣十二枚。上五味，口咀三味。以水七升，微火煮取三升，去滓。"传统煎药法，这个不详说了。

明确第一次服药量。"适寒温，服一升"，也就是说，药液的温度要适中，太烫或太凉都不行。

明确第一次服药后应该做的事。"服已，须臾啜热稀粥适量，以助药力"，也就是说，第一次服药后，稍等片刻后喝适量的热粥，不能太稠，稀粥就行，目的是为了增强药物治疗效果。

明确第一次服药后需要观察患者的情况。"温覆令一时许，遍身微汗者为佳，不可令如水流漓，病必不除"，也就是说，服药后盖着被子休息一下，过一段时间，身上微微出汗的话，药效就达到了。但是要注意，不能大汗淋漓，只能微微出汗，这样最好。

讨论第二次药还吃不吃、怎么吃的问题。"若一服汗出病差，停后服，不必尽剂。若不汗，更服，依前法，又不汗，后服小促其间，半日许，令三服尽"，也就是说，如果吃了第一次药后，微微汗出，症状改善，精神好转，就可以停药了。如果没有出汗，就按照前面的方法继续吃。如果还是不出汗，就缩短给药间隔继续吃，在半天内吃完3次药。

讨论多次吃药后还不好转怎么办的问题。"若病重者，一日一夜服，周时观之"，也就是说，如果病重，就需要多次服药，在夜里仍然间隔服药，并密切观察。

讨论吃几天药的疗程问题。"服一剂尽，病证犹在者，更作服。若汗不出者，乃服至二三剂"，也就是说，第一付药吃完了，症状还在的话，第二天、第三天仍然要继续服药。

规定忌口。"禁食生冷、黏滑、肉面、五辛、酒酪、臭恶等物"，感冒服药期间，上述食物要忌口，以免影响治疗效果。

由此可知，古人服感冒药还是很讲究的，从药液温度、服药量、服药间隔、服药后观察什么、什么情况下停药，到服几天药都有明确的说明，这些内容应该对我们现在服用感冒药有一定启发。由于现在感冒药组成已比桂枝汤复杂，中成药的用法、用量也是说明书规定的，不宜轻易更改，但是像服药后喝热粥以至于"微微汗出"的病愈表现，不能"大汗淋漓"的用药警示，以及病愈后不必继续服药的建议和饮食忌口的提示等，都能为现在感冒治疗所学习和借鉴。

为什么西红花能让《疯狂动物城》的动物发疯

2016 年一部超火的动画片也让一种草药出了名，那就是《疯狂动物城》中的西红花。在这部 108 分钟的动画片中，西红花多次出现，并作为最终的"肇事凶手"被兔朱迪发现：那个让动物城一些肉食动物狂躁发疯的原因，正是地下黑作坊生产的西红花提取物。那么，西红花究竟是怎样成为导致动物狂躁的元凶呢？

西红花，又叫藏红花、番红花，原植物是鸢尾科植物番红花（图 8-1）。因其功效与传统中药——菊科植物红花类似，又属于舶来品，故称为西红花。在中医学上，西红花的药用部位是花柱的上部以及柱头，味甘性平，归心肝经，功效为活血祛瘀、散瘀开结、凉血解毒，用于经闭痛经、月经不调、症瘕疼痛、跌仆损伤、忧郁痞闷等。

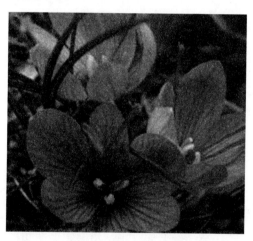

图 8-1 西红花原植物

根据《中华本草》的记载，西红花原产西班牙等国，经印度转至西藏，运销内地，《本草纲目拾遗》《植物名实图考》等本草专著误以为西藏所产，称为藏红花，习用至今。曾用名为咱夫兰、撒馥兰等，系元、明时期自阿拉伯语 zefiran 或英文 saffron 音译而来。至今，西红花的主产区仍然在伊朗、印度等国家。据报道，伊朗是世界西红花的最大产地，约有 80% 的西红花来自伊朗。

那么，西红花是怎样被《疯狂动物城》选中，成为情节发展的重要支撑点呢？实际上，从国内的古今资料来看，西红花似乎并没有电影中出现的作用。例如，元代的《饮膳正要》记载了西红花（当时名称为音译的咱夫兰），具体内容为"主心忧郁积，气闷不散。久食令人心喜"（见图 8-2）。随后的功效演化逐渐转向活血化瘀，治疗妇产科疾病，也更加贴近菊科植物红花的功效，药性也为甘平无毒，十分稳妥。同时，现代科学研究证实，西红花含有 100 多种有意义的化合物，具有治疗精神类疾病、神经退行性疾病、心血管疾病、糖尿病、高血压、脂肪肝、胃溃疡等药理作用，临床开发前景良好。既然这样，西红花大概也不会成为令人发狂的元凶。

但是，不要忘记，中药与草药提取物是不一样的，西红花与西红花提取物也是不一样的。再次查询国外有关草药提取物的相关网站之后，似乎有了一些答案。根据 WebMD 网站的信息，西红花大剂量口服可能是不安全的，会造成中毒反应。同时，在西红花（saffron）的副作用项下找到关于它不良反应的一段话（见图 8-3 中加框部分）。

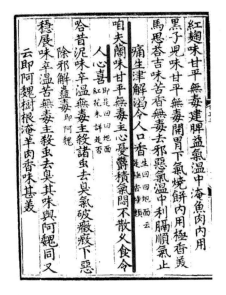

图 8-2 《饮膳正要》记载的西红花　　　图 8-3 WebMD 网站对西红花功效的描述

将框中的内容翻译过来就是说：西红花可能影响人的情绪，人们一直担心它是导致双向情感障碍患者出现兴奋和冲动等狂躁行为的触发器，上述患者不要服用西红花。

明白了吧，这可能就是西红花提取物让《疯狂动物城》中动物发疯的原因，只不过导演和编剧把它移植到正常动物身上。不过，也许每个人或多或少都有双向情感障碍的时候，西红花提取物只是无限放大了其中的狂躁面而已。面对现实社会的巨大复杂压力，我们的情绪是不是会被一些或有形或无形的东西所控制，从而变得冲动和躁狂呢？想到这些，不得不佩服迪士尼动画的强大隐喻能力。

《琅琊榜》中的冰续草和冰续丹到底是什么

影视剧《琅琊榜》已经火了好一阵子，可是大家关于它的谈论依然继续，之前和朋友聚会，还被问了一个专业问题："《琅琊榜》中的冰续草到底是什么？"

当然，对于这个问题的理解很多，你可以理解为：在电视剧中"演"冰续草的那个草是什么？也可以理解为：是否存在叫"冰续草"这个名字的中药？还可以理解为：冰续草和火寒毒是怎么被作者或编剧创作出来的？

关于第一个问题，中药炮制后药用部位（例如根、根茎、花、叶）和原植物是两个概念，这个问题其实最好是去询问植物学家。关于第二个问题，常用300多个中药里肯定没有冰续草这个药，有的是"冰凌草"（就是冬凌草）、"冰冻草"（就是墨旱莲）、"冰果草"（一种骨碎补科清热解毒的植物）、"冰草"（一种清热利湿的禾本科植物），或者"接续草"（一种止血利尿的木贼科植物）。经过搜索，没有发现"冰续草"这个词与"梅长苏"或"琅琊榜"之外的联系，也就是说，它可能就是只存在于这部小说中。那么，现在就聚焦在了第3个问题上，它是怎么被"创造"出来的？

不可否认，冰续草、冰续丹，包括火寒毒的创作，真的很巧妙，其中体现了诸多传统中医药的理论特色和治疗特点。下面就慢慢道来。

其一，火寒毒的概念体现了中医对人体疾病与发病的认识。中医理论认为，"天人合一，人应天地"，导致疾病的因素不外乎内因、外因和不内外因（其他因素）三类。林殊在梅岭大战中受伤，以外因为主、内因为辅，外因主要包括"火邪"（烈火）、"寒邪"（大雪），内因主要包括"怒"（偷袭我们）、"思"（这仗怎么打）、"忧"（父亲和部下怎么样了）等，不内外因主要包括金创刀伤，还有毒虫咬伤（梅岭的雪疥虫）等，这些致病因素加起来，基本上就是火寒毒的内容。可以看出，作者非常巧妙地把火和寒这样两个对立的病邪放在了一起，再加上毒，很特殊的一种毒，来体现病证的复杂性。实际上，从临床治疗的角度看，寒热错杂证比表现较为单纯的热证或寒证在治疗上更困难。

其二，身中火寒毒的梅长苏，乏力、怕冷等症状非常明显。简单理解，乏力是精气虚衰的表现，是由于病理型的邪火消耗人体正气的表现，所谓"壮火食气"。而怕冷是阳气衰竭的表现，和寒邪伤阳有关。如果冰续草可以治疗这种病证的话，它一方面要能补气养阴平虚火（这一点从它是泡在水里的鲜药可以感觉到），另一方面还要能祛寒，也就是要表现出热性，估计这一点需要在制作冰续丹的过程中，通过长时间的蒸煮和炼制来达到了。由此可见，对于治疗火寒毒，从"寒者热之、热者寒之、虚则补之、实则泻之"的治疗原则来看，使用冰续丹还是比较对路子的。

其三，冰续丹是以冰续草为君药，加上其他药物一起炼制而成的，从电视剧画面上可以看到的有蛇、全蝎、土鳖虫、灵芝等。根据这些信息，我们可以大致臆测出冰续丹的主要功效，一个是疗毒，一个是扶正。疗毒体现在它使用了"以毒攻毒"的若干个中药上，包括蛇、全蝎、土鳖虫，应该还有蜈蚣之类的。扶正体现在出现了灵芝，应该还会有黄芪、人参之类的。那么，这种功效的复方真实存在吗？实际上，这种功效的复方很多，治疗风湿痹症伴有正气虚的复方基本上都是这个组方思路，例如宣络通痹汤、蛇蝎散、益肾蠲痹丸等。再广一些，因为这些动物药活血通络、祛毒疗伤的作用比较好，所以很多治疗胸痹心痛、跌打损伤的中药复方都含有相似的药物组成。

其四，说了这么多，"冰续丹"这个名字是怎么来的？按照刚才分析的功效，找到了几个感觉有相似之处的方子，当然名称是我们主要考虑的内容，是否含有那些在电视上出现的药物就是次要的了。根据搜索，在所有含有"冰"字的中药复方中，有一个比较接近，名叫"太一神明陷冰丸"，组方为雄黄、丹砂、礜石、大黄、当归、巴豆、芫青、桂心、真珠、附子、蜈蚣、乌头、犀角、鬼臼、射罔、藜芦、麝香、牛黄、人参、杏仁、蜥蜴、斑蝥、樗鸡、地胆。此方出自《千金方》，功效最赞，能够"破积聚，辟邪气"，用于治疗"心下支满，寒热鬼痓，长病欬逆唾噫，客忤中恶，胸中结气，咽中闭塞，绕脐绞痛，按之挑手，心中愠愠如有虫状，毒注相染灭门"。而在所有含有"续"字的中药复方中，有一类复方及其衍生方的应用很普遍，那就是"大续命汤""小续命汤"以及相关的"加减续命汤""回生续命丹""西州续命汤""独活续命汤"等等，这些方剂在临床上广泛用于中风、脑梗死、面神经麻痹、风湿性关节炎等疾病的治疗。

其五，简单说一下，影视剧中强调冰续丹虽然能够激发体力，却也是毫无挽回余地的毒药。也就是说，冰续丹可能并不是一个用于长期补益精气血的治本之剂，而是一个短期激发体力的治标用药，有点类似于兴奋剂的作用。而短期激发过后的结果就是长期治疗的更加困难。这一点是很正确的。有些中药在治疗疾病时是不可以长服久服的，比如辛温峻剂麻黄，发汗散寒平喘力量很强，但是素体虚弱、虚汗、虚喘的患者不适合使用。

好啦，这些就是我们臆测的结果，我们只想说，作者和编剧真的用心了。

 改变生产工艺的银杏叶药品，究竟有什么不同

之前一个国内很常用的中成药品种出了问题，即银杏叶制剂。众所周知，银杏叶制剂是临床常用的防治心脑血管疾病的中成药，品种和剂型十分多样，包括银杏叶片、银杏叶胶囊、银杏叶滴剂、银杏叶酊、银杏叶丸等。但是，无论哪一种银杏叶制剂，其有效成分都是一样的，都是叫作"黄酮醇苷"和"萜类内酯"的提取物，其说明书功效都写着"活血化瘀通络"，适用于瘀血阻络型的"冠心病、心绞痛、脑梗死"患者。

就是这样一个很常用的心脑血管疾病防治用中成药，在国家食药总局的飞行检查中，被发现存在严重问题。2015 年 5 月 19 日，国家食药总局发布"关于桂林兴达药业有限公司等企业违法生产销售银杏叶药品的通告"，通报了飞行检查结果。除了伪造原料购进台账和生产检验记录，关键是私自改变了银杏叶提取物的提取工艺，将提取过程中的稀乙醇替换为 3% 的稀盐酸。

那么，这种替换会带来哪些不同之处呢？综合网络各种报道，主要集中在以下几方面：

降低提取成本。由于稀乙醇比稀盐酸贵，替换为稀盐酸提取后可降低成本。据报道，替换后的提取工艺，药品生产企业节约 1/4 ~ 1/3 的成本。

缩短提取时间。据报道，采用稀盐酸提取所需的时间比稀乙醇要短。这样相当于增加了企业的生产能力，增加了利润率。

改变提取物中有效成分的组成和比例。一般而言，改变生产工艺会改变最终提取物中"黄酮醇苷"和"萜类内酯"的比例，降低药品有效性。但是，通过添加等其他手段造假，这种银杏叶提取物可能依然通过了一般质量检查。

改变提取物中有毒有害成分的组成和比例。银杏叶中含有一种成分叫作银杏酸，它可能是造成银杏叶提取物不良反应的原因，因此需要控制限量。改变提取工艺后，像银杏酸这样有毒、有害成分的比例也被改变了，这可能增加不良反应风险。

有些人可能认为，虽然改变生产工艺，但是只要最终的有效成分不变、质量检查合格，这未尝不是一种创新尝试。实际上，抛开这种私自尝试的违法性不说，单从银杏叶药品的临床有效和安全角度，这种工艺的改变也是不负责和危险的。众所周知，银杏叶制剂虽然看似源于传统中药，实际上却是地地道道的舶来品。没错！银杏叶药品其实是国内生产厂家仿制出的"药品"，其原研产品是德国威玛舒培博士（Schwabe）药厂的知名产品"金纳多"，这是创建于1866年的世界著名植物药厂用27道提取工艺（获得欧洲永久专利）生产出的金牌产品。而他们关于金纳多的质量和疗效要求，有以下明确的规定：

银杏叶制剂要求：①提取浓缩比例为50：1；②银杏叶酸的含量< 5×10^{-6}；③含24%的银杏黄酮，6%的萜类（3.1%的银杏内酯、2.9%的白果内酯）。

第4代银杏叶制剂的药理作用：①清除自由基；②拮抗血小板活化因子；③保护神经细胞。

银杏叶药品药盒上印制的"银杏黄酮和萜类内酯"的含量要求。但是，也许我们只模仿了一部分，而没有顾及全部，更没有自己的思考。

持续发酵的银杏叶事件，不只是改变工艺这么简单

2015年夏天开始的银杏叶事件的起因是在一次国家食药总局的飞行检查中，发现有银杏叶提取物生产企业私自改变提取工艺，将提取溶剂从稀乙醇换为稀盐酸，替换后虽然能节省成本、节约时间，但却为银杏叶制剂的有效性和安全性打上一个大大的问号。随后事件的发展有些出乎意料了，除了涉事企业和涉事品种非常多，国家食药总局还先后发布了《游离槲皮素、山柰素、异鼠李素检查项补充检验方法》和《槐角苷检查项补充检验方法》，要求药品生产企业自检、各地区药监部门抽检

并公布检查结果。这样一来，事情就复杂了。

为什么这么说？让我们先来看一则新闻。2016 年 3 月 17 日的国家食药总局通告显示，安徽省对违法生产销售银杏叶制剂的 2 家企业做出行政处罚，其中，某企业"生产销售的 2 批次银杏叶胶囊，经检验，槐角苷检查项不符合规定，定性为假药；生产销售的 17 批次银杏叶胶囊，经检验，游离槲皮素、山柰素、异鼠李素检查项不符合规定，定性为劣药"。意思就是，按照补充检验方法不合格的银杏叶药品，不是假药就是劣药。也就是说，在银杏叶药品生产环节，存在掺假、掺伪的情况！

按照一般定义，假药是指：

★ 药品所含成分与国家药品标准规定的成分不符的。

★ 以非药品冒充药品或者以他种药品冒充此种药品的。

劣药是指：

★ 药品成分的含量不符合国家药品标准的。

由此可知，银杏叶药品成为假药劣药的原因，应该是其他中药的提取物混入银杏叶提取物所致。根据部分网友的说法，可能是将槐角提取物掺入银杏叶提取物所致。这是因为：

槐角提取物与银杏叶提取物含有十分相近的成分组成。根据 2010 版《中国药典》银杏叶提取物的含量测定，银杏叶提取物质量控制的核心是总黄酮醇苷类成分的含量，其中包含槲皮素、山柰素和异鼠李素，在分别得到三者的含量后，需要换算成总黄酮醇苷的含量。换算公式：总黄酮醇苷含量 =（槲皮素含量 + 山柰素含量 + 异鼠李素含量）×2.51，本品按干燥品计，含总黄酮醇苷不得少于 24.0%。

实际上，槐角中同样含有以上 3 种成分，而且含量还不低（图 8-4）。

从总黄酮醇苷含量角度看，槐角提取物中三个成分的含量配比虽然与银杏叶提取物不同，但很可能满足银杏叶提取物的总量控制要求，也就造成掺假的可能。新的补充方法等于分别规定了银杏叶药品中三种具体成分的含量及其配比，不符合标准含量及其配比的属于劣药。

槐角苷是槐角的特异性成分，而银杏叶提取物不应含有这种成分，因此槐角苷检查的阳性结果提示掺入槐角提取物，属于假药。

HPLC 法同时测定槐角中 4 种黄酮苷元组分

　　建立同时测定槐角中 4 种黄酮苷元组分 (槲皮素、染料木素、山奈素、异鼠李素) 的高效液相色谱测定方法。采用分离柱 Hypersil BDS C18 (25 cm × 4.6 mm ID,5 µm); 主泵压力 9 MPa; 流动相为甲醇：水：磷酸 (48 ： 52 ： 0.3); 流速 0.8 mL/ 分 ; 检测器为 VWD 紫外检测仪 , 波长 254 nm, 灵敏度 0.04AU；柱温 45℃；槲皮素在 0.029 ~ 0.285 µg、染料木素在 0.030 ~ 0.300 µg、山奈素在 0.031 ~ 0.305 µg、异鼠李素在 0.024 ~ 0.240 µg 线性关系良好 , r 分别为 0.9997、0.9995、0.9998、0.9998, 4 种组分平均回收率为 98.9%、99.2%、98.3%、98.8%, RSD 分别为 0.62%、0.86%、1.28%、0.82% (n =9)。结果显示 , 该方法同时测定 4 种有效成分 , 简便、快速、准确、灵敏度高、重复性好。

图 8-4　槐角中黄酮苷元成分示意

　　银杏叶事件持续发酵的背后，已不是一个单纯的改变生产工艺的问题，还包括掺假、掺伪的情况。这些因素无一例外地会对银杏叶药品的临床有效性和安全性造成严重影响。

诗歌体与中药科普搭不搭

　　某日在地铁上阅读新闻时，看到了一则关于中药的科普短文。文章不长，也很结构化，基本上每个中药都用一句话来描述。例如：

　　★　人参，"每天吃一点，健康延年好福气"

　　★　山楂，"消食化瘀的好手"

　　★　何首乌，"温补肾阳"

　　★　冬虫夏草，"世间有、天上无的阴阳双补药"

　　★　三七，"起死回生金不换"

　　★　杜仲，"双向调节血压第一药"

　　★　芦荟，"埃及艳后靠它征服世界"

　　★　桂圆，"养血安神，益智强身，说不完的好处"

　　这些对于中药功效的解读，诚然会让人感觉很美好，也许还能愉悦心情。但不可否认的是，这种用诗歌体式的语言来介绍中药功效的做法，一是会夸大其治疗作用，二是会忽视辨证用药这个关键环节，三是可能会诱导人们进行不合理用药。试想，如果最近觉得自己亚健康的你们，看到这种信息，是否有想买点西洋参片泡水喝的冲动？

如果你看到这种信息后会有买点西洋参、冬虫夏草、三七的冲动，那么实际上已经跳过了一个从传统中医看来很重要的环节，那就是辨证用药。因为如果你没有虚证的表现，服用这些补虚药只会增加身体的负担。健康人吃了人参以后流鼻血的故事还少吗？同时，更为可怕的是，口服何首乌制剂可能造成肝损伤是国家食药总局明确发文警告过的，冬虫夏草制剂的重金属超标问题也在国家食药总局网站有公示，而芦荟中的蒽醌类成分如果长期服用的话，会造成大肠黑变和恶变的风险。至于杜仲、桂圆、山楂等中药，虽说安全性较高，但是也应该在对证的情况下使用，否则一定会带来不良反应。

我们认为，这种诗歌体式的中药功效介绍是不妥当的。当然，如果你足够理性，一定会对诸如"第一药""征服世界""说不完的好处"这样的话语感到有些夸张，也就可能不会信。但是，如果其他人没有你这么理性呢？或者本身就对中药存有"成见"的人呢？另外，不可不说的是，如果中药一直以这种美好幻想式的诗歌体面目见人，怎么能够让人相信它能够胜任治病救人这么严肃的工作？

科学客观的中药科普，任重而道远！

儿童天赋基因究竟是什么

之前听课时听到了一种儿童教育学的理论，名为儿童天赋基因。大体意思是，每个儿童都有自己适合做或者喜欢做的职业类型，这种倾向性是与生俱来的，比如有的人适合当演员，有的人适合当医生，有的人适合当警察。而且这种信息隐藏在孩子的基因里面，叫作天赋基因。通过基因检测的方法，可以发现这个孩子的天赋在哪里。也就是说，通过基因检测，可以在儿童时期就知道孩子未来最有可能成功的职业或领域是什么，然后在该领域重点培养，他就能成功。

好吧，听起来很不错。但是，如果你的孩子做了这种天赋基因的检测，可能在某一天，你就会对自己的孩子说，"孩子，别天天唱歌，你唱歌是没前途的，应该去学医"，或者说"孩子，你一定要报考医学院校，这样你才能出人头地。"大家感受一下，如果你是这个孩子，会怎么想？

其实对于这件事，稍微思考一下，就知道这是不靠谱的。首先，虽然人类基因组测序计划已经成功，但是，知道基因的组成序列是什么与知道基因的全部作用是两回事。也就是说，很多基因的用途是未知的和不明确的。在这种情况下，你怎么知道这个基因就代表了某个天赋？这种天赋基因的科学性是有问题的。其次，即使是在医学领域，基因检测或者基因治疗都是极为谨慎的，而且一定要和医学伦理结合起来。也就是说，虽然医学手段已经发展很快，但是不代表什么手段都能不假思索地用在人身上，前段时间沸沸扬扬的换头术的问题就在于此。像这种半成品技术用于儿童天赋预测的做法，除了给家长和孩子带来心理压力之外，也不见得能够对孩子未来的健康成长有多大的促进作用。最后，作为人来说，自由是宝贵的，选择是无价的，按照自己的想法生活，才是真正的生活。否则就像是一个按照预定轨道运动的机器，也就丧失了人性的全部意义。

儿童天赋基因这件事，着实是不提倡的做法，因为这种绝对算不上成熟的假预测技术，带给家长和孩子的也许不是正能量，而可能是错误的诱导和巨大的压力。如果还不能理解这件事到底有多不靠谱，建议看看一部叫作《分歧者》的电影，它会告诉你，类似天赋基因这种事，一直都是被否定和质疑的对象，而自由和选择，才是人类最宝贵的东西。

什么是兴奋剂，兴奋剂都有哪些

兴奋剂是大家很熟悉的词，伴随着竞技体育赛事的发展，兴奋剂也常常被提起。一些运动员或教练员为了取得更好的比赛名次，会让比赛选手服用兴奋剂。那么，究竟什么是兴奋剂，它是怎样起作用的？

可能在你的印象中，兴奋剂就是一类能够使人变得癫狂的类似毒品的化合物，或者是一类能够让人感觉不到劳累的能量物质。其实，竞技体育走到今天，兴奋剂的种类和数目不断创新高。根据《世界反兴奋剂条例》2012年禁用物质的清单，共有九大类上百种物质在比赛时禁用。下面让我们简单地看一下这九大类物质都包括什么。

学名：蛋白同化物质。俗名：激素

所谓蛋白同化物质，简单地讲，就是能够促进蛋白质形成、抑制蛋白质分解的物质，通常为一些人工合成的雄激素。因为肌肉的功能主要是由肌球蛋白和肌动蛋白组成的肌纤维来完成的，而这种人工合成的雄激素可以促进这些蛋白的增生，使得肌肉变粗变壮，也就成了竞技体育需要的兴奋剂。

学名：肽类激素、生长因子和相关物质。俗名：激素

此类物质也是一种类激素样作用的物质，比较典型的是生长激素，它的作用也是促进人体各种组织尤其是蛋白质组织的生长，同时还能刺激软骨增长和增高，也就成为了兴奋剂。

学名：β_2- 受体激动剂。俗名：激素样物质、瘦肉精

如果你见过哮喘患者的用药，你就知道这种物质。对了，这种物质中很多都是一线的哮喘治疗药物，例如沙丁胺醇、克伦特罗，可以通过舒张支气管平滑肌来缓解哮喘症状。但是很不幸，由于在畜牧业中这类物质经常被用来掺加在饲料中让动物的肉变得更瘦（瘦肉精的一种），所以也被运动员用来当作兴奋剂。

学名：激素及代谢调节剂。俗名：激素样物质，抗癌药

此类物质也是通过激素样作用的生长促进效果，做一回兴奋剂。例如其中的他莫昔芬，就是乳腺癌和卵巢癌术后辅助治疗的常用药，还是一个国家基本药物。但就是这种抗癌药，也被拿来当作兴奋剂了。

学名：利尿剂和其他掩蔽剂。俗名：利尿药、降压药

此类物质中也有很多是药物，主要作用是增加人体排尿量，用来治疗水肿性疾病，小剂量还能用于降血压。例如氢氯噻嗪、吲达帕胺等。此类物质用于竞技体育的目的有两点：一是拳击、举重运动员快速减轻体重而不影响肌肉功能；二是可以稀释尿液，躲避兴奋剂检查。

⫼ 学名：刺激剂。俗名：毒品类物质

终于说到它了，其实这类物质是最传统的兴奋剂之一，主要作用就是刺激人体的中枢神经系统，让人变得兴奋。代表物质是可卡因、甲基苯丙胺（冰毒）。有一些具有类似作用的药物也属于此类兴奋剂，例如麻黄碱、伪麻黄碱。所以，运动员比赛期间可别乱吃感冒药。

⫼ 学名：麻醉剂。俗名：镇痛药、毒品类物质

麻醉剂和上述刺激剂一样，也是通过作用于中枢神经系统来达到兴奋的效果，例如吗啡和羟考酮。不同的是，吗啡和羟考酮本身都是药物，而且是很重要的止痛药，适用于其他止痛方式都无效时的急性剧痛，例如严重创伤和癌痛。但如果给健康的运动员使用，就成为兴奋剂了。

⫼ 学名：大麻（酚）类。俗名：毒品类物质

这也是毒品类物质，同上。

⫼ 学名：糖皮质类固醇。俗名：激素

此类物质也是一类激素，被当作兴奋剂使用也是因为它对蛋白质、糖类和脂类代谢有调节作用。临床上，糖皮质激素也是很重要的药物，具有抗炎、抗休克的作用，临床常用于多种疾病，如严重感染性疾病、呼吸系统疾病、自身免疫性疾病、血液系统疾病等。

？ 兴奋剂都能让人兴奋吗

兴奋剂，顾名思义，是一种能够让人兴奋的物质。竞技体育运动员通过使用这种物质，让自己处于兴奋状态，有利于在比赛中取得好成绩。但是，所有的兴奋剂都能让人兴奋吗？

揭晓答案，并不是所有的兴奋剂都能让人兴奋，能够直接刺激中枢神经的物质

只是兴奋剂中的一种（例如可卡因、甲基苯丙胺和麻黄碱），除此之外，还有很多种兴奋剂，它们或者通过促进蛋白质生成，或者通过减轻体重，或者通过稳定心率达到帮助运动员取得更好成绩的目的。实际上，"兴奋剂"一词来源于传统的能够兴奋中枢神经的物质，但其现实含义更多的是代表在体育赛事中的禁用物质，是否能够让人兴奋已经不重要了。

从竞技体育运动的特点上看，并不是所有的竞技体育项目都需要兴奋，也不是所有的竞技体育项目靠兴奋就可以的。例如，举重和健美运动员显然不是单靠兴奋就能取胜，而是需要真正的肌肉力量，在此类项目中，可能会使用一些激素类物质来刺激肌肉组织的生长，肌肉的变粗、变大才是这一类体育运动的优势。又如，射击运动员显然也不是单靠兴奋就行的，兴奋的生理状态可能反而不利于运动员瞄准和射箭，而冷静和放松的心态显然有好处。此类项目中，也许会使用一些减慢心率和舒缓紧张状态的药物来达到镇静效果，目的也是为了取得更好的成绩。所以，上述无论是用于举重运动员的促进蛋白增长的物质，还是用于射箭运动员的稳定心率的物质，均属于有目的提高比赛能力的物质，且均违反了竞技体育公平、公正的原则，因此属于"兴奋剂"，或者称为"违禁物质"。

兴奋剂并不都是能够让人兴奋的刺激性物质，而实际上是竞技体育赛事"违禁药物"的总称。目前的一般看法是，竞技运动员使用任何形式的药物和以非正常量或通过不正常途径摄入生理物质，企图以人为的或不正常的方式提高竞技能力，即被认为使用了兴奋剂。

中药也能做兴奋剂？看看你就知道了

兴奋剂与药物有密切的关系，无论是临床用来镇痛的吗啡，或是用于哮喘患者的克伦特罗，还是能够用来降压的氢氯噻嗪，这些临床上常用的药物都在兴奋剂名单上。当然了，这些药物成分在当作兴奋剂使用时，用法和用量与临床应用是有一些区别的。既然这些药物都可以换个方式做兴奋剂，那么中药呢？传统中药有没有这种情况呢？

　　无论是中药还是西药，它们都能够比较明显地改变人体的病理、生理状态，而当这种改变病理、生理状态的作用与激素样作用、中枢神经系统兴奋等效果扯上关系时，这种药物的潜在兴奋剂属性就是存在的，西药是这样，中药也是这样。所以说，在讨论兴奋剂问题时，中药是不能被回避和遗忘的。

　　从目前状况来看，中药与兴奋剂的关系主要是通过以下两种途径达到的。

与现有兴奋剂名单上的成分存在联系

　　在现有的兴奋剂名单上，有一些草药提取物成分，例如麻黄碱、士的宁等。这些成分是兴奋剂的话，那些含有这类成分的中药自然也就有可能成为潜在的兴奋剂。例如，能够刺激中枢神经系统兴奋的麻黄碱是麻黄的有效成分之一，而麻黄是一味常用中药，不仅处方汤剂时经常有，在很多治疗感冒、咳嗽、鼻炎、软组织损伤或头痛的中成药里也有它，例如感冒软胶囊、急支糖浆、千柏鼻炎片、大活络丸、腰痛宁胶囊、正天丸等。如果运动员在比赛期间服用了上述中成药，可能就会因麻黄碱的检出而被认定为使用兴奋剂。据报道，我国女排运动员就曾因为服用治疗运动损伤的活络丸而被认定为违禁。除此之外，含有士的宁的马钱子、含有吗啡类成分的罂粟壳也存在同样的情况。

与现有兴奋剂定义中的药效作用存在联系

　　除了刚才谈到的比较明确的含有兴奋剂成分之外，中药还可以通过相关药效发挥类似兴奋剂的作用。例如，中药甘草具有糖皮质激素样作用，能发挥外源性糖皮质激素的作用，提高中枢神经系统的兴奋性、改善微循环、升高血糖等，发挥了类似兴奋剂的作用。又如，中药茯苓、猪苓等利尿剂具有较强的利尿作用，同样可以用来减轻体重和稀释尿液，与西药利尿兴奋剂无异。除此之外，人参、干姜、当归等均为有报道的与兴奋剂有关的中药。实际上，这些中药也是潜在的兴奋剂来源。

　　由此可知，传统中药与兴奋剂也有千丝万缕的联系，在反兴奋剂工作中应予以重视。

为什么我们容易相信"张悟本"

无论是地铁上的聊天还是超市里的寒暄，总能听到身边人在议论养生保健话题，很多人都会关注养生保健的内容和产品，相信你也不例外。随着物质生活水平的提高，健康需求已经超越温饱需求成为重要的生活内容之一，对养生保健的追求无可非议。但是，这种养生保健的想法和做法科学吗？有没有一些副作用风险？这些内容你考虑过吗？

话说养生保健，不能不提张悟本。我看过他的《大国医道》节目，说实话，从一个从事临床工作的中药学专业技术人员角度，看这个节目不超过 5 分钟，就会发现很多概念模糊和逻辑混乱之处。例如，在一期叫作《肝胆相照》的节目中，一开始除了说了几个"子午流注"和"胆主生发"的专业术语之外，直接就跳到胆结石，说自己治疗泥沙型结石的治愈率是 100%，还说肝排到胆里面的胆汁很干净，人吃油太多吃不完把胆汁搅混了，类似这种"胡说八道"的内容。但是，你不能否认，他的胡言乱语中偶尔也夹杂着几句道理，比如说大家不能极端、晚上不能吃太多油和肉等，其实这些道理是很基本的，可以说是"人尽皆知的大道理"，但也容易引起老百姓的情绪认同。加上媒体的宣传和包装，蛊惑人心的事就这么发生了。

发生这种事的原因很复杂，但我想其中有一个原因也许很重要。那就是面对老百姓日益增长的健康保健需求，真正权威的、掌握科学知识的医药专家并没有主动去宣传合理用药和养生保健的常识。也就是说，老百姓的巨大健康需求缺口摆在那里，如果权威专家不理不睬，那就只能任由江湖骗子趁虚而入了。这种事情的发生，应该促使我们反思，我们究竟需要采取什么样的方式，主动地把科学的医疗保健常识告诉老百姓，让他们知道从哪里能获取这些信息。近几年，医药科普的大力发展，就是在这样的背景下出现的。

另外，对于我们的权威医药专家来说，除了埋头做好自己的工作之外，一定要明确自己肩负的科普任务，不要把这种工作看的毫无意义，而是要放在提高全民健康素养的大背景下来认识和把握，这样绝对有意义得多。说到这，你应该能够理解，我们这些健康科普作者的目标和任务，就在于此。

第一次吃西餐时，考虑过你的肠道菌群的感受吗

　　很多人都有过吃西餐的经历，那么，你第一次吃西餐后有没有出现腹部不适的感觉？相信很多人都会有。关于这其中的原因，虽然已经有很多解释，但是最近兴起的肠道菌群理论，似乎更容易让人理解。

　　肠道菌群是一群寄生在人体肠道内的微生物，它们大约有几千种，有几万亿个，这些细菌对我们的健康有广泛而重要的作用，各种各样的疾病都或多或少地与它们有关。一般来讲，不同人的肠道菌群特点是不一样的，在你长期形成饮食习惯时，你的肠道菌群结构也已经趋于平衡。简单地讲，你的肠道菌群已经自动形成了与你的饮食结构和生活习惯相匹配的组织形式，这种组织形式是与你长期形成的较为稳定的饮食习惯相关联的，它们在帮你进行食物的初加工。

　　当由东方饮食结构决定的肠道菌群，遇到一份西餐的时候，不适应的情况一定会发生，只是程度不同罢了。当然，有些经常出差的人也会发现，自己新到一个地区的时候，会因为品尝当地的饮食而出现胃肠道不适，所谓"水土不服"。其实也是肠道菌群不适合你经常变换的饮食风格罢了。突然改变的饮食习惯，会让帮你进行初加工的肠道菌们措手不及，集体罢工后便出现胃肠道不适症状。

　　那么，这种说法有没有科学依据呢？实际上是有的。根据目前在哺乳动物甚至人体的研究，至少在以下饮食变化时，肠道微生物也出现了明显的变化：

　　当摄入的膳食纤维增加时，肠道中双歧杆菌数量会增多。

　　当摄入的脂肪增加时，肠道中乳酸杆菌、双歧杆菌数量会减少。

　　当摄入的蛋白质增加时，肠道中以大肠杆菌为主的腐败菌数量会增加。

　　当使用抗生素时，肠道菌群的数量和种类会发生不同程度的变化，菌群多样性也会被破坏。

　　请记住这些默默无闻却又十分重要的细菌，它们不是一个，不是一类，而是上千类几万亿个，正是这众多的细菌群体，广泛而重要地影响着我们的健康，请对它们好点。实际上，你第一次吃西餐时，或者经常享受不一样饮食风格的大餐时，它们可能最不高兴哦！

2017 年春晚观后感：补肾的水果有哪些

一年一度的春节联欢晚会是老百姓的文化年夜饭，其中小品语言类节目很受欢迎。一直以来，医药类话题就是小品语言类节目的关注点。借着《一个女婿半个儿》这个小品中的一句台词来说说，吃梨是否能补肾？补肾的水果有哪些？

声明一下，我很喜欢开心麻花的节目，而且"吃梨补肾"这个梗明显是为了戏剧创作，并不代表编剧真的认为吃梨能补肾。但是为了让观众了解更多，我们就尝试从中药学角度，探讨一下哪些水果能补肾的问题。

其实思路很简单，我们只要看一下，哪些水果从中药学角度看，有补益作用并且入肾经就行了。也许你会说，咦？水果也是中药？嗯，是这样的，很多水果都是常用中药，而且更多的水果都能在本草著作中找到关于它们功效的记载。如果你看过《本草纲目》，就会发现，水果算什么，连平时喝的"水"和做饭用的"火"都在里面。言归正传，哪些水果能补肾呢？

第一，梨不补肾。根据《中华本草》的记载，梨能够生津润燥、清热化痰，主要治疗热病津伤烦渴、消渴、热咳、痰热惊狂、噎嗝、便秘。入肺、胃经。所以，说梨"补肺"行，"养胃"行，但"补肾"不合适。

第二，甘蔗也不补肾。根据《中华本草》的记载，甘蔗能够清热生津、润燥和中、解毒。主要治疗烦热、消渴、呕哕反胃、虚热咳嗽、大便燥结、痈疽疮肿。入肺、脾、胃经。所以，说甘蔗"补肺"行，"补脾"行，"养胃"行，但"补肾"不合适。

第三，实际上，常见能够入肾经又具有补益作用的水果有这些（记载于《中华本草》）：

板栗（中华传统文化中的果类，一直与桃、杏、橘属于同一类）：益气健脾，补肾强筋，活血消肿，止血。主脾虚泄泻，反胃呕吐，脚膝酸软，筋骨折伤肿痛，瘰疬，吐血，衄血，便血。入脾、肾经。所以，板栗能够补肾。而且，很多版本的五行配五果（桃、李、杏、栗、枣）中，栗对应的就是水，就是肾。

桂圆（龙眼肉）：补心脾，益气血，安心神。主要治疗心脾两虚、气血不足所致的惊悸，失眠，健忘，血虚萎黄，崩漏等。归心、肾、肝、脾经。所以，桂圆是可以补肾的。

桑椹：补肝，益肾，息风，滋阴。主要治疗肝肾阴亏，消渴，便秘，目暗，耳鸣，瘰疬，关节不利。入肝、肾经。所以，桑椹也可以补肾。

葡萄：补气血，强筋骨，利小便。主要治疗气血虚弱，肺虚咳嗽，心悸盗汗，风湿痹病，淋病，浮肿。入肺、脾、肾经。所以，葡萄也可以补肾。

猕猴桃：解热，止渴，健胃，通淋。主烦热，消渴，肺热干咳，消化不良，湿热黄疸，石淋，痔疮。入肾、胃、胆、脾经。所以，猕猴桃也可以补肾。

好啦，这就是常见的补肾水果，当然，不同水果的补肾效果侧重点不同，也不可当作药物来用。只是说，如果喜欢，可以适度地多吃一些。当然，在北方冬季，多吃一些梨来润肺倒是好的。